U0438665

106

新知
文库

XINZHI

An Epidemic of Absence

A New Way of Understanding Allergies and Autoimmune Diseases

过敏大流行

微生物的消失与免疫系统的永恒之战

［美］莫伊塞斯·贝拉斯克斯－曼诺夫 著
李 黎 丁立松 译

生活·讀書·新知 三联书店

图书在版编目（CIP）数据

过敏大流行：微生物的消失与免疫系统的永恒之战 /（美）莫伊塞斯 · 贝拉斯克斯 - 曼诺夫著；李黎，丁立松译. —北京：生活 · 读书 · 新知三联书店，2019.9 （2022.3 重印）
（新知文库）
ISBN 978 – 7 – 108 – 06453 – 0

Ⅰ. ①过… Ⅱ. ①莫… ②李… ③丁… Ⅲ. ①变态反应病 – 研究
Ⅳ. ① R593.1

中国版本图书馆 CIP 数据核字（2019）第 010542 号

特邀编辑 刘黎琼
责任编辑 王 竞
装帧设计 薛 宇
责任校对 曹忠苓
责任印制 董 欢
出版发行 生活 · 讀書 · 新知 三联书店
（北京市东城区美术馆东街 22 号 100010）
网 址 www.sdxjpc.com
图 字 01-2018-6761
经 销 新华书店
印 刷 河北松源印刷有限公司
版 次 2019 年 9 月北京第 1 版
2022 年 3 月北京第 4 次印刷
开 本 635 毫米 × 965 毫米 1/16 印张 29.25
字 数 300 千字
印 数 14,001 – 16,000 册
定 价 58.00 元
（印装查询：01064002715；邮购查询：01084010542）

新知文库

出版说明

在今天三联书店的前身——生活书店、读书出版社和新知书店的出版史上，介绍新知识和新观念的图书曾占有很大比重。熟悉三联的读者也都会记得，20世纪80年代后期，我们曾以“新知文库”的名义，出版过一批译介西方现代人文社会科学知识的图书。今年是生活·读书·新知三联书店恢复独立建制20周年，我们再次推出“新知文库”，正是为了接续这一传统。

近半个世纪以来，无论在自然科学方面，还是在人文社会科学方面，知识都在以前所未有的速度更新。涉及自然环境、社会文化等领域的新发现、新探索和新成果层出不穷，并以同样前所未有的深度和广度影响人类的社会和生活。了解这种知识成果的内容，思考其与我们生活的关系，固然是明了社会变迁趋势的必需，但更为重要的，乃是通过知识演进的背景和过程，领悟和体会隐藏其中的理性精神和科学规律。

“新知文库”拟选编一些介绍人文社会科学和自然科学新知识及其如何被发现和传播的图书，陆续出版。希望读者能在愉悦的阅读中获取新知，开阔视野，启迪思维，激发好奇心和想象力。

生活·讀書·新知三联书店

2006年3月

献给我的母亲，

卡门·索科罗·贝拉斯克斯

目　录

Contents

1　第一章　你好，寄生虫

29　第二章　肮脏的人类

63　第三章　自身免疫性疾病的孤岛

87　第四章　守护肠道的寄生虫

111　第五章　人为什么会哮喘？

137　第六章　“老伙计”去哪儿了？

177　第七章　母亲是关键

197　第八章　微生物在消失

225　第九章　微生物社群大混乱

265　第十章　多发性硬化症：从未到来的蠕虫、缓慢的病毒以及退化的大脑

295　第十一章　现代发育障碍：自闭症与超级有机体

333　第十二章　过敏和自身免疫之外：炎症和文明病

363　第十三章　挣扎求生：免疫功能失调时代的“灵药”

387　第十四章　与人类杀手共生
403　第十五章　超级有机体崩溃了，怎么办？

427　后　记
439　术语表
449　部分参考文献
451　译后记

第一章

你好，寄生虫

Meet Your Parasites

母亲，这是毫无好处的，如你的华美的约束，使人和大地健康的尘土隔断，把人进入日常生活的盛大集会的权利剥夺了。

——罗宾德拉纳特·泰戈尔*

11月一个清冷的早晨，我从圣地亚哥出发，开着租来的一辆便宜小车，沿着高速公路一路向南。副驾驶座位上放着我的全套行头：数码录音笔，照相机，笔记本和笔。我的目的地就在前方：墨西哥边境前的最后一个出口。我也随身携带着最近的验血报告，证明我既不贫血，也没有携带乙肝病毒，更没有感染HIV——也就是说我的健康条件完全符合即将进行的实验的要求。

* 引文来自泰戈尔《吉檀迦利》，此句使用了冰心的译本。——译注

收音机正在广播最近发生在提华纳（就是我的目的地）的暴力事件，两个人被吊死在桥上，还有一个被砍了脑袋，最后一个则是被枪杀。不过我完全没有在意这些恐怖的新闻，因为我满脑子都是寄生虫——那些钻入皮肉、爬下喉咙、深入肺部并占领内脏的小生物。无论是谁都会担心自己会在某处招惹上这些不速之客，但我这次去墨西哥边境却是要反其道而行之，我就是去自找麻烦的。我将会在提华纳遭遇美洲板口线虫（Necator americanus），然后把这种美洲杀手引到我的身上。

为了这个不怎么样的目标，我还会很大方地付钱——足足有 2300 美元，一次付清。如果我能收到 20 只幼虫，那么每只就价值 115 美元，而这些寄生虫在 20 世纪上半叶一直危害着美国南部地区。有些人甚至认为，正是这些小小的微生物，让美国南部人给人以又笨又懒的印象，而且导致这半个世纪美国南部的经济和社会文化一直退步不前。这一时期感染板口线虫病的穷人的照片——尤其是与痊愈后的健康照片相比时——能够更形象地向我们展示这种疾病带来的摧残：苍白的面庞、呆滞的双眼，以及无精打采的表情，就像是被什么从里向外慢慢蚕食掉了一样。

由于自 20 世纪以来不懈的努力，今天钩虫在美国境内已基本绝迹。但在一些热带的贫困国家，它们依然猖獗，导致贫血和停经，阻碍发育，甚至会阻碍儿童的心智发展。据估计，共有 5.76 亿到 7.4 亿人携带这些寄生虫。同样由于上述原因，钩虫病被当地的公共卫生系统看作“不足为重的热带疾病”。它被简单称为“寄生虫病”，因为不像疟疾一样致命而被人忽视。不过不要忘记，这种疾病会不断蚕食人的活力，从而带来一些严重的后果。非常明显的例证就是，患病会使得儿童不能上学，成人无法出去工作。有些人认为，正是这些寄生虫病才导致这些国家一直深陷在“低健康水平—极度贫困”的恶性循环的泥沼里。

那么，为什么我要去正面挑战这种可怕的生物呢？其实，现今的科学家对于寄生虫有两种观点。一些人把它们当作邪恶的化身，另一些人则发现，虽然上述的恐怖情景确实会发生，不过考虑到当今世界有超过12亿人——也就是地球总人口的五分之一到六分之一——携带不同种类的寄生虫而没有表现出明显症状，他们也开始怀疑寄生虫是不是也会给人类带来一些好处。

在美国基本消灭钩虫的20世纪60年代，科学家已经开始对一些被感染者并没有表现出相应症状感到迷惑不解。“营养状况良好的人通常被寄生虫寄生了也不会产生明显症状和损伤”，1969年，一个医生如此记录，“在这种情况下，治疗这种所谓疾病——尤其是使用具有毒性的化学制剂就显得不那么明智了”。

经过数十年对寄生这一明显违背免疫系统运作规律的机制的探索，免疫学家不仅了解了蠕虫是多么狡猾，也渐渐弄清了我们人类的免疫系统是如何运作的。诸如像钩虫这样的寄生虫在人类的进化过程中无处不在。在某些情况下，我们的身体有没有可能会希望被寄生，甚至是要求被寄生？而一些稀奇古怪的现代疾病的出现，是不是反而是我们体内缺乏寄生虫导致的结果？

以上的疑问构成了我的动机：越来越多的科学证据表明，寄生虫可以预防过敏和自身免疫性疾病。不巧的是，我两者都有。

11岁时，我突然开始脱发。最初注意到这个的是我的祖母。当时是个暑假，我住在祖父母在海边的房子里。有一天下午，她叫我过去并查看了我的后脑勺，说是在我的后脑勺上发现了一块硬币大小的斑秃。不过我们俩并没把这当回事儿，在阳光、沙滩和海浪的簇拥下，这一点小小的斑秃实在不足挂齿。

但是秋天开学以后，斑秃变得严重起来。皮肤科医生诊断说是属于自身免疫性疾病。本来该防止外来入侵者的免疫系统不知为何错把我的头发毛囊当作了敌人，并开始攻击它们。科学家们对这种疾病的成因莫衷一是，不过普遍的观点认为，压力过大可能是原因之一。粗想之下，似乎有点道理。当时我的父母正处于一场漫长混乱的离婚大战中。而我在那个秋天要升入初中了。这些似乎都会让我心烦意乱。

除了这个，我还有其他更常见的免疫问题。我很小的时候患有严重的哮喘，而且对花生、芝麻和鸡蛋过敏（只有鸡蛋过敏最终消失了）。每年至少一次，通常在花粉量较高的季节，我的哮喘会严重发作，嘴唇和指甲都变成蓝紫色，我的父母不得不十万火急地送我去急诊。在那儿，医生会给我用支气管扩张剂，如果情况十分危急，还得给我注射大量抗免疫反应的类固醇。

"啊哈，我明白了！"当皮肤科医生了解了我所有这些病史之后，恍然大悟。他向我解释，过敏、哮喘和脱发之间有一定的相关性。虽然还没有人知道为什么或如何会导致这样的结果，不过，哮喘等过敏性疾病确实会增加病人脱发的可能性。

当我长大成人，我知道这两种疾病的并发可能是单一根系功能障碍的结果。不过当时才 11 岁的我只是懵懂地猜测，如果我有一种毛病，那么很可能也会得上其他的病。我该如何是好？鉴于当时我的年龄还很小，而且斑秃点不是很大，医生建议我等等看。他说，脱发通常会随时间自愈。于是我只有等待。

结果不到一个月，我的右半边脑袋上又出现了一块斑秃。很快，左边也出现了一块。仿佛在一夜之间，我额头上方也出现了一片新大陆。我的脱发状况变得越来越糟，恶化得越来越快。每天早上，我妈妈都要梳理我的头发并把秃掉的地方小心盖住；不过很快这个办法就失灵了，原本斑秃的地方渐渐连成了一大片，我已经快变成秃头了。

我们又去看了那个皮肤科医生。这一次，他的评估没之前那么乐观了。他向我们指出，随着疾病的快速发展，自愈的可能性变得越来越小。在当时，脱发的人数占全美国人口数的 1%～2%，一两块斑秃通常会随着时间自行消失。但这其中也有大约 7% 的人，会由脱发转变成一种慢性疾病。这些人中有些人会患上全秃，也就是头上的毛发全部掉光。这种情况下，痊愈的机会已经十分渺茫了。不论免疫系统出了什么错误，造成的后果都是永久的。不幸的是，全秃的患者中有一些病情还会继续发展，最终全身毛发脱落。对他们而言，要想恢复到从前几乎是不可能了。

这听起来可不妙啊，尤其是我的脑袋正飞速向着全秃发展……鬼知道会不会到最后全身毛发掉光光？现有的两种治疗手段——免疫抑制或免疫刺激——也都有失败的可能。类固醇可以抑制免疫反应，就是说让免疫系统平静下来，使得头发重新开始生长。免疫刺激的工作原理则比较神秘。这种疗法将对我的免疫系统实行刺激，把它的注意力转移过来，这样我的毛囊就能喘口气长长毛发什么的。既然没有一个完全可靠的办法，医生建议我两种方法都试试。

我照做了，可惜全部成了徒劳——使用刺激疗法的时候我甚至还生了水疱。到了 16 岁，我全身一点毛发也不剩了。我成了那 0.1% 的无毛精英中的一员。20 多岁时，我不得不时刻戴着帽子，在这样无奈的隐藏中度过了青春期。

等到了而立之年，我决定看看科学家们在自我第一块斑秃出现到如今的这二十年间有什么新发现。我没抱太大希望，要是他们已经有了可靠的疗法，我肯定早就知晓了。每当我一想到自己未来的孩子时，就会担心藏在基因里的某些东西会遗传下去。2010 年，脱发症的全基因组关联研究首次发表。研究显示，脱发作为美国最常见的自身免疫性疾病，与其他几种更糟糕的自身免疫性疾病共享基因变异，比如风湿性关节炎、I 型糖尿病和乳糜泻（麸质过敏症）等。不久，我的第一个孩子降生了，是个女孩。现在，我的调研结果就变得越发重要。如果脱发能够提示免疫功能障碍的趋势，如果这种趋势可以更改，我需要知道如何才能打好我手里的牌。我要确保我的后代不会有这些过敏症和自身免疫性疾病。

我猜对了一件事情：脱发的治疗这些年来没有什么进展。疗法仍然是那两种，由于两种方法都无法纠正免疫系统潜在的错误，无论哪种都需要终生使用。但长时间应用这两种疗法会导致其他后果。比如，长期注射类固醇不仅让人十分痛苦，而且会使皮肤变薄、变色。刺激物则会引起皮肤肿胀、发红和脱皮。一种被称为环孢素的强力免疫抑制剂甚至还可能增加皮肤癌风险。谢了，我还是不要尝试为好。

不过，有一种免疫介导疾病的模式引起了我的注意。近年来，自身免疫性疾病和过敏性疾病的发病率有所增加，在学术文献中已有所体现，并引起了人们的警觉。科学家们为哮喘病贴上了流行病（epidemic）的标签，这已经明确表示其患病率在上升。流行病这个词通常用于感染性疾病，比如19世纪时让人闻风丧胆、可使人一天之内丧命的霍乱。但我们现在面对的情况有所不同，没有哮喘细菌，也不存在自身免疫病毒。没有一种新的疫情驱使着这种特殊的流行病。看上去好像是我们最近才容易受到免疫功能障碍的影响。

假如我有一副可以直接看到这些非显性的过敏和自身免疫性疾病的眼镜，戴上它，我一定会被患病的庞大人群所震惊。假设我走在纽约的百老汇街头，从我身边走过的每十个孩子中就有一个患有哮喘；六分之一的孩子会有发痒皮疹，有时会变成水疱湿疹。每五个路人中，就有一个患有花粉过敏。如果我能直接看到过敏抗体——免疫球蛋白E，那么我将会注意到，我周围一半的人对尘螨、树花粉、花生以及其他基本无害的蛋白质过敏。我能看到装着吸入器的口袋和塞满过敏药的袋子。在那些被折磨得最痛苦的人们的背包里，我会看到诸如泼尼松之类的强力免疫抑制剂。我甚至还会看到一些人正在走近生命的终点：每年全美国有 3500 人死于哮喘发作。

在美国，每年有约 100 亿美元的费用被用在哮喘相关的药物和就医上。与哮喘相关的直接和间接费用合计已达到惊人的 560 亿美元左右。我能看到这些钱从过敏和哮喘患者的钱包源源不断地流向医生和制药公司。更让人难过的是，我看到，由于过敏而请假的时候钱从口袋溜走；被过敏症状折磨导致生产能力下降时钱从口袋里掉落；那些因为过敏而错过种种机遇的事将伴随这些不幸的人终生。

如果我戴着这副眼镜和来往的人群走在一起，我会注意到，每二十个人里就有一个和我一样患有这类让人衰弱的疾病。每两百五十个人中就有一个——在时代广场这样的地方你等上一分钟就能看到一个这样的人经过——会承受来自肠道的衰弱性疼痛，即所谓的炎症性肠病。

每一千个路人中，我就能看到一个行动艰难的人。他们患有多发性硬化症，这是一种不断恶化的中枢神经系统自身免疫性疾病。他们可能会在看路标时视线模糊不清，在过马路时可能会突然双腿不听使唤。当然，最严重时他们根本不能外出，只能呆在家里的电动轮椅上，或者卧床不起。

在中央公园的游乐场，我会发现，每三百个嬉戏的儿童中就有一个戴着葡萄糖监视器，这些儿童患有自身免疫性疾病导致的糖尿病，通常在儿童时期发病。他们皮肤上满是每天注射胰岛素的针孔，如若不然他们可能会昏迷甚至死亡。

如果这副神奇眼镜上还配有耳机，我将听到人群中忧虑和绝望的不和谐音符：哮喘的少年不知道自己能不能和小伙伴一起打棒球；更严重的哮喘患者则要小心翼翼地走路以免呼吸紊乱。湿疹患者要不断提醒自己不要挠，若是实在忍不住挠了，等着自己的将是一大堆的大麻烦。

那些患有炎症性肠病的人可能会无时无刻不被痛苦折磨，这疼痛时而平缓，时而剧烈。紧绷的神经偶尔稍有放松，他们就得小心翼翼地应对频繁排便，过程痛苦而急迫，有时候甚至还会带血。多发性硬化症患者则忧心忡忡：还有多久我将会彻底瘫痪？每个拥有类似免疫性疾病的人都会忍不住发问：为什么医生治不好我的病？这些病痛都是从哪里来的？为什么是我？

根据美国国家卫生研究院的估计，大约有 1470 万～2350 万的美国人患有自身免疫性疾病，占总人口的 5%～8%。而美国自身免疫相关疾病协会则认为数量要更多，至少 5000 万。在美国，自身免疫性疾病是女性的十大杀手之一。不仅如此，其实在我上面描述的那种种情境中，为了表达简明，我略去了一个事实，那就是，大概四分之三的自身免疫性疾病患者是女性。换句话说，当我戴上我的自身免疫性疾病检测眼镜时，我看到的大多数人都是女性。

美国国家过敏和传染病研究所所长安东尼·弗契（Anthony Fauci）曾经估计，在自身免疫性疾病上的直接和间接支出每年达到惊人的 1000 亿美元（相比之下，人们在癌症上花费 570 亿美元，在心血管疾病上花费 2000 亿美元）。可能这看起来已经很高了，不过要记住，慢性自身免疫性疾病通常会伴随患者一生，需要长达数十年的昂贵支出花在症状管理和控制上。

这些数据适用于 21 世纪初世界上所有最富有的国家。但是免疫介导疾病并不总是如此普遍。免疫功能障碍的端倪出现在 19 世纪晚期，时间推移到 20 世纪 60 年代，过敏和哮喘始见流行，20 世纪 80 年代患病率开始加速上涨，然后在 21 世纪初达到一个高峰。在这一时期，根据相关研究和人口数据你会发现，发达国家的哮喘和过敏症的患病率上升到了之前的两三倍。

一些自身免疫性疾病的发病率在 20 世纪晚期甚至要更高。一项 2009 年的研究发现，自 20 世纪中叶以来，一种未经确诊的腹腔疾病——由谷物中的蛋白质引起的炎症性肠病的发病率增加了四倍以上。多发性硬化症的发病率几乎增加了两倍。对于类似这样的自身免疫性疾病，发病率暴增似乎完全看不到尽头。Ⅰ型糖尿病的发病率在 20 世纪末已经增加了两倍，然而预计到 2020 年，这种顽疾的发病率将再次翻番。

到底发生了什么？ 2002 年法国科学家让－弗朗西斯科·巴赫发表了一篇开创性的论文，或许能解答人们的疑问。这篇在《新英格兰医学杂志》上发表的论文有两幅并列的图表，一幅显示自 1955 年以来常见传染病，如甲型肝炎、麻疹、腮腺炎和肺结核的发病率呈下降趋势；另一幅图显示了在同一时期，发达国家的自身免疫性疾病和过敏性疾病的患病率则呈上升态势。1950 年几乎每个人都得过腮腺炎和麻疹。而到了 1980 年，很少有人会患这两种疾病了。疫苗几乎完全消灭了引起这两种病的病毒。在更短的时间内——自 1970 年以来——新兴甲型肝炎的病例数降至了以前的五分之一。与此同时，哮

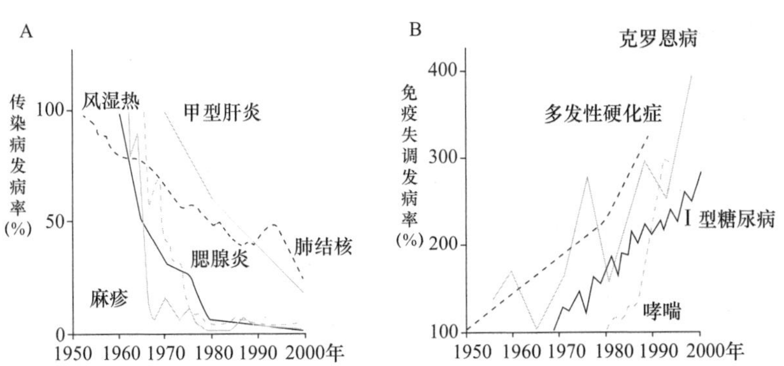

来源：巴赫，《新英格兰医学杂志》（2002年）

喘、多发性硬化症和克罗恩病的新增病例却分别增加到了之前的两倍、三倍和四倍。

巴赫试图用这两幅图表向我们表明：随着时间的推移，同一地区和人群中常见传染病的患病率下降，与这一时期免疫功能障碍患者的增加，是有明显关联的。不同国家之间过敏性疾病的发病率差异可达20倍。例如，阿尔巴尼亚的儿童很少过敏，而澳大利亚的孩子中有四分之一患有过敏。I型糖尿病的差异要夸张得多，从发病率最低的中国到发病率最高的芬兰，数值相差了350倍之多。某些种族比其他种族更容易受到免疫功能障碍的侵害吗？也许是的。不过，当人们从低风险国家移民到高风险国家时，他们在新家园出生的孩子有着和当地人口差不多的概率患上免疫介导疾病，有的时候甚至这些孩子患病的概率比本地人还要高一些。那么，如果原因不是遗传学上的，我们又怎么解释这些巨大的差异呢？

流行病学家曾经认为，通常来讲随着位置从赤道移向两极，免疫功能障碍也会随之增加。在撒哈拉以南的非洲，这些疾病十分罕见；而在英国则十分普遍。这种情况在三十年前几乎是毫无疑问的。但是近年来巴西和秘鲁等国家的哮喘病例急剧增加——世界各地的发展中国家的中心城市亦是如此——已经让这个观点开始站不住脚。如今，你可能听过过敏和自身免疫性疾病与该国的国内生产总值相关。目前为止，这个观点看起来还算靠谱。你的国家越富裕——或者在某些情况下，你在国内的社会阶层越高，你就越有可能患有哮喘、炎症性肠病或多发性硬化症。

评论家认为这些数据以偏概全，并对结果不以为然，因为这些数据都来源于调查问卷。他们指出，调查不可避免地会受到记忆和文化偏见的影响。但是，使用喘息和皮肤刺激测试或自身免疫抗体测试等较小范围的研究也反复揭示了相同的结果：免疫介导疾病的发病率与富裕和西化程度成正比。一个人越是贴近我们进化所处的环境——充满了感染源和科学家称为“动物、粪便和泥土”的环境——免疫介导疾病的发病率就越低。

没有哮喘的日子：石器时代到新石器时代

在准备墨西哥之行时，我常常想起我到过的另一个地方，一个哮喘根本不存在的地方：玻利维亚的亚马逊河流域。加州大学圣巴巴拉分校的人类学家迈克尔·古尔文（Michael Gurven）和阿尔伯克基新墨西哥大学的希拉德·卡普兰（Hillard Kaplan）对亚马逊河盆地西部的丛林居民进行了追踪研究。这些人被称为“齐曼内人”（Tsimane），主要依靠丛林谋生，使用弓箭狩猎猴子、貘和其他一些动物。（其实他们很乐意使用猎枪，不过由于与世隔绝，基本不参与现代的现金经济，他们经常缺少子弹。）他们也会用箭头抹毒的特制弓箭捕鱼。虽然这些居民与玻利维亚的现代人有很多接触，不过生活方式更像是停留在石器时代一般。正因如此，古尔文和卡普兰才会去研究他们。

在位于玻利维亚盆地的圣伯加市郊一个尘土飞扬的喧闹诊所，我遇到了满脸微笑、衣衫褴褛还戴着一顶费城人队 * 帽子的古尔文。马在旁边的足球场里吃草，漂亮的沙黄色奶牛在附近转悠，偶尔还有小猪经过。

古尔文在人类学研究中属于人类行为生态学（human behavioral ecology）学派。他们所使用的研究手段来自生物学，而将这些研究手段应用于人类学研究恰恰是他们的创新之处。他告诉我，行

---

* 费城人队（Phillies），美国职棒大联盟球队之一，有多年历史。——译注

为生态学不是从20世纪中叶的文化人类学——例如玛格丽特·米德（Margaret Mead）和她的《萨摩亚人的成年》（*Coming of Age in Samoa*）——脱胎而来，而是对其后人类学研究中出现的焦虑的自我反省阶段的一种延续。对人类进行研究的这一意图是一种帝国主义的剥削行为吗？一个外来者是否能真正理解那些和她不同的“他者”，还是她注定会不断地把自己投射到她的研究对象中？

后来几天晚上，当我们坐在篝火旁的时候，古尔文和他的学生向我解释，行为生态学是研究人类的学科，源自于一种疲劳，但不一定是对前面说的那种自我质疑感到疲劳——虽然这些质疑可能是合理的——而是对从试图理解那些居住在不同世界的人们的心理中抽身出来感到疲劳。没错，我们不可避免地会与研究对象发生互动，但是这些仍然按古老方式生存的人们可以教会我们很多东西，而且我们也有一些客观的方法对此予以评估。更重要的是，任何对这些有兴趣的人都要抓紧了，因为不论采集狩猎者还是丛林种植者，在如今的世界已经很难长久存活了。

与齐曼内人在一起的时候，古尔文首先研究了人的互惠和利他主义行为，为什么人在资源如此稀缺的生活环境中仍会保持共享。他问：在一个没有医疗保险的世界中，病人如何能够得到救助？为什么即使要花费自己宝贵的时间和精力，这些人也要去帮助生病的人呢？他还研究了在几乎持续不断的感染攻击下，他们是如何成长的。即使是在这里，齐曼内人在丧失生育能力后，还能有几十年的寿命。根据达尔文理论最严谨的解释，这根本就不可能发生；但却发生在智人身上了。那么这多出的几十年有什么意义？

作为在部落做研究的交换，古尔文为这些齐曼内人提供免费的医疗服务。他用卡车把他们从遍布玛尼革（Maniqui）河支流沿岸的偏远村庄接到他的诊所。那里有医生为他们体检，技师会提取粪便、尿样和血样，在一间更暗的房间里还有超声波机器帮他们检查心脏与血管。我们稍后再详细讲这些细节，现在我要说的是，在这期间，古尔文几乎是偶然发现了亚马逊河这些原住民的免疫系统的运作方式与伦敦或纽约居民有所不同。

过去的十年间，古尔文在他的诊所检查了12000多人，几乎是齐曼内人的全部人口。在他和工作人员所进行的37000次检查中（有些人不只一次来看病），没有一例哮喘病记录。如果按照美国和英国的哮喘患病率来计算，那么至少该有1000个病例。记录下来的自身免疫性疾病有15例，包括11例白癜风—— 一种由于免疫系统攻击皮肤色素生成细胞所导致的疾病——1例狼疮和1例类风湿性关节炎。假设这里自身免疫性疾病的发病率与发达国家相同，那么至少应该有600个病例出现。换句话说，在齐曼内人这里，自身免疫性疾病的发病率只有纽约的四十分之一。

与之相对的，古尔文经手的病例主要都是感染，占了齐曼内人死亡原因的一半（事故和暴力原因占了14%）。寄生虫是如此普遍，简直多到了不值一提的程度。很多人患有贾第虫和阿米巴病，还有一些人染上了结核病，一少部分人患有利什曼病，这是一种慢性肉食性寄生虫病。几乎所有人都感染了钩虫。

他还从齐曼内人积极的生活中发现了大量的身体损伤：子宫脱垂，这是生育过多的结果（平均每个齐曼内女性要生九个孩子）；以及疝气——长时间托举重物导致。但是没有人患上所谓文明病，包括乳腺癌、前列腺癌、卵巢癌、结肠癌和睾丸癌。也没有人得心血管疾病。

难道说，齐曼内人是一群特别的具有遗传免疫的人吗？对于亚马逊其他未归化印第安人的研究也发现，他们很少有人患过敏性疾病和现代流行病。也许美洲印第安人作为一个人种在遗传上对于某些疾病就是免疫的。不过不太可能。因为科学家在欧洲、非洲和亚洲也观察到了类似的情形。这些观察得到一个推论：生活在“更脏”环境中的人更不易过敏和患上自身免疫性疾病。反之亦然：如果处在特定的环境下，任何人都可能会患哮喘。这种“特定的环境”其实在现今的纽约、伦敦和悉尼等大城市都非常普遍。

什么样的地方没有哮喘？

遇到古尔文的第二天，我们开了一小时的车，穿过甘蔗田和牧场，到达一条红色的河流，然后挤进了一艘两侧用木板支撑的有马达的独木舟。当时是8月，南半球的冬天，比一般人想象的要冷不少。一股南风——当地称为艾尔·苏拉苏（el surazo）——顺着潘帕斯草原向南劲吹。（后来我才知道，这个冬天确实特别冷，亚马逊河里的许多鱼和粉色淡水海豚都被冻死了。）

船走了大约一小时，路上还看到了雪白的白鹭——和纽约牙买加湾湿地里散步的那群一样，我们来到了一个名为查卡（Chacal）的齐曼内人定居点。“这些都是美国人，”当几个科尔曼帐篷映入眼帘时——这里是古尔文团队的营地——古尔文轻声说道，“齐曼内人是不住帐篷的。”

这个村子看不到所谓的村中心，唯一的空地位于新粉刷过的黄色校舍边上，人们晚上会在这里踢足球。齐曼内人沿河分散而居，以家庭为单位或者几个家庭结成一组，种植水稻、玉米和木薯。一些人认为正是这种分散居住的生活方式帮助他们躲过了当年的西班牙人。那些所谓的殖民者在这里没有权力中枢可撺掇，也没有祭司或者国王可勾搭。而且早在17世纪西班牙入侵南美洲以前，这些齐曼内人就已经撤入了丛林。

我们沿着河边的小路走了没多久，就听到一声轻柔的呼号。顺着声音，我们在矮灌木丛后边的空地上看到了一个虽然长相稚嫩但举止庄重的齐曼内小伙子，他就是我们的向导，叫作阿努尔福（Arnulfo）。古尔文也报以呼号。这种又高又细的好像猫头鹰叫声尾音的呼号是齐曼内人的丛林礼仪，是一种通知有人到来的信号。

我们走近一些，古尔文和阿努尔福用齐曼内人的礼节互相致意。一群男孩在一边玩树生坚果刻成的陀螺。陀螺尖端用的是敲进坚果的一根钉子。起初这群孩子还面无表情地盯着我们这些外来者看，随后皱起了眉头，不过显然他们之前见过外人，所以很快就回去玩游戏了——先把绳子缠在陀螺上，然后用力挥舞，让陀螺在地上转起来，显然已经很熟练了。两位坐在大编织垫上的女性向我们致意。一个女孩躺在一个女人的腿上，女人的手穿过女孩的头发，抓出虱子和虮子，并把这些虫子咬碎。通过交谈，我们知道村里的男人都外出狩猎了。于是我们告别离开——古尔文稍后向我解释，在没有当地男性的陪伴下拜访女性是不礼貌的——继续上路。

沿途我们看到了玉米田，很多的狗、独木舟、编织精美的垫子、齐腰高的臼和大杵，一切使用的都是从林里的原料。这种对丛林生活的精通，让我这个离了电脑会疯、断了网络会死的21世纪纽约客感到非常神奇。齐曼内人凿空树干做成细长的独木舟，并用长木杆操纵它们在河道上航行。垫子和房子的屋顶都是用棕榈叶编织而成。有用的树和作物就围绕他们的房子栽种——番木瓜树、香蕉树和一种叫作“tutuma”的树，“tutuma”树会结出很大的葫芦状的果子，齐曼内人把这些果子掏空用来当碗。他们还使用生姜治疗昆虫叮咬，在举高的平台上睡觉。正如古尔文告诉我的，在这里，人的价值并不取决于占有财产的多寡，而是由从丛林获取资源的能力大小决定。“你可能会失去一切，不过不要紧，你只需要建一座新房子，出去捕鱼、狩猎就好了。这里很多人都具备这样的才能。”他说，“这种能力，在这里就代表了一种自由。”

齐曼内人非凡的环境改造和适应能力始终令我啧啧称奇，但其实，我来这里是为了观察那些肉眼不能直接看到的东西：隐藏的微生物和寄生虫。我想知道，在这个免疫系统不会发生故障的地方，微生物和寄生虫的世界是怎样的。事实是，这群小东西充满了生机。

齐曼内人经常直接从泥泞的河流中汲取饮用水，这让古尔文很懊恼。这样做会滋生细菌。猪、鸡、狗，有时还有宠物蜘蛛猴，会在村里自由地跑来跑去，每一种都带有各自独特的微生物群。齐曼内妇女通过口嚼煮熟的木薯粉来酿酒。换句话说，他们惯常喝的都是纽约健康食品店宣传的所谓“活菌”。当然，在这种情况下，大多数人肚子里都有钩虫就不奇怪了。

简而言之，齐曼内人生活在科学家所说的“活环境”中。那又如何呢？很多证据表明，这样的环境可以防止自身免疫性疾病和过敏性疾病，原因很简单：这种环境才是免疫系统进化至今所熟悉的环境。当它遇不到这种环境里所包含的丰富的刺激时，就会陷入混乱。

当然，齐曼内人在亚马逊的生活十分艰苦。虽然自 20 世纪 90 年代接种疫苗以来，婴儿死亡率有所下降，不过还是很高。五分之一的孩子活不到五岁就夭折了。到 15 岁之前，另外 5% 的儿童会死于疾病。基本上，四分之一的新生儿无法活到青少年时期，而这已经比 20 世纪初的情况好多了（另一方面，每五个齐曼内人中有两个能活到 60 岁，这是古尔文的一个有些与直觉相违的核心发现）。可是，尽管感染和寄生虫病普遍存在，齐曼内人并没有出现病态或饥饿状态。据古尔文说，齐曼内人经常缺少门牙，这是因为他们喜欢吃甘蔗和柑橘一类的水果，除此之外，他们可以说是十分强壮和健康。

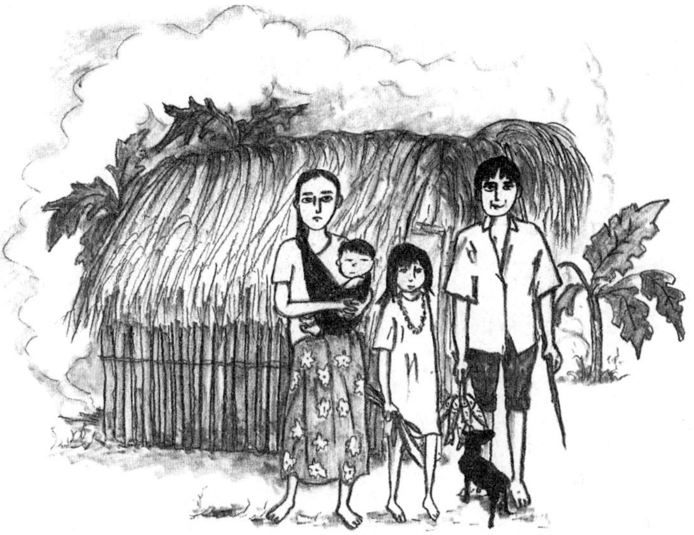

亚马逊河盆地的齐曼内人，很少患有过敏性疾病和现代流行病

我们的回程之路十分曲折，先顺流而下，然后在泥泞的土道上驾车穿过许多甘蔗田。为了回家，我要从圣伯加搭乘一架小型飞机，穿过壮丽的安第斯山脊向西，抵达海拔 3600 米的玻利维亚首都拉巴斯，然后在那里坐上经停迈阿密的飞机，最终回到纽约。

整个旅途就是一个梯度颇为明显的过敏性疾病分布情况表。我从一个不存在过敏的地区（丛林中的村庄）移动到过敏情况稍高一点的地方（简朴的玻利维亚小镇），到更高的地方（发展中国家的大城市），最后到达全世界过敏性疾病患病率最高的地方（发达国家的大都市）。

从时间的角度，我刚才所提到的梯度渐变也是存在的。如果我们回溯到上几代，可能会注意到他们并没有我们这么严重的花粉症和哮喘。有些人（比如我）可能患有终身的哮喘和食物过敏，而我们的父母也许有季节性的花粉症。再往上到了祖父母或者曾祖父母这一代，可能只是偶尔的打喷嚏或呼吸不畅而已。这种模式也许表示过敏性疾病和自身免疫性疾病并不是与新的环境，而是和旧的环境——就像齐曼内人村落里那些无所不在的我们曾经熟悉的环境因素有关。

许多针对像齐曼内人村庄这样的观察结果和大量的实验数据表明，免疫系统根据自身曾经所处的不同环境会有不同反应，这使一些免疫学家开始怀疑学科的一些基本假设。我们对免疫系统的理解主要来自于20世纪进行的研究，但我们的生活正在发生着翻天覆地的变化。换句话说，我们可能犯了一个错误，就好像要研究一个看似外来的独特生态系统，结果却发现我们并没有身处丛林，而是在纽约北部的布朗克斯动物园里。

或者如杜克大学的科学家威廉·帕克（William Parker）所说："作为免疫学家，我们现在处于一个令人不安的境地，那就是我们花费了毕生的努力和精力去研究免疫系统……而过去五十年我们所处的环境已经与自然选择所衍生出的体系天差地别。"

这句话算是说到点子上了。

免疫系统的不足

你在日常生活中可能无意间听说过很多过敏原，比如尘螨、花生和树花粉等，也许你还听说过一些引起自身免疫性疾病的感染源和有毒污染物什么的。姑且先不说上面这些概念有没有根据，而是提出另一个更简单的能引起免疫功能障碍的模型。你不会因为体内多了任何东西才患上这些疾病。事实上，只需要把免疫系统最大的敌人驱除，就有可能让人的身体在自身免疫和过敏性疾病的风暴中崩溃。

现实案例给免疫学家上了一课。1982年，美国波特兰市俄勒冈卫生科学大学的科学家讲述了这样一个案例：一名男婴死于多个器官的自身免疫性疾病——Ⅰ型糖尿病、甲状腺炎、湿疹、痢疾和因病毒感染导致的自毁式的免疫应答。这名男婴的家族中还有另外 17 个新生男孩都死于类似的症状，但是女孩则没有问题。科学家怀疑这个家族的 X 染色体上可能发生了遗传突变。

每个男孩都只能从母亲那里获得一个 X 染色体。所以，当女孩从父母双方那里获得 X 染色体，总有一条 X 染色体上面携带着正确的基因信息来进行编译，男孩则不得不接受唯一的一个 X 染色体，不论上面有多少基因缺陷。显然，上面那个不幸的男婴遗传了一种可能使免疫系统崩溃的基因。

遗传学家又花了二十年才最终确定了罪魁祸首。这条基因被称为 FOXP3*（全称是 forkhead box P3）。当 FOXP3 开启时，白细胞的运作方式会从进攻者转换成维护者。对这类男孩来说，他们身上的自发突变使得该基因被禁用了，结果就是其体内的白细胞不能控制自身的免疫侵略性。它们会疯狂地向入侵者进攻，导致严重的附带损失。它们甚至连自身的组织都不能容忍。谜底揭开，真相大白。这个发现直接颠覆了我们之前对免疫系统的认识。

数十年来，免疫学家为了避免免疫系统攻击人体本身，设想建立一种通过删除自身免疫反应细胞，并引入分子等价物的通行证系统。凡是有归属的细胞（即“你的”细胞）会带有独特的标识（major histocompatibility complex，即“主组织相容性复合基因”，简称 MHC）。入侵者则没有这样的特殊标记，所以会被免疫系统轻松地发现并处理掉。然而在上面的案例里，体内的细胞无论有没有标记，都会被攻击。更重要的是，健康人的肠道里都有一个可被人体接受的常见微生物群落，这些微生物群落并没有所谓标记，却也不会被正常

---

* FOXP3：forkhead box protein 3，叉头样转录因子。——译注

人的免疫系统攻击。由此可见，人们之前的观点得改一改了。

与此同时，科学家在实验室里按照 FOXP3 突变的模式，通过关闭或干扰维护者细胞，制造出一系列自身免疫性疾病。自主的白细胞显然存在于健康生物的体内；它们是一个正常运作的免疫系统的先天组成部分。不必把这些白细胞都摧毁掉，只要对它们加以限制，秩序就能得到维护。我们生病不是由于疯狂的淋巴细胞逃过了被消灭的命运（旧观点），而是由于无效或者缺席的抑制细胞未能控制住它们。看来困扰着现代社会和人们的过敏与自身免疫性疾病，其根源来自于人体未能管好自己体内的“警察”。

到 2010 年左右，一个修订过的观点出现了。当我们出生后不久，就有许多自身免疫细胞在我们体内滋生。这些免疫细胞帮助我们抵抗外界细菌 / 病毒入侵，预防肿瘤和修复受损组织。紧随这群急先锋的是一群起维护作用的细胞，限制免疫细胞并力求保持均衡的状态。但是，要长期保持这种和平需要更多的抑制细胞。这个第二梯队只有我们与外界接触，即接触某些寄生虫或微生物后才会出现。这种依赖关系真的很奇怪。这意味着我们的自我调节、维持体内平衡的能力需要依赖来自于外部的刺激。这难道不是一个设计缺陷吗？如果把人类这种生物有机体置于一个合适的情境当中来看待，你就会觉得这个设计相当精妙。

如果把身体内所有“看起来”不属于人体的部分去掉，你根本就不是你了。你肠道中那大约 1.36 公斤重的共生细菌群，其细胞数量是你的身体全部细胞数量的十倍。这个微生物群落的宏基因组比你的基因组庞大 100 倍，就好像把一个大部头小说印在一张两折的传单上一样。这个社群拥有地球上生命三大分支的代表：细菌（原核生物）、酵母（真核生物）和古菌（居住在极端环境如深水热泉口的微生物）。所以，所谓的你其实是一个生态系统，是一个相互依赖的生命形式的聚合物，也就是科学家所说的“超级生物体”。

所以，我们对“外部”环境的依赖就显得更有意义。基因意义上的你自己——父亲的精子让母亲的卵子受精那一刻产生的你——怎么能忽视来自大多数的声音？而且这样看来，引起免疫介导疾病的错误看似荒谬，但也更有其深意。当你去除或改变外部刺激的时候，你必定会发现你的免疫系统乱了套。因为这些刺激是引导和稳定你免疫功能的信号。

不幸的是，过去一百年来，我们一直在坚持不懈地去除那些刺激——有人认为这就是如今我们免疫系统错误百出的原因。我们的免疫系统不能容忍一切——无害的蛋白质（过敏），我们自己的组织（自身免疫性疾病），还有我们的共生菌群（炎症性肠病）——因为我们已经从环境上实现了原本 FOXP3 突变在基因上实现的伤害。通过改变我们内在的生态环境，我们实际上已经给保持免疫系统平衡的关键抑制手段套上了枷锁。

所以问题来了：我们可以把这些刺激替换掉吗？我们能把齐曼内人的生存环境中对免疫系统有好处的部分重新引入自己的免疫系统吗？这么做的话会不会将自己置于死地？会不会因此而丧失掉在发达世界中所享受到的生活质量和前所未有的长寿呢？

去墨西哥“接种”蠕虫

回到开篇我提到的实验。我的车从高速公路驶出，停在了一片桉树林旁的停车场里。在这里我和我的钩虫捐赠者—— 一个名叫加林·阿基利埃蒂（Garin Aglietti）的医学院辍学生见面。仓库那么大的奥特莱斯门店——Marshalls、耐克、Levi’s 和麦当劳还有许多其他在美国随处可见的品牌店——坐落在停车场四周。我加入了一群在凉棚下等车的老人，他们看上去都无精打采。有公共汽车来这里载着他们跨过边界。我猜他们是每日从美国往返墨西哥大军中的一员，因为那边药物更便宜。

阿基利埃蒂开着一辆内华达车牌的棕色切诺基吉普车来见我。他穿着宽松的牛仔裤，上身一件蓝色衬衫，戴着一副大框银色弧形太阳镜。他摘下眼镜，露出直率的圆脸和蓝色的眼睛。

简而言之，阿基利埃蒂的故事是这样的：20 世纪 90 年代，他患上了牛皮癣，一种皮肤上的自身免疫性疾病。在他人生的大部分时间里，他还经受着哮喘的折磨。不过他最担心的还是牛皮癣，因为已知这种疾病可能诱发心血管疾病和自身免疫性关节炎。频繁的胸痛让他忧心忡忡。“我觉得这病快要杀了我了，”他告诉我，“我还年轻，真的还没到会胸痛的年纪。”

对抗疗法——或者说是现代医学——没有帮上多大忙。到了 21 世纪初，阿基利埃蒂听说了一位名叫藤田纮一郎（Koichiro Fujita）的日本科学家。20 世纪 90 年代，藤田在婆罗洲工作，当时日本的孩子似乎越来越容易出现湿疹，而藤田注意到，他所工作的婆罗洲的儿童皮肤细腻，并没有出现这种过敏反应。不过这些孩子却感染有大量的寄生虫。这中间有什么联系吗？

回到东京以后，藤田大胆地让自己感染了绦虫。结果他的花粉症消失了。他的皮肤也变得更细腻，不那么糟糕了。于是，他开始了一个新理念的宣传——现代世界对于人类来说太干净了。后果是，企业赞助者纷纷撤回了对他实验室的资金支持。

然而阿基利埃蒂决定追随藤田的理念。绦虫有一个中间宿主和一个最终宿主。在前者体内，它们形成囊肿；在后者体内，它们作为蠕虫在肠道中生活。2005 年，阿基利埃蒂前往肯尼亚，参观牛肉屠宰场并私下寻找绦虫囊肿，他成功地找到了两只，并吞下了它们。不久之后，阿基利埃蒂身上的牛皮癣斑块明显软化。几个月后，它们几乎完全消失了。可是，一旦绦虫成熟，就开始释放体形很大的有一定移动能力并充满虫卵的节片。它们会从人的肛门滑出并顺着腿滑下去寻找新的中间宿主。

当这一状况发生在阿基利埃蒂身上的时候，他感觉到好像有汗水滴到腿上，但却感觉不到任何盗汗应该有的温度。“心理上有一种非常不干净的感觉。”他对我说，“这个我真的受不了。”于是最终他用抗虫药终止了这次实验。在排出一条将近 8 厘米长的绦虫后，阿基利埃蒂开始寻找另一种让人不那么不安的寄生虫。这一次，他选定了钩虫。现如今，他在提华纳做起了贩卖钩虫的生意。

当我们沿着高速公路向墨西哥进发时，阿基利埃蒂非常谨慎地问我，既然我对寄生虫的了解这么广泛，为什么我没有像他那样跑到某个发展中国家的角落，用更自然的方法获得寄生虫。我回答说我没有时间。不过当我们通过一个闸门，进入美墨交界不毛之地的围墙通道时，我也在想同样的问题。

我没见过哪个医生或科学家会推荐患者去提华纳获取钩虫。这种方法完全不在科学已经探明和论证的领域之内，像阿基利埃蒂这样提供类似服务的人——本书中至少还会提到运营这门生意的另外一个人——也是游离在科学和医疗范畴外的。因此，这种行为没有所谓的标准和后期护理，你只能自己照顾自己。如果出现问题，也很难追责。

因此，我不做这件事情的理由显得十分充分。最糟糕的状况是患病甚至死亡。不过我最担心的不是这个，我担心的是，自己的行为会鼓励阿基利埃蒂——他是个好人——以及和他一样经营此道的人们。我不知道他们是否应该因此受到比现在更多的关注。但从另一方面来讲，主动感染钩虫已经成为一种非公开的治疗方法，通常绝望的病人会寻求这种非常规治疗手段的帮助。我很希望能经历一下这些人所经历的，并了解整个过程是如何运作的。

我加入了这个圈子：我从接受过这种偏方治疗的人那里听说过这种疗法的各种梦幻般的疗效。其中有一些我可以确认，但更多的是我不能确认的。没有什么比眼见为实更好的证明方法了。这种疗法对自身免疫性疾病和过敏患者的潜在好处是非常巨大的——不用再担心花生，不会再气短，不再有花粉症，和猫亲近的时候不会再有红肿的眼睛，长出一头簇新的毛发更是让人心痒难耐。更重要的是，这种疗法的成功可能指引我们通向预防过敏的圣杯——不是为了我，而是为了我的孩子们。

我们穿过另一个闸门，这个闸门让我想起纽约地铁站里从地板到天花板的巨大转门，仿佛转瞬之间，我们就来到了墨西哥的一个喷泉小广场。林立的美国连锁店消失了，到处都是顶着鲜艳招牌的小商店。一个有着浓密黑色眉毛、长发扎成小辫的友善的年轻小伙子过来接我们，开车把我们带到一个临近海边的社区。我们在一个二楼阳台上悬着墨西哥国旗的建筑边停下。上面的牌子写着 unidad de medicina holística——整体医学办公室。

阿基利埃蒂上楼和医生交涉的时候，我与我们的年轻司机，医生的儿子安德烈斯（Andrés）攀谈起来，他今年 20 岁，刚刚考入医学院。他告诉我他从出生开始就患有哮喘，前几年变得严重，不得不放弃自己喜爱的运动。几个月前，他主动感染了钩虫，现在症状明显缓解。他又能踢足球了。

这时，阿基利埃蒂下来告诉我，医生已经准备好了。我跟着他来到了二楼的一间干净的空闲办公室。一件 T 恤衫搭在椅背上，上面印着“say hello to my little friends”（和我的小朋友问好），还配有一个钩虫张着大嘴的卡通图案——大嘴上方长着四颗平平的牙，眼睛被画成了不规则的锯齿状细缝。四颗“牙”说明这是十二指肠钩虫（Ancylostoma duodenale），一种通常认为比我今天要接种的美洲板口线虫致病性更强的钩虫。美洲板口线虫只有两颗方方正正的牙，看起来没那么阴险。

豪尔赫·利亚马斯（Jorge Liamas）医生走了进来，穿着黑色便鞋，黑色的休闲裤和西装外套。他大腹便便，健康的面庞上是修剪过的灰白胡须。屋里的其他人都对他表达了亲切的欢迎，他人缘很好，我想我知道为什么——这个医生身上有一种闲适和友善的气质，让人不自觉地安心和放松。

“我们已经和自然分离，”他告诉我，“而这让我们受到伤害。”接下来他谈起一个美国女性的故事，在阿卡普尔科生活了一段时间后，这位女性回到美国，然后发现自己染上了寄生虫。她把它们驱除掉了。紧接着，她就被确诊患上了克罗恩病（Crohn's disease）。利亚马斯告诉我，他从小在瓜达拉哈拉长大，他的父亲经常带他去海滩玩耍，那里有数不清的蚊子以他为食……“这让我的免疫系统非常强大。”他说。他从未有过任何过敏。他反对现代社会对清洁的痴迷。他说道，每个人都在无意识地按照美国领导下的方式去生活。人们越来越多地患上各种各样的“美国病”。“我们需要停下来，想想这是为什么。”

然后他停止了高谈阔论，开始询问我的病史。起夜吗？（是的。）频繁吗？起夜的时候有什么感觉？（回去接着睡觉。）直接回去睡觉？（是的。）多久锻炼一次？（每周三次。）宗教信仰呢？（我不信教。）

“还真是个独处型的人啊。”他说，并在我的病例上写了些东西。然后他向我解释，“众所周知”，哮喘和脱发分别与压力和抑郁存在关系。“我们的现实状况都是自己造成的，”他还这样说，“我们随时都身处在自己创造的现实之中。”

我们继续在我确定是伪科学的话题上兜圈子，我也越发感觉到不安。跑到这里来接种寄生虫，这绝对是我做过的最愚蠢的事情之一。

但这个实验是为了探索我认为的系统生物学的普遍原理——生物间在漫长的共同演化过程中建立起来的关系，而这些都不是骗人的。我试图把话题引向正轨。我要求查看阿基利埃蒂的血检报告。我没有发现钩虫可以在人类之间传播病毒的证据，但是它们确实是在一个人的肠道中诞生，并且在孵化为幼虫之后，刺穿皮肤进入另一个人的血液循环。这样看来，预防原则仍然适用。

很快我们开始翻检最近一两年内阿基利埃蒂的各种血液检测报告。从这些报告中我确认他没有患上什么严重的疾病——没有艾滋病毒，没有巨细胞病毒，没有肝炎病毒，也没有粪类圆线虫，这是一种令人生厌的蠕虫，通过土壤接触传播，并在宿主体内繁殖。我对结果和我期望的一样非常满意。

利亚马斯问我："你紧张吗？"

"我看起来紧张吗？"

他耸了耸肩，"一点点。"

我们转到了这幢建筑深处的一个房间。阿基利埃蒂穿着一件淡蓝色医生制服，右边的胸口还绣着"蠕虫疗法"的字样。他微笑着，看起来有点兴奋。利亚马斯用移液管将我要接种的钩虫幼虫从培养皿中分离，并将它们喷到一条吸水绷带上。鉴于我的健康状况，他们两人建议我接种 30 条幼虫，而不是我之前设想的 20 条或 25 条。

接触上绷带后，一分钟之内我就感觉到痒，以及一种类似灼烧的感觉——就好像被荨麻蜇了一样。这些微小的幼虫正在穿过我的皮肤。在我们知道这是寄生虫所造成的之前，这种独特的瘙痒早已在世界各地臭名昭著，赢得了诸如"地痒疹"、"矿工痒"、"水疹"以及富有诗意的"露水中毒"等各种称号。现在科学家们已经知道，钩虫幼虫像脱袜子一样蜕掉自己的外角质层，并嵌入你的皮肤。瘙痒是因为你的免疫系统开始激烈抵抗。可是那些脱干净了的幼虫早就在你体内消失得无影无踪。

接下来，每只幼虫都会想办法进入我的毛细血管，并像一个个竹筏一样，顺着我的静脉血流一路漂走。它们会穿过我的心脏——雷霆万钧似的水泵，这让我分外焦虑。一旦它们到达我肺部的毛细血管，它们将从血液循环系统中钻出来，进入葡萄状的囊泡中。在那里，这些幼虫将配合着数百万根纤毛的律动，搭乘所谓的黏膜纤毛自动扶梯，来到咽喉，也就是气管和食管分叉的地方，然后一路向下进入食道。

在食道里，钩虫幼虫会奇迹般地从我的胃部盐酸浴中幸存下来，最后到达这趟数星期远征的终点——我的小肠。它们把自己固定到我的小肠壁上，并在那里交配。这些钩虫中个头大的长度将近一厘米。雌虫每天可以产下 10000 个微小的卵，同时每天在我的肠道组织上钻孔，造成 0.04 毫升的出血。假设它们都存活，每十个钩虫就能使你损失 8 滴血，30 个肠道殖民地的代价就是每天 24 滴血——这些血不算多，但是也不少了。而且这些寄生虫可以在我体内活五年甚至更长。它们的卵会随着我的粪便排出，在热带条件下需要一到两个星期才能成为具有感染性的幼虫——不过在纽约，它们的最终归宿是污水处理厂。

阿基利埃蒂告诉我，大概一个星期之后，我可能会有点轻度咳嗽。这种类似流感的症状很常见。然后，当钩虫附着到肠道上后，我会感到有一点“蠕动性疼痛”。如果我开始咳嗽，我不能把痰吐出来。

“咽下去吧，”他说，“那可是你的良药。”

在我绑上绷带的这段时间，阿基利埃蒂一直时不时地看表检查时间，然后对我说：“好了，我们已经排除了你出现过敏反应的可能了。”他指的是与蜜蜂叮咬类似的潜在致命性过敏反应，如今来说，花生也可以。这种过敏反应可以通过注射肾上腺素的方法解决，那些药物就放在他手边。利亚马斯给我一个小盒，里面装着三片驱虫药。

“这是你的退出机制。”他说，“在墨西哥我们只用两片。但是在美国，美国人嘛，他们要用三片。”

现在我感到有点头疼，内心充满了厌恶、希望和惊奇。我厌恶自己会同意（拿我自己）做这个实验；我希望这个实验可以带来一些好的结果；我惊奇这些小小寄生虫的生物构造，它们穿透皮肤，在循环系统里穿梭，在接下来的几周，它们将定居在我的小肠。在这些情绪背后的，是我对进化的近似宗教信仰的信念——我相信，生物有机体对自己在做什么是有自觉的，不会在这个过程中置我于死地。毕竟对于寄生虫来说，死掉的宿主就是一个没用的宿主。福兮祸兮，现在，我和这些小东西都已成为一体。

第二章

肮脏的人类

我们还是可以认为，大多数人的生命其实处在一种由病菌的微寄生和大型天敌的巨寄生构成的脆弱的平衡体系之中，而所谓人类的巨寄生则主要是指同类中的其他人。

——威廉·H. 麦克尼尔*

从我们身上的寄生虫数量和种类来看，智人可以说是最肮脏的灵长类生物了。当然这种观点可能只是一个自私的意外：我们对人类寄生虫的了解远远多于对其他物种身上的寄生虫，因为这些寄生虫对我们来说非常重要。正是这种知识上的差异性导致了所谓人类身上有更多寄生虫的假象。不过，从某些角度来说，

* 威廉·H. 麦克尼尔（William H. McNeill）：芝加哥大学荣誉退休教授，著名世界史学家。1996 年伊拉斯谟奖获得者。其著作 *Plagues and Peoples*（中译名《瘟疫与人》）由中国环境出版社 2010 年出版。——译注

人类身上的寄生虫数量确实是超乎寻常地高。

首先，我们是一个不安分的种族。一万五千年前，当古印第安人（Paleo Indians）经由白令陆桥跨过白令海峡从西伯利亚到达北美洲时，人类已经能够在地球上所有适宜生存的地方定居，无论是热带丛林还是澳大利亚沙漠，从温带的欧亚林地到北方的苔原，都有人类的栖息地。我们的杂食性和高超的适应能力，使得人类在地球上迅速扩张。单一种族蔓延到如此多样的生态环境中——而且大约在一万两千年前我们开始驯养各种动物后与它们的接触也越发亲密——必定会接触到许许多多的寄生虫。据统计，400 种人体寄生虫中的 80% 是来自动物传染，这意味着这些小东西是在过去的某一时刻从其他动物那里跑过来的，而且它们十分适应新家园。“智人是所有物种里感染寄生虫最多的物种”，寄生虫学家 R. W. 阿什福德（R. W. Ashford）和 W. 克鲁（W. Crewe）在《人类寄生虫》一书当中写道，“从未感染过人类的寄生物种几乎不存在”。

阿什福德和克鲁只评估了真核生物，即细胞具有清晰细胞核的有机体。而我所说的寄生物种范围则要广得多：任何有机体，无论是单细胞生物、多细胞生物还是病毒，只要它们需要人体完成自己的生命周期并且可能导致疾病，都在其中。

人类这一物种的高度社会性也增大了寄生虫的数量。现在有人类学家认为，除了相对庞大的大脑之外，将人类与其他类人猿区分开的特征之一就是合作的能力。我们可以结成团队完成一项工作，这种团队协作极大提升了效率。不过，团队协作的前提之一是比邻而居，而且自从一万两千年前农业诞生以来，甚至还要早，人类就已经形成很大规模的社区了。伴随着每次规模的扩大，人类的社区都变得更加复杂化和结构化，而且在某些方面可以更好地利用或引导人类发挥其聪明才智和精力。与此同时，人类也变得更易遭受瘟疫袭击、更加肮脏，出现更多对社区本身不利的状况。

从某个角度来审视旧石器时代晚期以来曲折的人类历史，我们会看到一股持续不断的力量推动着人类朝着不断扩大的人类网络发展，而疾病则以同样的趋势一遍又一遍席卷人类，始终与人类全球扩张的不可逆进程相伴。18 世纪末到 19 世纪初，工业革命带来的迅速城市化让西方世界的肮脏程度达到了顶峰。有人曾担心这种机械化和城市化带来的污秽会将新型的工业文明毁于一旦。这种担心最终引发了卫生改革，直到今天我们还从中获益良多。这些改革通过第二次流行病学大转变引导了全人类。第一次这样的大转变发生在人类从狩猎采集转向定居农耕的时候。而我们现在正处于第三次转型当中：曾被抗生素压制的古老的寄生虫正在复苏；而最重要的是，没有明显传染病特征的慢性退行性疾病正成为现代疾病的主力军，这也是我写作本书的目的所在。

那么我们身上超大规模的寄生虫现在怎么样了呢？出于我们自身的目的，那些自旧石器时代起就已和我们形影不离的寄生虫仍然对我们有着特殊的意义，然而从第二次流行病学大转变开始，情况开始变化，它们在我们体内的数量越来越少。在很长一段时间内，我们都和这些小生物一起生存。长期的共同进化使得人类和寄生虫之间产生了复杂而微妙的关系。

“旧石器时代”这个词在希腊语中的意思近似于“古老的石头”，指我们制造工具的能力，从我们共同的祖先——生活在东非的更新纪灵长动物“露西”（Lucy）出现以来的三百二十万年时间里，人类制造工具的水平发生了突飞猛进的变化。在旧石器时代，人类主要以 30 人到 70 人的规模形成彼此分散的群体。在这种情况下，若寄生虫使用焦土策略——疯狂扩散，像恶咒一样缠绕宿主——将会很快自我毁灭。任何以人类为唯一宿主并且会快速将其杀死的寄生虫都会迅速地引火烧身自取灭亡。

因此，旧石器时代的寄生虫通常都会选择在人类身上长期定居。它们对人类来说“相对温和”，至少同后来的瘟疫相比是如此。不过，认为它们数百万年来的存在永久性地影响了我们的免疫系统这一观点，则是对人类和寄生虫双方纠葛深度的一种误读。它们改变了我们的免疫功能，就如同大气当中的氧改变了我们的肺一样。也就是说，我们的许多免疫系统演变出了正好能应对寄生虫的机制。寄生虫是我们进化路途中的一道重要风景。

人类进化史：来自寄生虫的讲述

我们曾被寄生到何种程度呢？现代仍然保持采集狩猎的群体如中非的俾格米人、巴西的沙万提人以及南非的桑族人中，大部分都感染有寄生虫，不过寄生虫的数量并不算多。大多数人都仅有少数蠕虫寄生在体内，但几乎没有人会一身寄生虫。然而，以现代的采集狩猎团体为样本，可能导致我们误入歧途。与一百年前相比，如今他们生活的世界已经变得非常拥挤，更别提六千年前是怎样的了。他们可能从定居的人类那里获得寄生虫，这些寄生虫则来自定居人群附近的其他动物。

我们的灵长类近亲可能可以更好地向我们展现人类原始的寄生虫负荷量。野生黑猩猩作为宿主，寄生有肠道蠕虫、血吸虫和单细胞原生动物，是名副其实的生态系统。同样，没有某一个个体看起来严重感染。人们后来发现，狒狒身上的寄生虫清单比黑猩猩的更接近人类。这可能是由于人类很长时间都在大草原上生活（而不是在丛林里）。事实上，我们能通过体内的寄生虫了解到人类的许多事情，比如我们曾经去过哪里，漫长的进化发展过程中又遇到了些什么等。

拿绦虫举例，人适应绦虫可以长到六七米，需要两个宿主来完成其生命周期：一个是中间宿主，绦虫藏在其组织中形成包囊；一个是最终宿主，绦虫在其体内繁殖。共有三种绦虫可以感染人类，一种利用奶牛作为中间宿主，一种利用猪，还有一种两者都可以。

以前的科学家习惯于把人类感染绦虫这种体形硕大的寄生虫归咎于我们畜养的猪和牛，直到美国农业部的一位科学家埃里克·霍伯格（Eric Hoberg）进行了更为仔细的观察后，这一观点才得到改变。他发现，适应人体的绦虫与非洲的大型猫科、犬科动物以及非洲土狼身上寄生的绦虫最为接近，而不是我们驯养多种牲畜所在的亚欧大陆上有的那些绦虫。我们体内的绦虫与它们这些非洲亲属的分界点在一百万到两百五十万年以前，大约就是在我们那些已经会使用工具并掌握生火的直立人祖先开始打扫卫生的时候，这一时期定期狩猎活动仍然存在。可以说，这一阶段我们在食物链中上升了一个层级，仿佛通过某种生态仪式一般，我们也继承了顶级捕食者体内的寄生虫。

而且，在我们的祖先四处扩散的时候，他们都经历了什么？大约有超过 3000 种虱子会感染鸟类、啮齿动物、有蹄类动物，可能它们能感染大部分有毛皮或羽毛覆盖的物种（不会感染这种虫子的生物包括卵生的鸭嘴兽、身披鳞片的穿山甲以及无毛的海豚和鲸）。这些张嘴就咬的小小害虫已经在灵长类动物的皮层上生活了起码两千五百万年。大猩猩和黑猩猩分别带有不同种类的虱子，不过对于人类来说，我们很不幸地会同时被两种虱子侵扰：一种居住在我们的头上，一种栖身于生殖器附近的毛发中。这两种不同的虱子是从一种寄生在人类身上的祖先分化而来吗？不完全如此。

2007 年，佛罗里达自然历史博物馆的大卫·里德（David Reed）宣布，人类头发里的虱子与黑猩猩毛发中的虱子关系最为密切。大约六百万年以前，人类与黑猩猩还拥有共同的祖先，这一时间点与我们各自身上的虱子之间的进化分歧点相吻合。然而，人类身上的阴虱，则来源于大猩猩身上的虱子。我们和大猩猩最近的共同祖先大约生活在距今七百万年以前，但是里德发现，人类的阴虱比从大猩猩的虱子中分离出来的时间则要晚得多，大约三百五十万年以前。这怎么可能呢？“我们永远不知道是性行为还是其他更一般的原因导致了这种情况。”接受《纽约时报》采访时，里德这样说道。不过，至少这个来自大猩猩的糟糕赠礼为我们解释了另一个未解之谜：我们的人类祖先是何时开始褪去体毛的？可以这么理解：大猩猩的虱子之所以能够大举攻陷并在我们祖先的阴毛区域殖民，正是因为当时人类身上已经留不下虱子了（除了头发上）。那时候，我们应该和现在一样全身只有裆部区域还留有毛发，它们就像一座孤岛一样暴露在裸露肌肤的海洋中。

如我们所知，这些赤条条的猿人——也就是我们的祖先，最终开始用衣物遮掩身体。这一次又是虱子告诉了我们这一变化出现的时间点。头虱的亚种在我们的衣服里生活（这种虱子可以传播可怕的流行疾病——斑疹伤寒）。大约十万七千年前，一部分头虱从我们的头上下来，在布料——也就是我们的衣服上安了家。

大约六万年前，当现代智人离开非洲时，更早迁出的原始人类的后代仍然生活在亚欧大陆：西边有尼安德特人，这个人种在三十五万年前与我们拥有共同的祖先；东边有直立人，早在一百八十万年前就离开了非洲；还有最近才被确认的尼安德特人的近亲，丹尼索瓦人，同样居住在亚欧大陆的东边。现代智人与这些原始人之间进行了一点杂交。非洲以外人类的 DNA 中有 1%～4% 来自尼安德特人。美拉尼西亚人和一些东南亚人种中带有比这稍微多一点点的丹尼索瓦人 DNA。

但是当短暂的交配后，我们永久保留了一种来自其他原始人类的寄生虫。一种仅在北美地区发现的头虱，与它两个旧世界的亲戚迥然不同。根据 DNA 分析，这种头虱出现在大约一百一十八万年前，比智人从非洲出发走向世界的时间要早得多。大卫·里德认为这些虫子是由曾居住在亚洲的古人类带到美洲的。现如今，直立人和丹尼索瓦人已经灭绝，但是他们头上的虱子却跟着现代人类的先驱者来到了美洲大陆，并幸存下来。

大约在三万年前，一位不知名的艺术家在法国南部一个洞穴深处的岩壁上画下了水牛、马、狮子和鬣狗等美妙的图画。这些留在肖维岩洞（Chauvet-Pont-d'Arc cave）的岩画不仅因其浑然天成的技巧让当代艺术家汗颜，也为我们很好地描绘了当时壮丽的生活画卷。

法国北部一个罕为人知的石窟（Arcy-sur-Cure）的岩洞内也有类似的岩画，尽管品质不佳。不过这个岩洞却向我们揭示了当时生活的另一些方面。大约在三万年前的某个时候，有人在石窟的后面排便。这堆粪便随着时间的变迁变成了化石，三万年后，科学家们发现，这个化石里含有人类寄生虫中最常见的蛔虫的卵。目前感染蛔虫人口总数在 12 亿左右，大约是人类总人口的六分之一，主要集中在发展中国家。但是不久之前，这个世界上包括欧洲人和美洲人在内的几乎每个人体内都有这种寄生虫。

科学家们将我们的不幸再一次归咎于家畜——就蛔虫来说，猪要负主要责任，因为它们体内寄生着一种与我们体内类似的蛔虫。但是，这个粪便化石表明，早在两万多年前，人类尚未驯化野猪的时候，我们就已经感染了蛔虫。有人怀疑这个粪便化石其实来自一头熊，因为这样就解释得通了。可惜的是，在化石附近发现的旧石器时代遗物否决了这一猜想。同样的，美洲印第安人在西班牙人将猪引入美洲之前就有长达四千年的蛔虫病史了，他们的祖先早在农业和畜牧业出现之前就从白令海峡来到了美洲。看起来，我们错怪了自己驯养的猪。事实可能是当我们驯养猪时，是我们把身上的蛔虫传染给了它们，可怜的猪才是这场事件的受害者。

旧石器时代晚期的人类健康状况

离开非洲以后，现代人类大约在四万五千年前——也可能更早——到达了澳大利亚，在四万年前登陆欧洲。在那里他们面对的是稀树草原环境，和数量众多的乳齿象、披毛犀、马、洞熊、猛犸象、剑齿虎还有野牛。当时的气候变化非常剧烈，反复无常，北方的冰盖时而快速消退，然后又很快卷土重来。不过总的来说当时地球还处于冰河时期，并且严寒将在两万年前达到一个高潮，大部分不列颠群岛和斯堪的纳维亚半岛完全被冰雪覆盖，而现在的英吉利海峡在当时是一片北极苔原。

在这严寒到来之前的数万年里，早期的欧洲人有着非常强健的体魄。从他们留下的骨架来看，他们的身材十分高大魁梧。他们有着充足的食物和足够的运动量。与后来相比，那时的欧洲人几乎没有什么传染疾病。据统计，当时男子的平均身高为 1.74 米，女子为 1.62 米，和现在的人类差不多。他们大腿骨骼具有椭圆形的横截面——说明大腿和腿后腱肌肉终生都保持了相当的运动——证明他们非常能走。而农民和现代职员等久坐人口的股骨横截面看起来基本是一个圆形。

随着气候的变迁，这些早期欧洲人的骨骼也发生了变化。到两万年前，冰川迫使欧洲人向南方推进。此后旧石器时代的欧洲人变得更矮，男子将近 1.66 米，女子则刚刚超过 1.52 米。腿骨变得不像之前那样健硕，横截面变得更圆，说明行走能力下降。而脚趾骨分别在四万年前的东亚和两万六千年前的欧洲开始萎缩，说明在这两个时间段，鞋子开始普及。

早在 20 世纪 80 年代以来，人类学家就认为原始人健康水平下降的原因是由于农业的诞生与发展，因为农业时代的食物没有狩猎时代那么富含蛋白质和种类多样，而且定居驯养这样的活动使得疾病的影响变得更为明显。不过这些论点的依据基本上都来自在美洲大陆进行的研究，在美洲，一些培育玉米的社群与仍然进行狩猎采集的社群相比，健康程度较差。不过随着研究范围的扩大，情况变得复杂起来。在某些情况下，从事农业的人类比他们游猎的祖先更健康。对我们来说更重要的证据是，在农业出现之前，西欧亚大陆的人类健康水平已经持续下滑了数千年之久。

旧石器时代晚期，体形庞大且易于猎杀的猎物变得稀少，人类社群不得不转而寻求那些较小的猎物，比如贝类，在中东则是野兔。人们不再像以前那样需要大量运动，带有多孔性骨质疏松症凹点的骨头出现得更为频繁。由贫血引起的疾病可能意味着食物中缺少铁元素，更多疾病开始出现，越来越多的寄生虫感染。

人类学家布里吉特·霍尔特（Brigitte Holt）将这些变化归因于越来越拥挤的生存空间和更趋向于静止的生活方式，因为冰川吞没了大片土地，而人口却不断增长。这也许是我们在进化的道路上第一次感受到成功带来的负面影响：人口膨胀以及资源稀缺。

遗传学家发现了人口膨胀的证据，特别在较为温暖的地区，这种膨胀开始得更早。大约四万一千年前在撒哈拉以南的非洲地区，像桑族（San）和比阿克族（Biaka）这样的狩猎采集种族的人口比原来增加了 13 倍之多。西非的原始约鲁巴族（proto-Yorubans）和曼登卡族（Mandenka）在三万一千年前人口增长到了之前的 7 倍。而在两万两千年前，接近冰川最大值的时候，西北非人口整体增加了两倍。过了六千年，随着欧洲大陆冰雪消融，人口陡然增长了 11 倍。

这样的人口膨胀带来了什么后果呢？随着人口变得稠密，瘟疫的影响逐渐变大，并开始在我们的免疫基因上留下痕迹，而这些痕迹影响了我们对炎症性疾病的敏感程度。比如在十万到五十万年前的某个时刻，人类的自发突变使得一个被称为半胱天冬酶-12的基因失去活性，这个基因有助于免疫系统识别细菌入侵者。具备原始未变异的基因意味着对细菌病原体可以进行快速而果断的反应。而变异后的基因则会导致免疫系统更为缓慢的对入侵进行响应。当这个基因变异出现以后，在几十万年的时间里，自然选择对人类的这个微小变化未置可否。然而，情况在十万年前到六万年前出现了转变。带有这种基因变异的人类，其后代成活率开始高于没有这种变异的人类。通过这个变异，他们似乎突然间在生存竞赛中获得了一种优势。

为什么失去活性的基因反而是有利的？事实证明，这个失去活性的基因可以防止败血症。败血症的严重程度部分取决于入侵细菌，另一部分则取决于自身免疫反应。免疫系统过度激烈的反击可以刺激血液凝固，从而导致器官衰竭甚至死亡。在现代，约有三分之一的败血症患者会死亡，但是带有这个变异基因的人的死亡概率是没携带的人的八分之一。所以我们得出了答案：这种基因变异的传播是由于人类开始遇到更多的败血症病原体。而没有这种变异基因的人类祖先更容易在败血症的侵蚀下烟消云散。

其他基因也对不同的疾病做出反应，结果各不相同。比如，被称为CARD8的基因的非活性变体也开始扩散。这个基因的作用是抑制炎症串联。因此，不起作用的变异版本就好像坏掉的关灯按钮；结果就是灯泡一直亮着，在发炎的过程中一直保持紧张。因此，与半胱天冬酶-12突变相反，“无效的”CARD8基因变异提高了人类对抗病菌的活力。这种无法关闭的结果的缺点就是炎症性疾病的增多，例如类风湿性关节炎。

与人类一样，其他动物在暴露于多种病原体下的时候其特定基因往往也会丧失功能（意味着它们也会有较长时间的炎症反应）。老鼠、牛和马就带有这些非活性工作基因。然而，猫和狗保持了这些基因的活性。黑猩猩、大猩猩和猩猩——那些生活在较小社群中的灵长类动物——也保留了基因功能。与之相对，恒河猴这种族群动辄达到数百个体的灵长类身上，此类基因似乎正在慢慢失去活性。

就人类而言，我们的这对基因失去功能的时间通常与我们的祖先开始从事农业活动的时间成正比。只有非常少的狩猎采集者——约10%的桑族以及4%的皮马（Pima）印第安人——有这种“开关不能关闭”的基因。而在四千年前开始农耕的人种中，携带这种基因的人就多很多。

以上两种基因变体，一种降低了免疫反应，另一种则让它一直持续，代表了我们的免疫困境：乍一看，压倒性的力量（祖先的半胱天冬酶-12基因）似乎是明显的首选。但是，如果你的身体每天都要对所有所谓的“敌人”进行全套军事演习，最终的结果只能是身体被拖垮。另一方面，如果你持续遭到不断的常规攻击，你的身体就需要连续不断的免疫反应（非功能性CARD8基因，那个坏掉的开关），然后你就要面临患上炎症性疾病的风险。

我们的免疫系统一直不得不面对这种难题——一方面过激的反应可能导致自我毁灭，另一方面不做反应又可能让投机者乘虚而入。认识到这平衡过程中内在的危险，对我们了解如今我们的基因倾向是如何发展自身免疫性疾病这一点至关重要。很有可能，现在与自身免疫性疾病和过敏性疾病相关的基因变体在过去是有助于抵抗我们曾遇到过的病原体的。而几乎可以肯定的是，在抵抗病原体的过程中，这些基因变体并没有引起过那么多的问题。

新石器时代：从伊甸园的污点到大流行病

大概在一万两千年前或更早的黎凡特地区，有人种下了一颗种子，很可能对其悉心照料并收获了成熟的植物。在这里，农业诞生了。它在至少七个不同的区域分别崛起：美索不达米亚（小麦和大麦），撒哈拉以南的非洲（小米和高粱），东南亚（大米和香蕉），中国（小米和大米），巴布亚新几内亚（芋头），中美洲（玉米、豆子和西红柿）以及在南美洲（土豆）。

另一场革命也随之出现。在安纳托利亚的某处，有人没有把捕到的羊立刻杀掉，而是将其豢养起来，最终获得了一群羊。人类与动物有着很长的互动历史。法国的肖维洞穴里有一组两万六千年前的足迹，那是一个孩子和陪伴他的一条非常像狼的狗留下的。20 世纪拜访了那些狩猎采集部族的西方人都会说起部族里的女性会养育或喂养野生动物，并加以驯化。然而，养育一群动物代表着一种升级，这是一种崭新的合作关系，部分共生，部分寄生。动物给予人类以奶、皮毛、血肉和劳动力。作为交换，人类喂养、哺育它们，并保护它们免受捕食者的伤害。

大约八千年前或更早的时候，近东地区和印度的人类开始驯养牛群。而一万三千年前，在美索不达米亚和东亚地区，人类已经掌握了把野猪驯化为家猪的技术。家鸡来自于东南亚的丛林禽类。驯化的马则出现于今天哈萨克斯坦所在的草原。

人类与禽类、有蹄类和猪类之间新建立的这种亲密关系带来了前所未有的寄生虫和病原体大交换。定居的生活也为那些没有被人类直接驯化的动物创造了新的生态位。比如狼，有人认为大概在一万四千年前有一群狼开始在人类定居点附近活动和觅食，在和人共生的过程中慢慢被驯化，最终变成了我们今天的狗。而农业发展的同时也意味着人们需要储存粮食，啮齿动物这时候找上门来。跟随着这些小型啮齿动物，大约在一万年前的中东，一只小型沙漠猫出现在人类的营地，它是所有家猫的祖先。这些新加入者同样也带着寄生虫。猪的到来使人类可能感染旋毛虫（Trichinella spiralis），一种会钻入肌肉和脑内寄生的可怕蠕虫，这就是为什么你要把猪肉彻底煮熟的原因。猫带来了弓形虫（Toxoplasma gondii），这种寄生虫在啮齿动物和它们的捕食者之间生生不息。狗被认为带来了十二指肠钩虫（Ancylostoma duodenale）。啮齿动物也不甘示弱，它们带来了自己特有的蠕虫——长膜壳绦虫（Hymenolepis diminuta）以及缩小膜壳绦虫（H.nana）。到目前为止，所有这些寄生虫看起来都没有什么大的危害，特别是与之后到来的几位重磅杀手相比更是如此，但是这些寄生虫也让人类付出了相应的代价——有迹象表明早期的城镇居民带有相当大的寄生虫负荷。

坐落于土耳其中部、拥有九千年历史的恰塔霍裕克（Catalhöyük）定居点，被认为是人类历史上第一个遭受慢性贫血和多孔骨质增生症——一种骨头上出现点状凹陷的疾病——的城镇。大约在同一时期，第一例结核病的可证实病例出现。一名 25 岁的女子和一名埋在如今以色列海岸沿线已被淹没村庄的孩子的遗体上都有明显的结核病迹象。

然而在黎凡特情况有所不同，早期的农耕人类通常比他们狩猎采集的前辈要健康得多。他们的牙齿状况更好。农民特别是男性农民的寿命更长（他们的头部创伤也减少到其游牧祖先的六分之一）。不过，也有更加恶化的方面：农业居民患有更多带有骨骼病变的炎症性疾病。在人类学家看来，这并不一定是感染，而是免疫反应加强的结果。如前所述，由于更多的接触病原体，促炎趋势变得更加有利。这种情况的缺点是：慢性炎症的发展倾向变强。这些证据都完整保留在了这群先民的遗骨上。

更大范围的疾病状况发生了改变。旧石器时代，当人类生活在小群体当中时，寄生虫采取了一种马拉松式的做法：长期寄生在宿主身上并尽可能少地对宿主造成伤害。但是，随着定居群体的扩大，对于这些寄生虫来说，另一种方案逐渐浮出水面：微生物闪电战。

瘟疫时代

到五千年前，整个中东地区的人类定居点规模已经足够大，足以爆发瘟疫了。那么有多少人呢？经过科学家反复商讨修改，维持一种病毒比如麻疹——这种病毒你感染一次以后就终生免疫——所需的人口数量从 100 万人降到了 50 万人，现在又降到了 20 万人。

大约五千年前，瘟疫出现了，最初出现在口耳相传并流传下来的故事中，继而在人类的遗骸中发现了证据。四千年前的吉尔伽美什史诗中提到了埃拉（Erra），瘟疫与战争之神。同一时期的埃及纸莎草文献中提及了一种类似天花的痛苦疾病。从大约三千五百年前的木乃伊身上能够看到一些类似天花的皮肤病变。有此种病变证据的木乃伊之一就是拉美西斯五世，这位埃及统治者在公元前 1157 年、他 30 多岁的时候突然驾崩。从他的木乃伊的创口中，现代科学家提取出了一种天花病毒——直接证明了这种痛苦的瘟疫当时已经在埃及蔓延开来。

这些新发的瘟疫来自我们驯养的动物。天花与感染北非和黎凡特地区沙鼠与骆驼的一种病毒关系密切。而骆驼在距今五千年前就被生活在阿拉伯半岛南部的人类所驯化。麻疹则是从牛瘟中分化而来，牛瘟这种病毒在过去的两千年间不只一次在牛群中爆发。麻疹病毒的现代版本可能还不到二百岁。

从此，大瘟疫一而再再而三地改变了人类历史的进程。公元前430年，一场瘟疫袭击了雅典。其时，这座城市正受到它时敌时友的对手斯巴达人的围攻。这场瘟疫持续了四年，夺走了城内四分之一人的生命，其中就包括当时雅典的执政官伯里克利（Pericles）。而城外的斯巴达人似乎全然没有受到影响。一些人据此认为正是斯巴达人把这场瘟疫带给了雅典人。无论其从何而来，历史学家都认为，这是人类第一次有记录在案的瘟疫，这场瘟疫让雅典开始衰落，继而导致整个希腊文化的衰退，对整个地中海东部地区都产生了深远的影响。

罗马人也没舒坦多久，他们自己很快也面临了疫情的侵袭。公元166年，从东方返回的罗马军队带回了一种瘟疫，最终摧毁了整个帝国。瘟疫盛行的顶峰，每天有5000名罗马人的生命被夺走。最终，十分之一的罗马人丧命。

接着，疟疾粉墨登场。地中海地区的农业活动——砍伐、修路和灌溉——为人类提供了大量可居住之地，也为携带能传染可怕疟疾的疟原虫（Plasmodium falciparum）的蚊子提供了最佳繁衍场所。公元100年，疟疾横扫了罗马南部第勒尼安海边人口稠密的彭迪内沼泽地区。而罗马城也没能幸免于难。

在罗马的国力达到顶峰之时，罗马城是一个人口达100万的国际大都市，拥有排放污水的下水道系统和提供清洁饮用水的水渠系统，而正是这两个著名的水利系统使得罗马人遭受到了疟疾和其他疾病的侵害。这一点你能从罗马人的身材中窥得一二。当罗马人定居中欧地区时，他们的平均身高比其他人矮4厘米左右。这种身高差异与基因无关。当罗马帝国在5世纪崩溃后，罗马人反而长高了，因为他们离开了大都市，重新开始依靠土地过活。

不过有趣的是，瘟疫其实不只一次拯救了罗马这座城市。公元 69 年，维特里乌斯（Vitellius）大帝占领了罗马城，但是他的士兵——主要来自高卢和日耳曼地区——在靠近台伯河的一个沼泽地区扎营后就开始大量死亡。死因就是疟疾。而当匈奴王阿提拉（Attila）在 5 世纪入侵亚平宁半岛时，可能正是当时肆虐的疟疾，使他草草收兵而没有洗劫罗马城。

然而在东方，疫病却阻止了帝国的复兴。6 世纪，当西罗马帝国分崩离析之后，东罗马帝国皇帝查士丁尼（Justinian）开始着手重新征服北非。他确实得手了，但是随之而来的一场瘟疫袭击了拜占廷帝国的首都君士坦丁堡。在瘟疫最为严重的那段时间，10 万人丧命。这场瘟疫，一些学者怀疑是天花，而另一些人认为是黑死病，足足用了两百年时间才消退。在这场灾难中，据估计有 1 亿人命丧黄泉。而当时的世界人口总数才刚刚 1.9 亿。若是没有这场查士丁尼瘟疫，我们现在说的语言可能都是古希腊语的派生语了。而 7 世纪，一支游牧民族聚集在一个新兴的一神教的旗帜下，从阿拉伯半岛出发时，他们所面对的可能也不会是一个腐朽没落且被瘟疫折磨到奄奄一息的古老文明了。然而历史没有如果，不到一百年时间，伊斯兰教的哈里发就建立了一个西至伊比利亚、东通印度门户、横跨整个北非的庞大阿拉伯帝国。

全球化程度越高，人与人之间往来越频繁，大规模的瘟疫就越使人感到不安。13 世纪，蒙古人建立了空前绝后的大帝国。这些马背上的骑兵统治者从东太平洋一直延伸至欧洲多瑙河沿岸的亚欧大陆广大地区。而在这个广大疆域的中间，蒙古人唤醒了一种可怕的疫病。

鼠疫耶尔森菌（Yersinia pestis）或鼠疫杆菌，是一种可以导致黑死病的杆菌，最早源于中亚大草原上一种被称为旱獭的啮齿类动物。这种病菌可以通过跳蚤传播。也许是有着代代相传的古老教训，居住在这种啮齿动物附近的人们严禁捕杀它们。然而外来者对这些禁忌并不知情，新帝国吸引着欧亚大陆四面八方的陌生人聚集于此。

欧洲以外的记录对于黑死病是何时何地从中亚蔓延开来的，一直语焉不详。凡事必有一个开端。1347 年，12 艘从黑海的贸易港口卡法（Caffa）驶出的热那亚商船到达西西里，随船而来的，正是这个恶魔。早期的观察者描述了有病患从腋下、脖子和腹股沟中鼓出核桃大小的“烧伤般的水疱”，水疱还会向外渗血，并迅速长到鹅蛋大小。病人一般会在极度痛苦中度过三天后死亡。大多数感染者最终都会丧命。这种可怕的瘟疫最初在地中海港口肆虐，然后席卷整个内陆。城市居民逃向农村，但是疫病紧随其后。外科医生头戴注入了香料的鸟嘴面具，试图以此自保，但死亡总是如期而至。1353 年，最初——也是最糟糕——的一波黑死病疫情才终于消退。但是随后一波又一波的疫情袭来，夺走了三分之一甚至更多欧洲人的性命。黑死病沿着跨越亚欧大陆的贸易路线继续肆虐，成为人类历史上第一场真正意义上的全球流行病大爆发。

有人估算，在整个人类历史上，死于鼠疫（即黑死病）和天花的人数比死于其他所有传染病的人口总和还多。这两个瘟神严格控制着人口数量的增长达数千年之久。当然，如同贾雷德·戴蒙德（Jared Diamond）在其著作《枪炮、病菌与钢铁》（*Guns, Germs and Steel*）一书中声称的那样，这种疫病本身变成了一个工具，在 15 世纪后期欧洲人入侵美洲时，被释放到了这里，无意间成了对抗美洲原住民的一种生化武器。携带病菌的欧洲殖民者在与美洲印第安人进行了第一次接触之后，短短几十年时间里，印第安人的数量就锐减到了原先的十分之一。可以说，亚欧文明无与伦比的污秽在某种意义上保证了他们的最终胜利。

全面感染：全世界寄生虫大繁盛

假设你是一条旁观了这部人类史诗的蠕虫，和其他蠕虫一样，你只想要生存和繁衍下去。这意味着你需要寄生在一个宿主身上，交配并产卵，并且尽可能提高这些受精卵找到新宿主的机会。如果你是一条七万年前适应了人的蠕虫，那么我估计你现在正在捶胸顿足，不知自己是怎么鬼迷心窍地选中这么一个种族作为宿主。就在那时，因为种种神秘的原因——印度尼西亚火山大爆发或者气候变迁之类——智人几乎灭绝。当时由于遗传多样性的丧失，我们整个种群的数量锐减到两千人左右。从那时看，人类似乎已经完蛋了，他们身上的寄生虫也是如此。不过从那以后，否极泰来，人类和人们身上的小住客欢欣鼓舞，迎来了新局面。

到了旧石器时代晚期，人类已经遍及全球，顺带把我们的寄生虫带到了除南极洲以外的每个大陆。接着，当新石器时代到来时，我们开始了定居农业的生活。对于极度依赖宿主排泄物进行繁衍的寄生虫来说，这种生活方式是它们梦寐以求的。

大量证据表明，在新石器时代，人类的蠕虫感染加剧了。首先，热带和亚热带地区的农业生产与灌溉不仅为蚊子创造了新的栖息地，也为可钻透皮肤的血吸虫提供了理想的新居所。事实上，20 世纪初出现了专门研究古代寄生虫的领域，当时科学家从一具 3200 岁的保存良好的埃及木乃伊膀胱中发现了血吸虫卵，成功将其提取并恢复了水分。同时期的中国木乃伊中也发现藏有寄生虫。

患上血吸虫病的突出症状就是血尿，这一点曾在古埃及人中引起焦虑。他们曾不顾一切地试图保护自己，但完全不清楚这种疾病是怎样传播的——他们推测血吸虫通过肛门或阴茎进入到人体内——所以埃及的猎人在沼泽地区捕猎时都会穿戴阴茎鞘作为保护。（其实和钩虫一样，血吸虫也是靠穿透皮肤感染宿主的。）数千年后，尿血已经成了每个青春期埃及男孩的成年礼，一种所谓男性的月经，表明这个孩子即将长大成人。

更温和的气候也为寄生虫的繁盛推波助澜。1991 年，意大利和奥地利边界高山地区的冰川中出土了一具新石器时代人类的木乃伊。科学家用它的发现地厄茨山谷（Ötz Valley）将它命名为冰人厄茨（Ötzi）。这具木乃伊有 5300 年的历史，尸骸的肩膀插了一个箭头，体内感染了鞭虫。

六千年前定居在现今瑞士和德国境内湖畔的人类感染有鱼肉绦虫。然后随着饮食结构的变化，他们感染了更多的牛肉绦虫。到了高卢帝国和中世纪时期，绦虫的存在在人类中呈现出了阶级划分。富人，显然更喜欢吃更嫩的鱼肉和牛肉，相比穷人，他们更容易感染绦虫。（20 世纪的时候流传着鱼肉绦虫喜欢犹太人老太太的说法，因为上年纪的犹太妇女会给家人用鲤鱼做美味的鱼丸冻［gefilte fish］，品尝生鱼丸以判断调味时，很多人会感染鱼肉绦虫。）

到了中世纪时期，蛔虫三叉戟组合（鱼肉绦虫、牛肉绦虫和猪肉绦虫）在欧洲横行无忌，每个公共厕所中都有它们的存在。法国寄生虫学家弗朗西斯·布歇（Françoise Bouchet）曾调侃道："欧洲的历史简直可以说是写在长了蛔虫和绦虫的羊皮纸上。"

美洲也和欧洲一样处处充满了寄生虫，而且早在农耕时代到来前就是如此。智利人在六千一百年前就患有鱼肉绦虫病。在前哥伦比亚时期，钩虫病非常盛行，这一事实促使一些人提出，人类移居到美洲可能存在着另外的路线。原因就是钩虫需要在温暖的土壤中让受精卵变成具有感染性的幼虫。新移民路线的观点是，一万五千年前，这些钩虫在白令陆桥的严寒下没有可能存活下来。肯定有一些先驱者是通过另一条较为温暖的路线，或是通过某些时间短于钩虫生命周期的航行到达美洲大陆的。还有第三种可能性：内布拉斯加大学古寄生虫学家卡尔·雷因哈德（Karl Reinhard）指出，无论我们走到哪里，人类都会通过生火造房子和穿戴衣物来保暖，这就相当于再造了小型的热带环境。大的气候环境可能十分寒冷，但是我们自己创造的微气候往往是温暖和潮湿的，对我们如此，对我们身上的寄生虫亦然。

当欧洲冒险者踏上美洲大陆的土地时，他们身上那些欧洲特有的寄生虫也随之进入了这片新大陆。在威廉斯堡、弗吉尼亚和费城殖民时期留下的沉积物中，人们发现了鞭虫和蛔虫这对组合。喜欢吃鱼的挪威移民则将鱼肉绦虫带到了明尼阿波利斯。纽约市的五分区曾是曼哈顿内一个臭名昭著的贫民窟，旁边曾有一个池塘，里面就布满了鞭虫和蛔虫，现如今已经被填平。而19世纪初，当中国劳工来到加利福尼亚州，如影随形的还有亚洲的肝吸虫。

奥尔巴尼殖民地留下的沉积物则为我们讲述了随着人口扩张，人类的寄生虫负载又是如何增加的。最初，荷兰西印度公司在1614年于此建立了一个毛皮贸易前哨站，不过到18世纪中叶，这里已经变成了城市，并且是英国当时重要的前哨军事基地。兵营和栅栏墙拔地而起，人口逐渐增多。不仅如此，根据沉积物中残留的虫卵数量来看，奥尔巴尼的居民会在自己的排泄物附近烹饪。

牛和猪在城里自由自在地闲逛。居民们要么将夜壶里的污物倒入排水沟，要么用来给自家的菜地施肥。科学家们发现寄生虫卵聚集在以房屋和周围菜地为圆心的区域内。城镇中的居民很有可能经常食用这些蔬菜而被寄生虫感染。那个时候，一茶勺的粪土中就有超过15万个寄生虫卵。而这一次，贫富差距未能使任何人幸免：无论贫富与否，感染的寄生虫都不少。美国独立战争之后，情况继续恶化。该镇从1790年的3500人，到1850年已经变成了5万人，1880年人口则达到9万多人。

有一段时间，卫生得到了改善。19 世纪初，该镇禁止露天倾倒污物，城内也建起了石头围起来的粪坑。这两个举措都抑制了寄生虫的传播。接着，第一个公共地下水系统在 19 世纪 80 年代开始运作，这本来是桩好事，不过先别高兴——下水道的出口设在哈德逊河，而这条河又是该镇的饮用水源。也就是说，此时的奥尔巴尼居民正在从自己的下水道取水。

奥尔巴尼的经历是时代的一个缩影：即将到来的化石燃料为我们提供了新的能量来源，大量的消耗品转化成古代人难以想象的巨量的垃圾，城市开始发展并壮大。工业革命时代来到人类面前，并愈演愈烈，永远地改变了人类的发展轨迹。

肮脏之巅：工业革命

一个多世纪以前，在英国德比郡的乡村，一种新的建筑物出现了。克劳姆福德工厂建于 1771 年，使用德文特河的流水作为动力生产精梳棉。凭借着钟表匠设计的一系列齿轮和滑轮的配合运动，其生产效率可超过 100 个佃农。在当时，早期的燃煤引擎已经发明了数十年，而只有当这种引擎被用于驱动棉纺织厂时，工业革命才开始显现真容。

数个世纪以来，城镇一直都是肮脏不堪的地方。居民家里的垃圾与排泄物经常被随意倾倒在街道上。而猪群作为可食用的垃圾处理单位，让它们满城游荡清扫垃圾是从新石器时代就有的惯例。可是，工业革命导致急速的城市化，城镇人口爆发式的增长，让城镇的肮脏程度达到了一个令人发指的地步。历史学家刘易斯·芒福德（Lewis Mumford）这样写道：“工业主义是 19 世纪主要的创造力来源，其让城市环境恶化到了一个前所未有的地步；甚至连统治阶级的宅邸也被肮脏的环境所包围且拥挤不堪。”

1801年的伦敦人口大约在10万——从人口数量来说是英国唯一的大城市。五十年后，这个数字变成了250万，而其他人口超过10万的英国城市也起码有了10个。1701年，整个英格兰的总人口数量只有506万。到19世纪初，也不过866万。可是到了1851年，英国人口的数量达到了惊人的1674万。人口数量增加，居住环境变得拥挤，随之而来的是健康水平下降。

19世纪初期，英格兰和威尔士的人均寿命是41岁。然而在城市中，这个数字会低很多——伦敦1840年的人均寿命只有36岁，而重要的工业城市利物浦和曼彻斯特的人均寿命只有26岁。这其中，极高的婴儿死亡率很大程度上拉低了统计数字。

当时在许多城镇，近一半的儿童在五岁之前就会死于伤寒、痢疾以及霍乱。唯一的解决方法是接受农村移民源源不断地涌入来补充人口，不然城市这一人类居住实体将难以为继。

过度拥挤的肮脏环境让古老的寄生虫获得了新的毒性。与以往认为结核分枝杆菌是从牛传染到人类的观点不同，现代分析表明，很久以前正是人类自己将这种可以导致结核病的病毒从非洲带到了世界各地。在工业革命早期，一波结核病浪潮席卷欧洲。这股“白色瘟疫”造成了城市工人阶级死亡人数的40%。而富裕阶层也未能幸免。著名诗人约翰·济慈、小说家安妮·勃朗特和艾米莉·勃朗特，还有查尔斯·达尔文的女儿，以及许多其他知名人士，都死于这种恶疾。患者那苍白而虚弱的病态甚至给患者本人披上了一层神秘的面纱。诗人拜伦曾经说过：“我多么想死于肺结核……因为这样女士们就会为我叹息，‘看那可怜的拜伦，他垂死的样子是多么迷人’。”

英国人应对这种高感染率的方式就是变矮。经过18世纪末的身高增长之后，部队新兵的平均身高在19世纪初期开始下降。农村男子比城市男子高，苏格兰人和北方人比伦敦人和高度城市化的东南部人要高——之前则是恰恰相反的。这种身高萎缩在19世纪后期英国进行卫生改革之后就会有所反弹，但此时的当务之急，是急需对城市产生的大量污水加以治理。

过去，淘粪工从粪池中收集粪便，并将其作为废料出售给伦敦附近的农民。在17世纪与西班牙战争期间，英国人掌握了从粪便中提取氮气制成火药的技术。但是随着伦敦城市规模的扩大，农村逐渐迁往更远的乡下，这些回收废物的方法变得不切实际。更讽刺的是，一种新型厕所的诞生使问题更加复杂化。这种新发明的“冲水厕所”不是将排泄物集中到粪坑中，而是用水将其直接冲走。可想而知，这时的伦敦还没有能力处理排放出来的污水，大量的排泄物就这样直接进入了城市的几条主要水道。

1840年曾有一个观察家感慨道：“过去是人人都有自家的粪坑，而眼下的泰晤士河就是一个巨大的粪坑。”更糟的是，这条大河会随着月相涨潮落潮，就这样，随着潮起潮落，伦敦这个新生的巨大城市始终“沐浴”在自己排出的污水当中。

1858年7月爆发了后世称之为“伦敦大恶臭”的事件。泰晤士河已经变得腐败不堪——按照卫生改革家迈克尔·法拉第（Michael Faraday）的说法——“根本就是一个发酵了的下水道”。而在泰晤士河边重修的议会大楼因为味道令人难以忍受，甚至无法召开议会。

“议会在极端恶臭之下决心将对这一困扰大伦敦区的城市顽疾立法整治……”《泰晤士报》1858年6月报道：“万民为之欢欣鼓舞。”最终，统治阶级从如火如荼的工业革命前线抽身，开始解决这场人类历史上著名的公共卫生灾难。这倒不是这些老爷们突然都有了悲悯之心，他们主要还是担心这种灾难会毁掉工业革命，这倒也不无道理。

毕竟，如果劳工都病得要死了，谁来干活呢？

卫生改革有条不紊地开始了，严谨且有序。伦敦当局雇用了一名叫约瑟夫·巴扎盖特（Joseph Bazalgette）的工程师设计了一整套伦敦地下水系统，确保城市的污水被排放在泰晤士河下游的安全距离。三十年后，泰晤士河焕然一新，用历史学家斯蒂芬·哈利迪（Stephen Halliday）的话说，“称得上是世界上最洁净的大都市河流”。

美利坚：无辜尘垢之地

19世纪初，当大洋彼岸的英国上下都为工业革命所撼动之时，新近独立的美利坚合众国的主要公民还是农场主、拓荒者和远疆的边民。在1790年进行的美国第一次人口普查中，只有二十分之一的美国人居住在城市里。大多数的公民都生活在村庄或自家的土地上。

也许是因为大部分人都在农村生活，在欧洲人看来，美国人个个都十分肮脏。一位英国旅行者威廉·福克斯（William Faux）就曾说：“到处都是脏兮兮的手、脏兮兮的头和脏兮兮的脸。”彼时，美利坚合众国还是一个尚未完全开发的世界。连鞋子在这里都是奢侈品。很多居民除了冬天都赤脚出门。周遭环境满是成群的蚊子、蜱虫和蚂蚁，苍蝇爬满每一处食物。1818年，另一位到访的英国旅客这样描述他的所见：“……一切都乱糟糟……木屑、木板和木块还有木片到处都是，牛和猪就在中间随意踩踏游荡……充满了混乱。”

参照查尔斯·狄更斯在同一时期对伦敦的描述——“狗就躺在泥泞中。马也没能躲过一劫，在泥地中行进让它们四蹄沾满了泥土……干掉的泥巴就好像膏药一样死死贴在地面上。”——所以前面对于美国的负面描述多多少少带有一种天然的“英国视角”。抛开表面的污迹，从 17、18 世纪之交时遗留下来的骨骼来看，同时期的美国人比他们的英国兄弟营养更好，更高也更强壮。

显然，所谓的美国式的不干净并不一定意味着不健康，这只是农村生活的一个特点。一些美国人甚至可能十分推崇这种所谓的“不干净”。苏伦·霍伊（Suellen Hoy）在她的著作《追逐尘土》（*Chasing Dirt*）中写道：“在努力工作的新英格兰或中西部农场家庭中，尘土被认为是积极甚至是健康的东西。而特别重要的一点是，正是尘土赋予了农作物生命与价值。”

随着英国工业革命之火跨越重洋到达美国的海岸，美国的城市人口开始出现增长。1820～1850 年间，曼哈顿下城每个街区的平均居民数量从 157.5 人增长到了 272.5 人。为躲避饥荒而横跨大西洋的爱尔兰移民在这个过程中推波助澜。结果和伦敦一样，纽约也变成了一座疫病之城。家禽家畜挤在地下室里，人们睡觉的板子就铺在粪便污物上。各种垃圾——包括动物尸体和各类粪便将城市的街道堵塞。（据估计在 19 世纪后期共有 13 万匹马生活在纽约，每匹马每天平均要产生 5 公斤的马粪和 1.25 公斤的马尿，总共加起来的话相当于每天装满 45 辆马车。）

1865 年，卫生改革家史蒂芬·史密斯（Stephen Smith）描述纽约是一个淹没在腐烂果蔬、动物尸体、灰烬和粪便当中的城市。他随后还说：“这是一个让人忧心忡忡的事实，据估计本市死亡率的 50% 都是由于这种糟糕的卫生状况所导致，卫生条件如此之差，徒增许多无谓的死亡。”《医疗时代》也表达了于此相一致的观点。“人们会因 1000 名在战争中不幸遇难的士兵而举国震动，”——这里说的战争可能指的是美国内战——“但现在，在这个城市，每年就有一万人死于当局本该消灭的疾病，却无人为之动容。”这种漠视的情况即将发生改变。

霍乱恐慌促成改革

1817 年，人类世界发现了一种新的疾病——霍乱，患者急剧腹泻，在一天内就可能死亡。霍乱弧菌原生于印度次大陆的孟加拉湾，栖息于咸水中，用身上的一根鞭毛帮助移动。一般来说，弧菌对人类并不致病。但是现在科学家们知道，霍乱弧菌是一种混合生物——一种在其感染病毒之后获得的新的致病性的弧菌。

这种病毒和细菌的融合体可能很久之前就在孟加拉湾及周边地区一再出现过——或者更准确地说，在该区域居民的肠道中出现——不过现在它搭上了工业革命的船，一开始是快速帆船，后来变成蒸汽轮船，将霍乱传播到了南亚以外的地方。

19 世纪 20 年代初，这种疾病通过阿富汗进入波斯，到达里海。当疫情最终消退时，欧洲和美洲的人们都松了一口气。然而 1829 年，瘟疫继续向北到达俄罗斯和匈牙利，1831 年，它的魔爪伸到了西欧。第二年，它穿过大西洋，首先在蒙特利尔登陆，然后传播到了纽约。到 1834 年的时候，霍乱已经抵达了美国西海岸。

瘟疫中的死者甚众。有一半的患者在饱经折磨后去世。在第二次霍乱大流行的时候，10 万匈牙利人和更多的法国人死于疫情。霍乱感染了 5%～10% 的美国城镇人口。据估计，有 15 万美国人死于这场瘟疫。

霍乱差不多每隔十几年就要降临扫荡世界一遍（1839 年、1863 年和 1881 年），但它并不是当时唯一的流行病。黄热病，一种通过蚊子传播的病毒也是如此，据说死于黄热病的人比死于霍乱的人还要多。到 1878 年，黄热病起码杀死了美国田纳西州孟菲斯市和密西西比州维克斯堡将近 10% 的人口。这使得巴拿马运河初期建设阶段的努力化为泡影。

然而，历史学家仍然坚持认为，霍乱才是把人类对于疾病的恐惧提升了一个层次的罪魁祸首。“霍乱将全世界紧密联系到一起，这一点没有其他传染性疾病可及，”克里斯托弗·哈姆林（Christopher Hamlin）在《霍乱传》（*Cholera: The Biography*）一书中写道，“全人类的命运可能就藏在某个人的肠道中。”也许是因为霍乱在杀死患者的同时还折损了患者的尊严，才让它获此殊荣——无休止的呕吐，完全止不住的从肛门喷射出米泔一般的排泄物，以及透着青色的惨白面容——这种惨状带给美国人其他瘟疫所不能及的恐怖体验。一个人可能早上还好好的，晚上却突然死亡。不过，黄热病，西班牙语中就叫作“黑色呕吐物”（el vómito negro），这种恶性疾病并不比霍乱更仁慈。（黄热病中的“黄”，指的是当船只上有船员患病时所升起的旗帜颜色。）

或许，是因为霍乱的外来性——它来自东方的异国他乡，让美国人对像非洲裔美国人、新近涌入的爱尔兰天主教徒和犹太移民这种“非己族类”产生了潜在并持续增长的恐惧。又或许是霍乱再次唤醒了人们对于黑死病的可怕的文化记忆，多年前，又名为鼠疫的黑死病也是从东方席卷而来，扫荡了整个西方文明。还可能是担心霍乱导致社会动荡并颠覆权力。在欧洲的一些城市，每当出现霍乱疫情，就会同时爆发暴动。

无论如何，这种疾病事实上刺激了卫生改革的发生。当时虽然尚不清楚这种疾病是如何传播的，但卫生实践已经在战场上获得了广泛赞誉。弗洛伦斯·南丁格尔（Florence Nightingale）以其在克里米亚战争和在英国运营医院获得的经验，证实了清洁的重要意义——保证伤口使用清洁敷料，及时处理废物，保持地板干净——可以抑制疾病传染。美国的护士们也在美国南北战争时期学到了这一有益的经验。

同一时期的纽约，当局发现在疫情出现初期就进行快速处置可能会减缓并扼制疫情发展。1866 年，当霍乱行将再次蹂躏这座城市时，新成立的大都会卫生委员会果断对载有被感染者的弗吉尼亚号渡轮进行了隔离检疫。医生挨家挨户将不舒服的病人集中到诊疗所。医疗小组昼夜不休地汇报更新新增病例。虽然他们此时还不知道这种腹泻疾病如何传播，但是这种干预却确实起到了效果。这次疫情中仅有 600 人死亡。此前数年，当霍乱蹂躏整个美国的时候，时任美国总统扎卡里·泰勒（Zachary Taylor）所做的仅仅是呼吁全体公民斋戒并向上天祈求宽恕。而后来，美国政府了解到果断快速的行动是可以阻止疫病蔓延的。于是，一个公共卫生的新时代开始了。

自 1842 年起，老克罗顿渠开始为纽约市供应淡水。19 世纪 90 年代，污水处理厂出现。而骑着马、留着时髦小胡子的小乔治·瓦林（George Waring Jr），组织起了一支两千多人的队伍，他们身穿白衣，作为最初的环卫人员，保持城市清洁。1898 年，瓦林在古巴不幸罹患黄热病去世后，哀悼者将他誉为“疫病杀手”和“洁净圣徒”。

一系列的卫生改革举措超出了预望。直到今天，人们仍然对这些措施给予最高的赞誉。《英国医学杂志》2007 年的一项调查将卫生革命列为过去一百七十多年间最重要的 15 个医疗成果之首，抗生素（第二）、疫苗（第四）和微生物理论（第六）都排在了它后面。但当时卫生改革的运作方式依照的其实是不正确的疾病传播概念。当时人们依照的是源于古希腊的“瘴气理论”。公共卫生学家们认为，疾病来源于瘴气，而瘴气就是从沼泽、墓地、下水道甚至是不洁的土地中生发出来的恶臭。即使是为孟菲斯设计了一整套先进下水道系统的小乔治·瓦林，也至死不信微生物理论，认为那纯粹是天方夜谭。

不过到了 1900 年，一度备受冷落的微生物致病理论已经成了主流。一名叫作爱德华·詹纳（Edward Jenner）的英国人在 18 世纪 90 年代从感染牛的天花病毒中第一次提取出了天花疫苗。19 世纪中叶，法国人路易·巴斯德（Louis Pasteur）证伪了自然发生理论*，并在这证伪过程中发明了食品灭菌和保存的方法。此外，他还研制出了炭疽热和狂犬病的疫苗。同时期，德国人罗伯特·科赫（Robert Koch）于19世纪80年代成功分离出了导致结核病和霍乱的细菌，进一步证明某些虫子才是导致特定疾病的元凶。维也纳的伊格纳兹·塞麦尔维斯（Ignaz Semmelweis）医生和爱丁堡的约瑟夫·李斯特（Joseph Lister）医生都认为疾病是由微生物而非瘴气引起的，他们通过简单的消毒手段就大大降低了医院的死亡率。

时间推进到1928年，科学家亚历山大·弗莱明结束假期回到他位于伦敦的实验室，发现自己的细菌培养皿里长出了一些蓝色斑点状的霉菌，而这些斑点周围清晰的无菌痕迹引起了他的注意。这些蓝色的霉菌最终成了世界上第一种抗生素——青霉素。盟军在第二次世界大战后期率先开始使用这种抗生素，此后青霉素的制作方法被公之于众。其他来自土壤微生物的抗生素如链霉素，则可以治疗青霉素不能治愈的结核病。

卫生改革和改变致病原因认知的微生物理论、疫苗以及抗生素的出现，将人类世界提升到了一个新的层次。19世纪中叶，西欧人一般只能活到45岁。一百年之后，人们的平均预期寿命已经达到了70岁。到2000年，通常比男子更长寿的妇女在发达国家的寿命预期基本都超过了80岁。

然而，真正的成就并不完全体现在平均寿命上。一直以来，死神总是更偏好幼小的生命。正是卫生改革、疫苗和抗生素，极大降低了婴儿的死亡率。如果在19世纪中叶你有四个孩子，那么其中一个很

---

* 自然发生理论（spontaneous generation）又叫自然发生说，是一种认为活着的生命体可以由非生命物质起源的假说。——译注

有可能活不到一岁，就会因为痢疾、麻疹、斑疹、伤寒或者其他许多今天可以轻而易举被治愈的疾病而夭折。当然，城市贫民窟和穷人的死亡率更高，有些地方的婴儿死亡率逼近 50%。

但到了 20 世纪中叶，美国和英国的儿童死亡率已经下降了一个数量级。每 100 名出生的婴儿只有 3 个会在一岁前夭折。到今天，英联邦地区每 1000 名儿童中只有 5 名会在一岁前死亡，死亡率已经降低到半个世纪前的百分之二。（美国的数据是 7‰。）

现代狩猎采集部族如非洲南部的昆人（Kung）和南美洲阿奇人（Ache）的婴儿死亡率与近代的欧洲相近。约有 25% 的儿童会夭折，通常是因为感染疾病。考虑到这一死亡比例在人类进化史中基本保持不变，就更加凸显了一百六十年前的“死亡率革命”对于人类种族来说是多么居功至伟。我们终于能够摆脱这个一直如恶鬼一样跟随人类的可怕事实，我们的孩子不再会过早的死亡。

战胜传染病这场胜利对人类意义重大，它表明自六万年前我们的祖先离开非洲开始四处繁衍至今，人类终于跨过了又一道难关，无论好坏，在这个星球上都获得了更大的统治地位。我们最初踏上亚欧大陆、美洲和澳大拉西亚*时见到的数量众多的猛犸象、穴熊、披毛犀、巨狼、巨树懒以及河马大小的袋熊，如今听来好似幻想。然而到了一万年前，这些动物，连同我们的近亲，亚欧大陆的尼安德特人和其他东方表亲，全都销声匿迹了。

数千年来，智人前进的道路上充满了物种灭绝的痕迹。随着我们身上的寄生虫种类越来越多，我们简化了我们周围的生态系统。伴随 19 世纪的微生物理论和卫生运动的到来，这种暧昧不清不由自主

---

* 澳大拉西亚（Australasia）：一个不明确的地理名词，一般指西南太平洋诸岛；有时也特指澳大利亚、新西兰及其附近太平洋诸岛，文中意为后者。——译注

的净化到达了一个新高度。如同自古以来，我们喜欢狩猎并以动物为食，现在我们开始狩猎那些曾经以我们为食的微生物和寄生虫。在这个过程中，我们可能无意中创造了一个生物学奇景：通过漫长进化以适应处理各种寄生食客的免疫系统，在短短一代人到两代人的时间里，突然发现自己变成了孤家寡人，无事可做。

最早的免疫功能障碍：花粉过敏

1819 年 3 月，一位名叫约翰·博斯托克（John Bostock）的医生将一份病例——其实就是他自己的病例——呈报给伦敦医学和外科手术学会（Medical and Chirurgical Society of London）。在病例中他描述了一种每年 6 月中旬开始，让他“眼睛和胸腔有周期性感染感觉”的怪病。他认为是阳光太强导致了这种疾病。事实上，这正是花粉症。

当时这种疾病是新出现在英国的，而且显然相当罕见。到 1828 年，博斯托克又提交了另外 28 份“夏季卡他”（catarrhus aestivus）或者叫夏季黏液排出异常。“直到最近的 10～12 年，这种病症最值得注意的是它作为一种疾病从未被发现。”他写道。更令人注目的是，这种疾病似乎只发生在上层阶级中。“我从未见过任何一个穷人患有这种疾病。”

将近五十年后，曼彻斯特的一名医生查尔斯·布莱克利（Charles Blackley）同为这种疾病的患者，他吸入了一些花粉，并由此得出了正确的结论：真正的致病因子不是太阳或者酷热，而是花粉。他还提出了其他几个令人信服的观察结论：三十年前，花粉症患者并不多，在更早之前更是无人知晓；这种曾是贵族阶级专有的疾病，现在也开始折磨受过良好教育的阶层；不知何故，经常会吸入花粉的农民却从

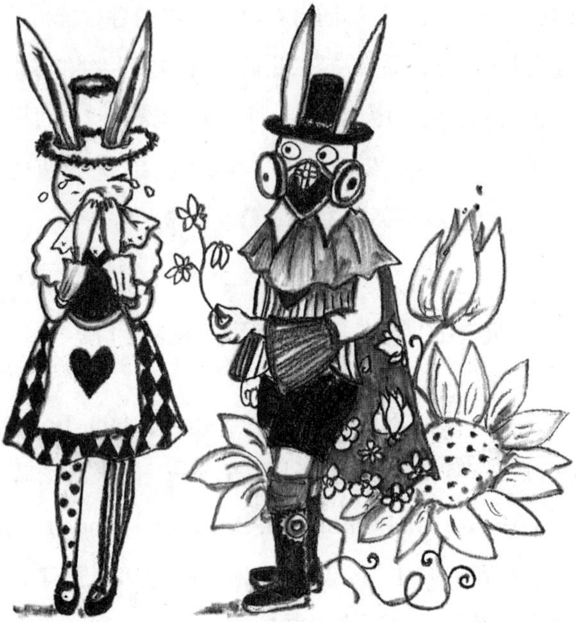

最早的花粉症病例出现在1819年，甚至一度成为象征身份高贵的“上流病”，而今天的纽约街头，每五个路人中就有一个对花粉过敏

未听说有患上这种病的。在笔记中他写道：“最容易接触到花粉的人群却是患花粉症人数最少的阶层，即农民阶层。”

布莱克利据此提出了两种解释：要么是教育使人变得更容易感染花粉症，要么就是农民因为频繁接触花粉而对花粉症生成了某种抗性。如果后一种解释成立，他预测，随着城市化规模的扩大，罹患这种疾病的人数也会大大增加。现在看来，他是多么具有远见卓识啊。

在当时，金钱和地位让世人对花粉症的看法变了味道。就像痛风（脑满肠肥的富人才有的烦恼）和肺结核（敏感浪漫者的小恙）一样，花粉症因为与富裕阶层的联系而变成了一种时尚。对于伦敦医生莫雷尔·麦肯齐（Morrell Mackenzie）来说，英国人“易患花粉症”的这一特点充分说明了“我们比世界上其他种族的人类更显高贵”。他将这种疾病更容易在更高社会地位的人群中发生作为论据，指出“这种疾病的最显著特征就是，它几乎只发生在受过良好教育的人们中间，这些人几乎都有着相当不错的社会地位”。

不过这位麦肯齐医生没有高兴太久，1911 年美国医生威廉·哈德（William Hard）提出了“反对意见”，他表示，花粉症现在是一种“美国病……英国人在这方面已经没法同美国竞争了”。

“没有任何一个国家像美国的某些地区一样拥有如此多的花粉症患者，美国政府州际商务委员会甚至应该把花粉症也纳入考量是否在一个地区提供铁路服务的参考依据。”哈德吹嘘道，“没有任何一个国家像美国这样，花粉症提供了如此多的就业机会并创造了如此的繁荣。我认为，花粉症的这些贡献都足以让它成为共和党人的必备条件之一！”

哈德所指的是当时正在美国形成的一个有利可图的生意：在每年花粉症发病期为富裕阶级提供疗养服务。新罕布什尔州的白山山脉，纽约的阿迪朗达克以及北部湖区的沿岸都涌现出了不少此类疗养院。每个人都巴不得能够加入这群打着喷嚏流着鼻涕的精英，成为他们当中的一员。

“只有那些智力超群，并且道德信誉最好的人才会得花粉症，”一位名叫乔治·斯科特（George Scott）的疗养常客说，“如果不是因为花粉症，我可能会庸庸碌碌地过完一生，而不会像现在这样成为美国精英的一员。”对于另一些人来说，这种疾病则代表着新生的机械化文明带给人类的苦难。美国医生乔治·彼尔德（George Beard）写道：“正是当代文明自身产生了这种对神经系统造成严重破坏的致病因子。”而他自己也患有花粉症。

美国的非洲裔人群中并没有人患花粉症这一明显事实，被当成了美国白人高人一等的另一个明证。这种疾病也没有出现在亚洲和非洲等地，也表明了英国殖民者才是真正的高人一等（只有英国人到了国外才依然会得花粉症）。甚至在欧洲，斯堪的纳维亚半岛、法国、意大利、西班牙和俄罗斯等地无人患花粉症的情况正说明了英国人在欧洲人中的卓越地位。“考虑到野蛮人和几乎所有工薪阶层不会患花粉症的这一事实，以及其他各种例证，我们必须将花粉症视为成为更高等文明的后果之一。”一位在伦敦工作的医生这样写道。

毫无疑问，这些观察背后的科学标准显然不怎么严格。花粉症看似跟人的身份地位息息相关，流行病学对此却持相当的保留态度。而且，前面那些观点所给出的模式似乎指向性过于具体了。英国和美国是首先发现花粉症的两个国家，而这两个国家也是全球最先进行工业化和城市化的。它们是最早经历现代城市灾难的国家，也是第一批进行重大卫生改革的国家。它们比其他国家更早获得新生权贵——工业巨头和专业阶层——这些人既有愿望也有能力进行全面清洁。而斯堪的纳维亚半岛、意大利、西班牙和俄罗斯，以及工业化程度还稍微高一点的法国，它们的现代化进程则要慢得多，在相当长的时间里保持了农耕国家和以乡村人口占主流的面貌。

这些患有花粉症的精英们中间可能发生了一件没有生物学先例的事件：人类进化过程中一直携带着的某些微生物或寄生虫，第一次被清出了人体。人类的身体恐怕永远不会像以前那样运作了。

第三章

自身免疫性疾病的孤岛

除非按照进化论来理解，否则生物学全无意义。

——狄奥多西·杜布赞斯基*

一年春天，狂风大作，我正在撒丁岛一个由黑色火山石搭造的摇摇欲坠的青铜时代锥形塔楼里流连。一位名叫斯特凡诺·索特朱（Stefano Sotgiu）的神经学家与我同行。他向我解释这个笼罩在我们头顶的神秘建筑物的结构。这种建筑被称为“努拉盖”（nuraghe）；在罗马人把拉丁语传播到撒丁岛以前，这个词的词根“努”（nur）可以粗略理解为“中空的”或者“石头堆砌的”。大约有7000个这样

* 狄奥多西·杜布赞斯基（Theodosius Dobzhansky，1900—1975）：出生在俄罗斯的美国遗传学家和进化生物学家，著有《遗传学和物种起源》。文中引用的话来自于他晚年的一篇文章，也是他主张进化论观点的体现。——译注

的“努拉盖”星星点点地点缀在撒丁岛各处，它们非常古老——罗马人两千年前来到这里时，这些庞然大物就已经矗立了将近一千五百年了。事实上，“努拉盖”有着重要的文化参考意义。索特朱解释说，基督徒以耶稣的诞生作为其纪元的开始，撒丁岛人将历史分成前“努拉盖”时代和后“努拉盖”时代——比以耶稣诞生纪元要早上两千年。

没人知道这些建筑的具体功用，有些人甚至异想天开地认为这些塔楼是为了帮助人们逃离岛上无处不在的蚊子。不过实话说，这种吸血昆虫在撒丁岛居民的心目中还是十分有分量的；在撒丁岛首府卡利亚里（Cagliari），相当于圣母玛利亚的是博纳里亚（Bonaria）圣母——或者“好空气”（good air）；其反义词是 Malaria，意为疟疾或瘴气，这个词是从拉丁语中的“坏空气”一词生发出来的。不过现在，考古学家更倾向于将这些塔楼作为一种身份的象征，即现今摩天大楼的青铜时代版本。

对于索特朱和我来说，“努拉盖”为我们的这次交谈提供了一个现成的比喻。撒丁岛人不知为何拥有世界上最高的自身免疫性疾病患病率——这正是我来到这个小岛的原因。与亚平宁半岛以及附近岛屿如科西嘉岛以北和西西里岛东南生活的意大利人相比，撒丁岛人患有多发性硬化症的可能性要高出一倍甚至两倍之多。而且他们患有 I 型糖尿病的概率紧跟在芬兰人后排名世界第二。

为什么？

比较可靠的解释是基因问题。不过索特朱将“坏基因”假说更推进了一步。他想知道为什么会发生这些“自身免疫”基因变异——它们的目的是什么？——而且为什么这些基因在撒丁岛人身上如此常见？

他没有必要深入久远的过去来寻找答案。就在六十年前，疟疾还在岛上肆虐。他的父母、叔叔和阿姨都经受过这种疾病的折磨并幸存下来，他的祖父母亦是如此。直到20世纪中叶，疟疾一直都是撒丁岛人从小到大必须经历的一部分，而这种状况已经持续了数千年。那些能够抵抗寄生虫的人幸存了下来，没有能够战胜病魔的人则只能死去。抵抗疟疾的基因变异型在撒丁岛人的体内得到了强化。这些保护基因定义了撒丁岛人的基因组，正如岛上随处可见的神秘的“努拉盖”定义了撒丁岛的地表特征一样。索特朱认为，这些相同的变异型同时还导致撒丁岛人罹患自身免疫性疾病的可能性变高了。这些基因可以有效抵抗疟疾，但是其代价就是增加患多发性硬化症的概率。

我跟着索特朱走上了一条粗糙蜿蜒的石阶。最终我们来到18米高的塔顶，一览众山小。春风吹过草原，草地在我们脚下一直延伸到最远处的平顶山丘。草地上还纵横交错着许多20世纪30年代墨索里尼下令挖掘的壕沟。它们的作用是一劳永逸地把滋生疟疾的沼泽排干。与欧洲大陆的老式房子如出一辙的锥形茅草屋顶小房子三三两两地浮现在高草丛中。索特朱告诉我，这些房子现在大多用来养羊。曾几何时，这些房子里都住着人家。一群鸟在与我们视线平齐的空中乘着西北风翱翔，在意大利和撒丁岛，西北风有着自己的名字——米斯特拉尔风。

索特朱有着一头浅棕色的头发和修剪过的山羊胡，显得轻松愉快。在我们流连于这片平原时，他字斟句酌地和我讲着英语，向我阐明了他家乡的种种“之最”。撒丁岛上羊群众多，羊和人比例将近2∶1。该岛也是全欧洲人口最为稀少的地区。岛上出生率为全意大利最低，也是欧洲最低的地区之一。失业率很高。年轻一代通常会离开撒丁岛，到西班牙和亚平宁半岛意大利等地的撒丁岛人社区生活。撒丁岛也以长寿著称，有许多百岁老人。

外面的人说起撒丁岛的时候，总会把这里说成是一潭死水，索特朱解释为，由一群粗野的农民和牧羊人组成的排外的岛屿。（我后来了解到，知名美国动画《辛普森一家》被翻译成意大利语时，剧中的苏格兰裔园丁威利的配音就是一口撒丁岛口音。）在岛民和外人之间，不信任的感觉是相互的。“我们对外来者持怀疑态度。”索特朱这样说。三千年来，一波又一波的统治者跨海而来。而撒丁岛人的对策就是向内撤到岛的更深处。索特朱认为，“这可能就是我们没有被任何入侵所改变的原因之一”。这种孤立，不论是描摹其作为海岛本身的现实状况，还是引申的意义，都一定程度上解释了撒丁岛人基因组的独特性，以及他们应对自身免疫性疾病如此脆弱的原因。

今天，每430名撒丁岛人中就有一人患有多发性硬化症，这是一种中枢神经系统的退行性疾病，随着病情发展，人会逐渐丧失肢体的移动能力和视力，最终无法自主呼吸。（这是官方数据，索特朱向我表示实际数据要更高。）每270名撒丁岛人中就有一人患有Ⅰ型糖尿病，这是一种由免疫系统攻击人体产生胰岛素的器官胰脏而引起的疾病。

并不是一直以来都如此。在撒丁岛，自身免疫性疾病有一个明显的“元年”。就在20世纪50年代，当地消灭疟疾之后，免疫介导疾病的患病人数才开始急剧增加。索特朱认为这一时间点并非偶然。疟疾有可能选择了易发生自身免疫性疾病的基因。但是感染携带疟疾的恶性疟原虫可能反过来抑制了它促成的这些基因的阴暗面。在这方面，索特朱的假设已经与大多数遗传学文献的观点背道而驰。他怀疑，已经具有高度专精化变异的撒丁岛人免疫系统，只能在其所针对的入侵者出现时才能正常发挥作用。撒丁岛人需要与他们的老对手疟疾进行接触，而这正是为了扼制体内潜伏的恶魔。

采伐灌溉下的荒芜

间日疟原虫、卵形疟原虫、三日疟原虫和恶性疟原虫是可以导致人类感染疟疾的四大罪魁祸首（其实还有第五种，诺氏疟原虫也能感染人类，不过主要还是寄生于猕猴）。这四种疟原虫当中，恶性疟原虫是迄今为止最为致命的。雌性蚊子携带这种寄生虫并且在吸血的时候传播给人。如果一只雌性蚊子刚刚叮咬过疟疾感染者就又叮咬了第二个人的话，它就会把含有疟原虫的唾液注入这第二位受害者的体内。这些寄生虫一路前进到肝脏，然后开始自我复制。复制出的第二代疟原虫会分散到血液系统中，寻找供它们入侵的红细胞。一旦进入红细胞内部，它们会再次开始复制——分裂四次，从 1 个变成 16 个——然后破壳而出，留下干瘪的红细胞外壳。感染疟疾的症状包括交替的发冷和发热，有时还伴有干咳。而最糟糕的情况——这种情形在儿童中尤其常见——恶性疟原虫可以引发脑型疟疾。被疟原虫寄生的红细胞粘连在体内的毛细血管中，引起痉挛、昏迷、脑损伤甚至死亡。

大约在一万年的时间里，恶性疟原虫不断撕扯和锤炼着生活在疟疾带中的人类的基因，这条狭长的地带从热带非洲到亚热带的地中海沿岸，穿过黎凡特的河谷，横贯南亚次大陆，一直延伸到巴布亚新几内亚。贸易为这种寄生虫的大范围传播推波助澜。到了 14 世纪，杰弗里·乔叟（Geoffrey Chaucer）在其《坎特伯雷故事集》中曾用英语中的“ague”这个单词来称谓疟疾，这种疾病已经将其恐怖的魔掌延伸到了狭长地带更北边的英伦三岛。

在 2000 年前后，恶性疟原虫每年感染 3.5 亿～5 亿人之多。其中一百万人死于这种疾病，相当于美国达拉斯市的总人口（发病率和死亡率已经下降了约三分之一）。死者中大部分都是生活在撒哈拉以南非洲的 5 岁及以下的儿童。可能这里的疟疾死亡率一直都是这么高。恶性疟原虫造成的死亡，特别是针对尚未能将其基因传给下一代的儿童的死亡，可能是人类历史上任何单一病原体对人类基因造成的最大的选择性压力了。目前科学家们所能给出的最接近合理的解释，即人类在对抗恶性疟原虫时选择了这样一种乍看之下违反直觉的匪夷所思的抵御方式。

1949年，英国科学家约翰·霍尔丹（John Haldane）阐释了我们对寄生虫的适应性是如何的笨拙。他认为，为了从疟疾中幸存下来，地中海地区的人类发展出了一些看似自我伤害的特性。证据之一是一种罕见的贫血，我们称之为地中海贫血（Thalassemia，单词中的“thalassa”就是希腊语中的“大海”。会患上这种疾病的人大多来自沿海地区）。霍尔丹认为这种贫血对恶性疟原虫形成了有益适应的结果。

人体的红细胞使用一种被称为血红蛋白的复合分子在体内运输氧气。恶性疟原虫入侵红细胞时，会吞噬血红蛋白。导致地中海贫血的基因同时也会导致血红蛋白对于疟原虫来说变得不那么可口。然而，改变人体内重要分子的设计，不可避免地会带来一些后果。胎儿会从父母那里分别获得一套完整的基因拷贝（用以区分性别的X染色体和Y染色体除外）。因此，虽然带有一种地中海贫血的基因变异型就可以保护胎儿不被脑型疟疾感染，但拥有地中海贫血的两套基因信息则能造成贫血和夭折。

如此一来，各带有一个地中海贫血基因的父母生下的孩子中，两个会和他们自己一样——天生带有一个可以保护他们免受脑型疟疾之苦的基因。很不错。一个孩子没有这种基因保护。不太好，不过可以接受。还有一个孩子会带有两个地中海贫血基因。这个孩子会患有先天性贫血，很可能年纪轻轻就夭折了。太可怕了。然而在自然选择的计算中，四个孩子里能有两个孩子先天具有抗病优势，一个孩子自求多福，第四个生来患病，但在对抗疟疾时仍然占有优势，75%优势予以保留。就这样，地中海贫血基因保留了下来。

1954年，一名在东非研究疟疾的科学家A.C.艾利逊（A. C. Allison）经由另一个不同特征得出了与约翰·霍尔丹相同的结论，他将这个特征称为“镰状细胞”。带有这种基因的人，体内的红细胞呈新月形。与地中海贫血基因一样，拥有一个该基因就可以保护携带者避免感染脑型疟疾。不过如果携带两份这样的基因同样会导致贫血和夭折。

从更广的角度来看，这些防御手段的确十分狼狈。不过这正是霍尔丹的观点：进化途中，优雅于生存无益。“与疾病尤其是传染性疾病的斗争，是进化的重要动力之一，”他写道，“哪怕其中一些斗争导致的结果与我们一般所见的求生观点迥然不同。”

霍尔丹的疟疾理论在撒丁岛上得到了证实。20世纪50～60年代，科学家发现撒丁岛人带有地中海贫血基因变异型的概率与其所处海拔成正比。

一个撒丁岛人居住的海拔越高——高海拔地区疟疾发病率较低——他携带地中海贫血基因的概率就越小。比如，在高海拔的托纳拉（Tonara），5%的人口携带地中海贫血-β基因。但是，位于岛上西北低洼平原处的萨萨里（Sassari）则有25%的居民携带这种基因。这两个数据分别与疟疾的历史流行率相吻合。（索特朱带有地中海贫血基因，他的妻子也是，这意味着他们要在怀孕期间进行遗传检测，以确保他们的孩子不会患有先天性贫血。幸运的是，他们的孩子没有携带双份基因。）

然而，高海拔这一事实并不能让撒丁岛人广泛受益。我在5月末登岛的时候就已注意到，与邻近的西西里岛和科西嘉岛相比，撒丁岛的地势是较为平坦的。从空中俯瞰，科西嘉岛上白雪皑皑的山峰与撒丁岛满眼茂密的植被大相径庭。撒丁岛的大部分地方都不超过海拔600米。换句话说，恶性疟原虫感染撒丁岛内居民的历史可能长达数千年。感染疟疾的普遍性对于索特朱的假说至关重要。

地中海贫血是从特定的基因变异中出现的，然而自身免疫性疾病往往更具遗传复杂性。它们需要一系列的基因才能发生。虽然科学家们已经检测出一些可能导致自身免疫性疾病的基因变异，但是许多携带这些基因变异的人并没有罹患自身免疫性疾病，而很多没有这种基因变异的人反倒患病了。换句话来说，与地中海贫血或镰状细胞性贫血不同，对于自身免疫，基因并不是决定命运的唯一因素，环境因素同样起着很大作用。过去半个世纪以来撒丁岛的环境发生了什么变化？这个问题将我们带到了索特朱想法的核心所在。大约六十年前，疟疾从撒丁岛上消失。他认为，过去撒丁岛人体内帮助抵抗恶性疟原虫的基因，只有在没有疟疾的现代环境中，才会引起自身免疫性疾病。

人类与疟疾的撒丁岛历史

二百六十万年前，我们的能人（Homo habilis）祖先在非洲刚刚掌握制作石头工具，地球迎来了一连串的冰河时期。地质学家将这个时代统一称为更新世（Pleistocene）。每当冰川从极地向赤道蔓延，全球海平面会普遍下降 122 米左右。在这些时期，撒丁岛和科西嘉岛连成了一个大陆块。而此时科西嘉岛与意大利本土之间的海域很可能不过 9.6 公里。

在这种情况下，人类，很可能是尼安德特人，早在现代智人离开非洲之前就已经定居在了撒丁岛，大概时间可能是十七万年前，距今两个冰河期。与此同时，我们今天称为线粒体夏娃*的智人女性出

* 线粒体夏娃（Mitochondrial Eve）指的是现存人类最近的母系共同祖先，简单说就是由现存人类不间断地向上追溯其亲生母亲一方，到达的距离我们最近的那唯一一位女性。——译注

现在了非洲——今天每个人体内都带有她的线粒体 DNA——我们都是她的子嗣。可能在两万年前，最迟不过一万三千年前，当现代人类到达撒丁岛的时候，曾经游荡在这个岛屿上的侏儒河马、大象和猪都已因过度捕猎而消失，与它们一起消失的，还有那些曾经追猎它们的原始人猎手。新来者发现了一片贝类丰富、满是鹿和现今已经灭绝的巨型野兔的土地。海平面逐渐升高，淹没了返回科西嘉岛和大陆的陆桥，将这些开拓者隔离在了地中海中央。这些石器时代的先驱者在以后将为我们提供为对抗疟疾而产生的原始遗传物质。但首先，他们会在这里享受数千年没有疟疾的繁华。

恶性疟原虫感染人类的历史并不算长。不论寄生虫出现在什么地方，人类都会针对性地发展出不同的抵抗方式。世界上各种各样的防御手段表明，恶性疟原虫是从智人离开非洲以后才开始感染人类的。这是因为，如果我们在离开非洲家园之前就被疟原虫感染的话，我们的体内就都会带有类似的防御措施了，而不是像现在这么千姿百态。

其他间接证据也证明了人类接触到恶性疟原虫确实是比较后来的事。在最近一个冰河时期，携带有恶性疟原虫的人适应了撒哈拉以南非洲地区十分活跃的蚊子，这可能说明，疟疾找上人类可能是在气候比较适合蚊子的后冰河时期，而且当时人类已经开始农耕，生存空间更为拥挤，适合疾病传播。

不仅如此，寄生虫本身的 DNA 中也有线索。

几十年前，正如人们坚持认为寄生虫应归咎于我们长期以来驯养家畜的习惯，科学家也把鸡当作恶性疟原虫的源头。但是遗传分析显示，黑猩猩拥有与人适应恶性疟原虫更为密切相关的疟原虫种类。所以目前看来，我们所知道的人类与恶性疟原虫的故事是这样的：在过去一万年间的某个时候，中非地区有一只蚊子，在刚叮咬过感染了疟疾的黑猩猩之后发现了附近的某位人类祖先，并且也“吻”了他 / 她一下。就在那一刻，“疟疾夏娃”开始了在智人身上的殖民。没用多久，这种可恶的寄生虫就顺着人山人海蔓延到了中东和以外的其他地区。

恶性疟原虫具体是何时到达撒丁岛的，已经无从得知。我们只知道这些寄生虫到达地中海东部地区的时间应该要早于它们出现在地中海西部的时间。五千年前的埃及文献就提到过一种随着尼罗河洪水每年到来的流行病。而最早的直接证据，是采集自一个四千年木乃伊身上的疟原虫 DNA。但是，为了对抗疟疾而引起的贫血（如地中海贫血），在古希腊和安纳托利亚都十分普遍，这就表明人类与疟原虫共存的时间要比四千年长得多。科学家从以色列海岸的一个八千一百年前就存在、现如今已经淹没海底的村庄出土的一块残缺头骨中发现了地中海贫血的迹象。而在青铜时代，经常沿着地中海东部海岸线进行贸易和抢劫的撒丁岛人，很有可能就遭遇了疟原虫，并将其带回了自己的家乡。

尽管有着充分的证据表明撒丁岛人可能与疟疾早有接触，但历史学家还是惯常认为两千六百年前的迦太基人才是把恶性疟原虫从北非带入撒丁岛的罪魁祸首。疟原虫抵达这个岛屿后，很快就发现这里对它们来说着实是一片乐土，沼泽遍布的地理环境提供了大量的死水，从而为蚊子的繁盛提供了有力保障。更妙的是，撒丁岛人和其他地中海沿岸的居民一样，将自己的城市布置成蚊子梦寐以求的环境。他们砍伐树木，建造牧场，增加了有日照的水渠数量。至少自罗马时代开始，这个岛屿便有了瘟疫之地的名声。

在随后的几个世纪，随着外国势力不断跨海而来，在撒丁岛沿海区域殖民和统治，一边诅咒当地的疟疾，一边思念故土，撒丁岛人自发地退向岛内深处。不同于多山而且疟疾疫情相对较少的西西里岛——那里的原住民与腓尼基人、希腊人、罗马人、汪达尔人、阿拉伯人以及诺曼十字军等一波又一波的移民者不断融合——撒丁岛人的基因组从未真正吸收过来自外来者的新鲜血液。

比较遗传研究发现，撒丁岛人很早就从欧洲人的谱系中分离出来，并一直保持独立。相较于撒丁岛人，欧洲大陆人与伊朗人和萨切尼人的关系更为密切。虽然在一些沿海城镇如加泰罗尼亚的小城阿尔盖罗，科学家们可以找到一些外部遗传基因流入的痕迹，但总的来说，无论疟疾如何不间断且无情地洗刷着撒丁岛人的基因，它们也从未稀释过。

转眼，我们就来到了现代。

欢迎来到 20 世纪：撒丁岛大扫除

不同于大部分西欧地区，撒丁岛的流行病学转变不是发生在 19 世纪，而是在 20 世纪，甚至也不是循序渐进地发生，而是突如其来。20 世纪 40 年代，已经在数十年前率先在美国铲除钩虫的洛克菲勒基金会派人来到了撒丁岛，或骑行或乘骡子前往岛内各处。这些人随身携带了大量杀虫剂，在沼泽、水坑和他们遇到的任何静止水体上大量喷洒。

基金会的行动成果斐然。1947 年，撒丁岛当局公布的数据显示，岛内 120 万人中有将近 4 万个疟疾病例。仅仅三年之后，新病例数量下降为 0。数千年来给岛上的人们带来无数病痛和死亡的疟原虫，就在这短短几年里从撒丁岛上消失了。然而，大约十年之后，多发性硬化症的发病率开始逐步攀升。

一般来说，世界各地的多发性硬化症发病率以赤道为轴，南北向梯度增加，越靠近极点，发病率越高，反之越靠近赤道，发病率越低。相比于高纬度高发病率的斯堪的纳维亚半岛或苏格兰地区，撒丁岛所处的位置理论上来说处于发病率较低的区域。所以当撒丁岛的科学家们首次注意到在20世纪七八十年代多发性硬化症发病率呈上升趋势，且60年代出生的撒丁岛人发病率要比他们的父母和祖父母更高时，他们甚至怀疑这种增长其实是不准确的。他们认为这种上升趋势可能是医学诊断改善所造成的一种假象，或者是因为多发性硬化症患者生存率上升而导致数据升高。

随着比较研究的深入，这种怀疑逐渐消失。意大利本土的费拉拉省，每年的病例人数是十分稳定的每10万人中2例发病。而撒丁岛的数据显然在加速。20世纪70年代末到90年代初，发病率从每年每10万人2例发病翻了一倍，达到每10万人中有5例。到了90年代末，这个数据已经达到每年每10万人6.8例。

也就是在20世纪90年代中期，一篇论文启发了索特朱，让他注意到疟疾对人类基因组可能产生的矛盾影响。这篇论文证明了非洲人的某些变异是由疟疾引起的。一种变异降低了罹患脑型疟疾的风险，但是会增加患有贫血的概率。另一种变异会增加贫血的概率，但可以降低脑型疟疾的患病概率。这些基因是怎么运作的？它们上调（或下调）了一种称为肿瘤坏死因子α（TNFα）的炎性信号分子的生成。过量的肿瘤坏死因子α可以让你快速击退寄生虫，但同时也增加了发生并发症的可能性。另一方面，较少的肿瘤坏死因子α在较长的时间内扩散——第二个变异——可以使你避开脑型疟疾，但是增加了你患贫血的概率。这场战争中，不论怎样，胜利者都不是你。

高肿瘤坏死因子α同样也是患有自身免疫性疾病的明显特征。事实上，通常用于治疗炎症疾病的药物，如类克（Remicade）和修美乐（Humira）会阻断这种信号分子。索特朱认为，撒丁岛上长年肆虐的疟疾可能让这里的人们进化出了提高肿瘤坏死因子α的基因，结果导致增加了自己患自身免疫性疾病的风险。他在撒丁岛人的基因组中寻找证据以支持自己的猜测。没过多久，证据就浮出水面。

我们把白细胞表达的受体称为人类白细胞抗原（HLA）。这些白细胞利用这些受体告诉其他免疫细胞，现在有一些不愉快的事情正在发生，并向它们展示入侵者的样貌，你可以把这种受体想象成一个分子钩爪，将入侵者的碎片呈现给其他细胞看。

2001年，遗传学家发现在撒丁岛上，人们因人类白细胞抗原而引起多发性硬化的案例比世界上其他任何一个地方都多。这也是索特朱的假设中至关重要的部分，即在过去撒丁岛是疟疾最严重的地区，所以这些基因变异的发生频率自然也最高。如果疟疾在撒丁岛居民的基因组上留下了什么痕迹，那么很显然，这就是了。

然而，索特朱在撒丁岛周围地区并没有发现这种增加肿瘤坏死因子α的基因变异。而整个撒丁岛无论是海拔如何或感染疟疾的概率高低，人们都携带着这种可以增加肿瘤坏死因子α的基因变异。这种变异让撒丁岛人在整个地中海区域变得如此与众不同——举个例子，西西里岛上的人携带这种变异的比例只有撒丁岛的十分之一。看起来，撒丁岛人天生就有着较强的炎症反应。

我们的问题是，当面对疟原虫时，以上这些天生促炎的特性是否对撒丁岛人有好处呢？为此，索特朱做了个实验。他将恶性疟原虫与撒丁岛多发性硬化患者——同时携带增加自身免疫性疾病风险的HLA基因变异型和升高高肿瘤坏死因子α水平的基因变异型——的白细胞混合到了一起。然后，他将健康撒丁岛人的白细胞与意大利本土多发性硬化患者的白细胞作为对照组。所有组都对细菌产物发生了类似的炎症反应。（需要说明的是，疟原虫不是细菌，而是原生动物——它们是动物的远亲。）但是，与两个对照组相比，撒丁岛多发性硬化患者的白细胞拥有摧毁寄生虫的本领。这些白细胞在控制疟原虫方面比另外两个对照组强出三分之一。“免疫记忆是遗传性的。”索特朱说。

其他的观测也暗示了撒丁岛人自然地加强了自身的免疫防御。与西西里人相比，撒丁岛人血液中循环的壳三糖苷酶（Chitotriosidase）的含量要多出一倍。酶的水平高意味着更高的防御能力，但同时患多发性硬化症和中风的风险也相应增加。这其中比较重要的一点是，大量的壳三糖苷酶并不是在哪里都会增加患多发性硬化的风险。撒丁岛人体内的酶的量是西西里人的两倍，而撒哈拉以南的非洲人体内的酶数量比撒丁岛人还要高出40%，但他们却几乎没有人患有多发性硬化症。这其中的差异究竟发生在哪里呢？

在非洲，这些免疫防御机制在感染的情况下才会启动。而在撒丁岛，在没有感染的情况下，这些防御机制仍然保持活跃，这是几千年来撒丁岛人与疟疾做斗争的遗传后果。当免疫系统没有了对手，曾经的优势就转化为劣势。

事实上，不论疟疾预防自身免疫性疾病的观察还是其逻辑上得出的结论——有意感染可能会防止自身免疫性疾病——都出现有一段时间了。

靠不住的病原体依赖

20世纪60年代中期，英国科学家布莱恩·格林伍德（Brian Greenwood）来到尼日利亚的伊巴丹（Ibadan）。他希望能在这里获得在传染性环境中工作的经验，因为彼时传染性环境在西欧已经十分罕见了。在英国的时候，他曾与类风湿性关节炎（一种关节自身免疫性疾病）患者一起工作过。他很快发现，在尼日利亚很少有人患这种疾病。于是他开始着手调查这种情况的原因。在当地医院保存的过去十年的10万个病例中，他发现了104例自身免疫性疾病的诊断。这个比例只有英格兰和威尔士医院中自身免疫性疾病病例的六分之一。为了排除诊断能力有限造成明显差异的可能性，他走访了近六百名尼日利亚村民，仅发现两例轻度自身免疫性关节炎病例。

格林伍德很清楚遗传学不能解释这种差异。很多带有西非黑人血统的非裔美国人比美国白人更容易患上全身性红斑狼疮，这也是一种自身免疫性疾病。那么西非的环境和北美洲有什么区别呢？最明显的一点就是，包含恶性疟原虫在内的寄生虫感染，在尼日利亚乃至整个西非要更为多见。

于是，格林伍德根据观察写成了一份报告，这份报告在三十年后与索特朱的假说不谋而合：患有疟疾的非洲人体内有针对疟原虫的抗体；并且他们也带有很多被称为类风湿因子的抗体，与人体组织相结合。根据英国的数据，类风湿因子水平与类风湿性关节炎和狼疮等自身免疫性疾病的患病风险成正比。然而在非洲，类风湿因子与疟疾感染直接相关。这种因子有助于抵御疟原虫。格林伍德的见解是，在某一环境下协助抵抗入侵者的免疫倾向在另一种环境下会引起自身免疫性疾病。那么，如果我们重新引入感染，是不是就能阻止自身免疫性疾病的发展呢？

回到英国之后，格林伍德开始在老鼠身上试验自己的想法。他使用啮齿动物适应的伯氏疟原虫去感染易发类风湿性关节炎的实验鼠。然后这些老鼠身上的类风湿性关节炎症状就减轻了。对于自发性狼疮，这种方法也同样有效。狼疮是一种破坏性的全身疾病，失控的免疫系统会攻击身体的许多脏器，从皮肤到肺甚至是肾脏。感染伯氏疟原虫的老鼠，其狼疮症状得到了缓解。

能够缓解病痛当然是好事，不过我们不禁要问：这是怎么发生的？是什么机制导致了这些结果？现在科学家们知道是疟疾压制了免疫系统，不过这些实验发生在几十年前，当时我们对免疫功能还没有现在这么细致的了解，基因时代也还没有到来。当时人们找不到一个简单的方法来解释——或者利用它们。因此，格林伍德转向其他项目，并最终成为疟疾研究领域一名受人尊敬的科学家。

不过，从格林伍德的测试到现在的几十年间，科学家们仍然持续关注着这个现象，即撒哈拉以南非洲地区相对其他地区自身免疫性疾病患病率较低，而这些地方寄生虫感染却无处不在，尤其是疟疾。最终，英国研究人员杰夫·布彻（Geoff Butcher）再一次把目光投向了这种奇怪的对应关系。他认为，在发达环境中，疟疾选择了易患狼疮的基因，所以非裔美国人在美国更易患这种自身免疫性疾病，因为那里没有疟疾。相对的，在非洲那些有着同样基因的非洲人却可以依靠这种基因抵抗疟疾，同时也不会患上自身免疫性疾病。

在21世纪初，科学家们开始了新一轮的测试。可增加狼疮患病风险的基因名为Sle3，携带这种基因的老鼠确实对试验接种的肺炎有着显著的抵抗力，对败血症也是如此。这种“自身免疫”基因有助于抵抗微生物的入侵。

那么在人类身上又是怎样一种情况呢？对于在历史上饱受疟疾困扰的人群来说，一些“自身免疫”基因确实增加了。易患狼疮的变异在撒哈拉以南非洲和东南亚人群中出现的频率要比其他地方高，而那几个地区就是我们所知的“疟疾带”。携带这种基因的两个拷贝的东非人患脑型疟疾的概率是没有携带拷贝的人的一半。在相对干净的香港，同时携带两份拷贝的人患狼疮的风险则增加了70%。这个基因是如何运作的呢？剑桥大学的一个研究小组发现，这种基因变异型使一些白细胞变得更具攻击性，根本上来说就是失去了停止应对的功能，并使得携带这种基因的老鼠非常擅长对付疟原虫。

重点在于，易发自身免疫性疾病的倾向并非是为了引起自身免疫性疾病，而是发展出了一种防御性。更重要的是，在这些变异参与处理的感染环境下，科学家们反复观测到自身免疫性疾病的出现频率要低很多。这一点有助于解释另一个谜团：为什么使人易患自身免疫性疾病的基因在我们最近的进化过程中变得越来越普遍。

自身免疫性疾病是免疫系统无事生非吗？

关于随着年龄增大而出现的疾病如心脏病或老年性痴呆，人们总会说，过去没有这种病是因为那时人们的寿命短，不足以发展出这种疾病。还会说，这些疾病都发生在生命的晚期，是自然选择的结果，老年退行性疾病的发生是随机的。

然而，对于自身免疫性疾病来说，这个说法就站不住脚了。因为自身免疫性疾病通常在人的青年或幼年阶段发病。即使它们不会直接杀死患者，也会让他们在健康方面付出高昂的代价。在某些情况下，即使轻微的症状也可能产生重大的影响。比如我时不时就会想，如果我生活在两万年前，因为全身性脱发而导致没有眉毛会怎样影响我的生存能力？狩猎中的我锁定了一头鹿，就在我要动手之前——噗嗤！——一个小虫子飞进我的眼睛。结果鹿跑了，我空手而归，然后家族饥荒，繁殖力下降，基因无法传播下去，真糟糕啊。（以上情景再现还完全没有考虑我的运动性哮喘。如果算上这个，我最好瞄得非常准，因为如果不能一击毙命，我根本没有能力追赶一只受伤的鹿。）

对于生存来说，任何东西都很重要，哪怕是几根眼睫毛。如果有足够长的时间，自然选择一定会修剪人类的基因组，去除基因组里那些会导致免疫功能失调的错误基因。然而现实是残酷的，过去三万年以来，易患 I 型糖尿病、克罗恩病、牛皮癣、狼疮和乳糜泻的基因表达反而越来越多。这使得自身免疫性疾病尤其值得我们注意。

人口遗传学家路易斯·巴雷罗（Luis Barreiro）和路易斯·昆塔

纳－莫西（Lluís Quintana-Murci）认为，旧石器时代晚期人口密度的上升是自身免疫性疾病相关的变异基因增多的主要原因。更后来，从动物身上传染过来的新型恶性疾病也加剧了自然选择压力。换句话说，人口密度越大，引发疫情的因素越多，对这些基因的发展就越有利。也许是从种族延续的角度来说，加强免疫防御的重要性超过了自身免疫性疾病的成本。又或者，如上面的研究表明的那样，这些基因在过去的环境中并不会造成过多的自身免疫性疾病。

乳糜泻是由小麦、燕麦和其他谷物中的蛋白质引发的一种炎症性肠病，我们可以借由这个自身免疫性疾病进行一场思维实验来验证我们上面的假设。在与乳糜泻有关的九个基因变体中，自从人类开始农耕以后，自然选择已经主动从中挑选出了四个变体。这让人感到十分矛盾：为什么在我们以谷物为主食之后，这些易患乳糜泻的基因会变得越来越普遍？原因之一可能是由于过去这些基因并不会引起与乳糜泻程度相当的疾病。即使在六十年前，乳糜泻的确诊案例都十分罕见。

I 型糖尿病是一个更加鲜明的研究样本。在一项分析中，80 种基因变异与这种疾病相关，其中 58 种变异是在最近一千年才变得更加多见。自身免疫性的糖尿病通常发生在儿童时期，在 20 世纪 20 年代科学家发明胰岛素注射剂之前，这种疾病经常是致命的。没有繁殖就夭折，没有什么比这个更强烈的负面自然选择压力了。因此，单从自然选择压力的角度来看，如果这些基因总是像现在这样造成 I 型糖尿病的话，那么按理来说它们将很快从人类基因组中消失。可事实是它们非但没有消失，反而变得更加普遍。这些基因在继续传播。所以，我们可以推断，在过去的环境中，这些基因并不会对人产生自身免疫性疾病一般的影响。

正如我们看到的，科学家已经很好地认识到这些基因变异是如何加强我们的免疫力的。狼疮患者可以十分轻松地应对疟疾感染。显然，撒丁岛人也是如此。那么Ⅰ型糖尿病呢？携带与这种疾病相关免疫基因的芬兰儿童也有类似的天赋——不是为了抵抗疟疾，而是为了防御通过肠道入侵的微生物，比如柯萨奇病毒和脊髓灰质炎病毒。而在实验室中，患有Ⅰ型糖尿病的实验鼠可以轻松抵御导致肺结核的细菌，如结核分枝杆菌（Mycobacterium tuberculosis）的感染。（与狼疮易感老鼠感染疟疾的情况类似，让这些易感Ⅰ型糖尿病的实验鼠感染分枝杆菌可以防止它们患上自身免疫性疾病。）

导致现代Ⅰ型糖尿病的遗传倾向在过去有可能帮助人们轻易抵抗细胞内入侵物。更进一步说，以上的种种观察都表明，自身免疫性疾病的基因不是随机突变产生的。它们不是不幸的产物。它们是一个非常特殊的遗传工具包的一部分，用来帮助我们在一个越来越肮脏的世界中生存。

那么我们为什么不能进一步提高我们的免疫反应呢？事实证明，作为哺乳动物我们能够在多大程度上提高免疫力是有上限的。让我们以苏格兰西北海岸的圣基尔达群岛（St. Kilda）上的野生绵羊作为例子。过去几十年来，科学家们一直密切关注一个500只羊组成的羊群，它们生活在这个群岛的其中一个岛屿上。近来，他们以十年为跨度研究了这些羊的血液样本，特别研究了血液中的自反应抗体——这种抗体水平是反映现代“驯化了的”人类是否患自身免疫性疾病的一个预测指标。然后，他们将测得的抗体水平与这群动物的繁殖成功率进行了比较。

研究人员发现，这些自反应抗体在野外赋予了羊群明显的优势。在最恶劣的冬季，一半以上的羊都会死亡。但是具有更高自反应抗体水平的羊在恶劣条件和高寄生虫负荷的情况下可以更好地存活。这是自身免疫倾向具有优势的一个直接证据。然而，虽然这些羊没有明显的自身免疫性疾病，却有一个明显的缺点：具有这种“自身免疫”趋势的羊后代较少。也就是说，高免疫防御力也有其昂贵的代价——缺少后代。

莱顿大学研究老化的科学家鲁迪·韦斯滕多普（Rudi Westendorp）向我解释了这种情况的成因。哺乳动物，特别是像人类这样孕育期较长的物种，有一条一般性规律左右着我们的生育：一个个体的免疫系统越活跃，促炎倾向越明显，生殖活动受到的影响就越大。胎儿本质上是一个寄生于母体的外来有机体。母亲的免疫系统在孕期必须能够保持平衡，既能保留足够的火力打击病原体，又不至于过度活跃损伤孕育中的胎儿。因此，哺乳动物免疫系统的活跃程度有一个上限，一旦超过阈值，免疫敏度就会影响到生殖活动的成功率。

韦斯滕多普说："当你进入这种促炎模式时，要知道这种模式是有适合度代价的。而选择的结果会此消彼长。"

现在想象一下我们把苏格兰这边的羊群迁移到伦敦一个没有寄生虫的公寓里，让它们过上清洁、饱食、沙发土豆一般的现代生活。离开了感染源，没有了免疫激活，我敢打赌这些长寿的绵羊会患上自身免疫性疾病。为什么？因为感染会以其特定的方式与免疫系统发生互动。它们会诱导我在第一章中提到的抑制细胞。

放过了寄生虫的细胞：叛徒还是救星？

伦敦卫生与热带医学院的免疫学家埃莉诺·赖利（Eleanor Riley）研究的是撒哈拉以南非洲地区对疟疾的免疫反应。她发现，与其他慢性寄生虫感染一样，长期感染恶性疟原虫会引起强烈的调节性 T 细胞应答反应。疟疾在非洲农村流行，那里的人们往往有更多的循环调节性 T 细胞。然而，在疟疾不那么普遍的城市中，T 细胞水平就没这么高。

科学家们还在争论这样是好是坏。反对阵营的人指出，调节性 T 细胞水平与寄生虫负荷成正比。他们认为，这就等于寄生虫在人体内获得了无限通行权。而且现实世界的证据表明，限制调节性 T 细胞有助于抵抗疟疾。比如在西非布基纳法索（Burkina Faso）的富拉尼人*，意大利科学家发现他们对疟疾的抵抗力非常强。然而，这种疟疾抵抗力并非镰状细胞基因在发生作用。相反，他们当中很多人都带有与自身免疫性疾病相关的人类白细胞抗原的基因变异型。他们的调节性 T 细胞还带有一种遗传缺陷。他们的抑制细胞能力不足。因此，即使是跟离他们很近的莫西人等族群相比，富拉尼人的炎症反应也异常激烈。他们消灭入侵疟原虫的代价也十分沉重。为了使自身抑制性细胞失能，富拉尼人非常容易患 I 型糖尿病等自身免疫性疾病。

富拉尼人的例子凸显了调节性 T 细胞的代价和好处，并且表明，至少在富拉尼人所处的环境中，禁用自己的免疫开关所获得的好处可能超过了这样做带来的损失。

但是，富拉尼人对付疟疾的方法只是众多解决方案中的一种。还有很多其他的办法。比如，赖利和她的同事发现，当一些地方偶然出现了恶性疟原虫时，更多的调节性 T 细胞——与富拉尼人的方法正好相反——可以提高避免发生如脑型疟疾等致命并发症的可能性。与富拉尼人不同的是，这些人并不是将寄生虫彻底击溃，他们采用的是姑且称为“绥靖政策”的方法：容忍寄生虫继续存在，允许它们攫取一定量的资源，但不至于产生破坏性的结果。

撒丁岛人的证据进一步表明，平衡，而非无限制的死命抵抗，才

* 富拉尼人（Fulani）是西非和萨赫勒地区最大的族群，有自己的语言、历史和独特的文化，信仰伊斯兰教。下文提到的莫西人（Mossi）也主要聚居在布基纳法索。——译注

是从疟疾的魔掌下幸存的关键。证据就是在撒丁岛非常幸运地没有强直性脊柱炎（一种自身免疫性疾病）的病例。某些人类白细胞抗原变异体（称为 HLA-B*2705）容易引发这种让人感到疼痛的脊椎炎症，其症状包括脊椎骨溶解和驼背。那么这个 HLA 基因变异体对于人类有什么好处？该变体增加了抗逆转录病毒的防御能力，如丙型肝炎和艾滋病毒。很奇怪的是，这个基因变异体在世界各地都有分布。它只发生在较少患疟疾的人群中，比如高纬度地区的人群。然而，在撒丁岛人这样的人群中，几乎不存在这种变异体。

卡利亚里大学的亚历山德罗·马修（Alessandro Mathieu）和罗莎·索伦蒂诺（Rosa Sorrentino）认为，在撒丁岛这种疟疾肆虐的地区拥有这种变异实在是太过危险。在处理病毒时，免疫系统不受控制地保持侵略性可能有用，不过当面对恶性疟原虫时，同样的策略可能会直接导致鱼死网破。

事实上，在富拉尼人的例子中，赖利发现在疟疾肆虐乡村的时候，可以观察到富拉尼人体内的调节细胞和攻击细胞同时增加，而不是此消彼长。“在我看来，炎症与抗炎免疫反应的平衡是至关重要的。”赖利说。处理疟疾这种疾病需要技巧，而不是蛮力。太多的调节性 T 细胞，寄生虫会把你吸干。但是如若攻击细胞太多，你遭遇恶性疟疾的风险就会增加。

为什么这么执着于抑制细胞？一般而言，患有自身免疫性疾病和过敏性疾病的人，调节性 T 细胞会缺乏或有功能障碍。从赖利在非洲的研究结果推断，从前当疟疾肆虐时，撒丁岛人体内可能有更多的调节性 T 细胞在运行，不仅由于恶性疟原虫，而且还来自其他慢性感染，比如肺结核和蠕虫等等（在 20 世纪 70 年代，撒丁岛首府卡利亚里的一半学龄儿童都有肠道蠕虫感染）。

由这些寄生虫感染引诱产生的调节性 T 细胞是否导致了后来撒

丁岛人易患自身免疫性疾病呢？在那样的环境下，撒丁岛人处理疟原虫感染的技巧会不会只有好处而没有代价呢？撒哈拉以南非洲的证据表明这是可能的。不过，撒丁岛自身免疫性疾病的出现表明，当以前有疟疾的地区被彻底清理后，可能会带来一些不那么令人愉快的意外。

更大的问题来自环境的进化。易患自身免疫性疾病的基因是在一个完全不同于现代的环境中发展出来的，慢性感染是那个环境的特征之一——蠕虫、疟疾、肺结核——还有相对较高的调节性T细胞活性。当我们将这些环境刺激消除后，免疫系统监管层面的压力不复存在。但是在我们的基因编码中，这些特质仍然是固定的，它们永久地写入了我们的遗传密码中。

我们在后面会遇到里克·梅泽尔斯（Rick Maizels），他会使用“等位基因变阻器”（allelic rheostats）来描述这些基因变异体，这些变体是调整免疫功能方面的等位基因，但是在没有感染的情况下，它们“可能会行为过火”，并导致自身免疫性疾病和过敏性疾病。它们也具有两极性，在更大的环境下会产生不同的结果——增强防御力或带来退行性疾病。撒丁岛人以其独特的历史和接触疟疾的方式成了一个极佳的研究案例，这个案例更容易分析总结。

不论我们是谁，在进化的过程中，我们的祖先遇到的寄生虫与共生物远比今天我们能够接触到的多得多。这或许意味着——或者干脆说，我们希望——能够通过重新建立与这些生物体的接触来让我们的免疫系统重归平衡。对于索特朱来说，他的梦想是找到一个恶性疟原虫的替代物来帮助撒丁岛的多发性硬化症患者。其实在他之前就有人想过这么做。十年前，罗马智慧大学的乔凡尼·里斯托里（Giovanni Ristori）和他的同事给12位多发性硬化症患者注射了卡介苗（BCG），一种用于免疫肺结核的弱化分枝杆菌疫苗。通过核磁共振造影检查发现，这些病人的多发性硬化程度有显著降低，过了两年之后仍然保持着减少的状态。卡介苗里的牛分枝杆菌并未完全被清除掉，而是修复了此种自身免疫性疾病中的功能障碍，并阻止了其继续发展。

还有其他的科学家也在研究这一原理，希望能够不使用细菌，而是多细胞寄生虫——比如蠕虫——来解决自身免疫性疾病。

Parasites to Heal the Gut

第四章

守护肠道的寄生虫

发现就是和其他人一样看到相同的事物，却能有不同的想法。

——阿尔伯特·圣捷尔吉*

1995年夏天的一天，乔尔·温斯托克（Joel Weinstock）被困在一架航班上进退不得。雷暴已经笼罩了芝加哥地区，导致他的航班无限期推迟起飞。这种状况让人恼火，不过，枯坐在飞机上并非没有好处——没有电话，也没有需要处理的文件——为温斯托克赢得了非常宝贵的休息时间。

温斯托克是一名胃肠病专家，他刚刚在纽约参加了一场关于炎症性肠病（Inflammatory bowel disease）的会议，会议的中心议题正是

---

* 阿尔伯特·圣捷尔吉（Albert Szent-Györgyi，1893—1986）：匈牙利生物化学家，1937年获诺贝尔生理学或医学奖。他发现了维生素C。——译注

他专长的领域。这时他正在为一本即将出版的关于自身免疫性疾病的书撰写有关炎症性肠病的章节，他的思路卡在一个长期存在的问题上：为什么过去五十年间炎症性肠病的流行率提升得如此之快？在一些人种中，患病率从万分之一猛增到千分之四，仅仅在两三代人的时间里就增加了近 40 倍。

这种疾病有两个版本：一种是克罗恩病，通常发病于小肠，但也可能出现在消化道“从口腔到肛门”的任何地方；另一种是溃疡性结肠炎，一种致人疼痛的大肠病变，可以遍布大肠肠道直到肛门。奇特的是，在特定人群中，一定是溃疡性结肠炎的发病率先增加，然后克罗恩病的发病率跟着上涨。炎症性肠病的症状包括便血性腹泻、体重减轻、贫血和营养不良，严重时可能致人死亡，这些都与肠道感染的症状类似。但是科学家一直未能找到导致炎症性肠病的细菌或者病毒。事实上，没有明确目标的慢性发炎是炎症性肠病的一个决定性特征——就好像火焰喷射器已经打开，但是目之所及一个敌人的影子都看不到。损伤可能非常广泛：疤痕组织不断叠加，甚至可能中断消化道内消化物质的流动；失血和贫血；更严重的是组织从内部逐渐液化，产生一个我们称为瘘管的开口，通向腹腔内的其他区域。

现在我们已经知道，肠道并不是一个无菌环境，它蕴藏着一个庞大的微生物群，其中的一部分可以帮助宿主合成一些重要分子，比如叶酸和维生素 K。现在，科学家们经常把肠道生态系统的多样性与热带雨林相提并论，但是在 20 世纪 90 年代，他们对这一点的认识还没有那么诗意。不过，当时的科学家也已经接受了人体内部充满了细菌这一事实。有一种思路认为，不知什么原因，免疫系统把体内友好的共生细菌误当成了致命的入侵者，这样的结果导致了炎症性肠病。这种不断发展的自我毁灭性疾病源于一个简单的身份认证错误。

遗传学家勇敢地试图找出使人易患炎症性肠病的基因。但是这些遗传学解释从未被温斯托克接受过。在他看来，炎症性肠病依照时间和地点的不同所表现出的巨大差异强烈地暗示这其中存在着一个环境因素。炎症性肠病患病率的增长是从最近半个世纪才开始的，这点时间在漫长的进化长河中只能算一个非常微小的片段。而且“坏基因”并不能很快传播。针对这种疾病的同卵双胞胎研究也发现了显著的不一致性。比如，如果双胞胎中的一个患有克罗恩病，那么另一个也患上这种疾病的概率只有 50%。对于溃疡性结肠炎来说，这个概率就更低——只有 19%。显然，在谈到炎症性肠病时，基因并没有决定命运。

坐在飞机上，温斯托克的思绪回到了炎症性肠病研究的起点。那是 20 世纪的 30 年代，纽约西奈山医院的医生伯里尔·伯纳德·克罗恩（Burrill Bernard Crohn）描述了一种他发现的新型疾病，这种疾病后来被命名为克罗恩病。14 名最初发现的病人全部都是犹太人。当然历史随后证明，炎症性肠病可以折磨任何一个种族。不过温斯托克的想法是，既然六十年前纽约市犹太人的患病率如此之高，这会不会是寻找克罗恩病成因的一个线索呢？

这一时期的其他科学家把通常在人三四十岁时发病的炎症性肠病与病患年轻时的社会经济地位联系在一起。他们发现，儿童时期所处的环境越清洁，成年后患炎症性肠病的概率就越大。青少年时期使用热水、自来水和冲水马桶会导致长大后患病概率增大；从井里或小溪中喝水，在室外或灌木丛中排便则会降低这种风险。显然，富裕与否会影响到患病的概率。不过，能说富裕就是炎症性肠病的病因吗？

随着飞机的起飞时间从推迟一小时到推迟两小时，然后又从两个小时推迟到了四小时，温斯托克坐在飞机上陷入了沉思。他想象着自己拿着一个放大镜，站在一张美国炎症性肠病发病率的地图前。一般来说，随着人从南往北迁徙，患病率会逐渐增加。与其纠结于什么东西——污染物、毒品或是饮食——导致了炎症性肠病，不如索性更进一步，温斯托克敞开了思路，他现在更想知道有没有什么可以防止我们患上这种疾病。他在想，是不是我们曾经有能够阻止炎症性肠病的东西，但是现在我们已经失去了这种保护？

当时，除了参与撰写这本自身免疫性疾病的书籍以外，温斯托克也在编辑一本关于寄生虫的书。其实，他已经花费了十多年时间研究曼氏血吸虫（Schistosoma mansoni）。这种寄生虫可以说是一个进化的奇迹。这种寄生虫的幼虫仅显微镜可见，有着鱼雷般的体形和叉子一样的尾端，潜伏在淡水中等待猎物。在穿透游泳或涉水者的皮肤之后，它们在血液中航行，在肺部和肝脏内逗留，最后在膀胱和结肠的流出静脉中定居，雌虫将自己牢牢附在雄虫身上并交配。它们的受精卵随着宿主的粪便和尿液排出体外。

这些受精卵有时候会滞留在肝脏或者身体的其他地方，可能引起慢性发炎的球形病变，称为肉芽肿。这些病变与克罗恩病的溃疡炎症非常类似，为科学家们研究炎症性肠病提供了一个非常漂亮的模型。但是在其他症状上，曼氏血吸虫感染和炎症性肠病差别很大。比如，血吸虫可以在人类宿主体内存活数十年，只会偶尔产生由受精卵引起的肉芽肿，而且作为一个存在于人体内的比较大的有机体（大概有一厘米长），其引发的炎症比你想象的要少得多。

事实上，在编辑那本关于寄生虫的书时，温斯托克发现自己很难把这种蠕虫和其他一些蠕虫与那些可怕的事情联系起来。世界上有三分之一的人类仍然携带着蠕虫，绝大多数并没有产生任何症状。更多人可能在人生的某一阶段接触到蠕虫，一般是在幼年时期。事实上，假如你营养状况良好，并且没有携带过多寄生虫，温斯托克认为这种情况下寄生虫可以说是相对良性的一个存在。

在这一神游状态下，他脑海中这三个貌似独立的谜题——奇怪的良性寄生虫，炎症性肠病若隐若现的患病率模式，以及20世纪以来这种疾病流行率的神秘增加——融会到了一起。在他脑中的地图上，如果人从北向南迁徙，则患炎症性肠病的概率会逐渐降低，这与美国历史上的寄生虫感染率分布成反比，也就是说，寄生虫感染越多的地方，炎症性肠病患病率越低。不仅如此，炎症性肠病的出现和传播正是在蠕虫被大规模消灭之后。因此，温斯托克认为，在过去，是蠕虫感染保护人们免于换上炎症性肠病。

回到爱荷华州之后，温斯托克与两位同事，胃肠病专家大卫·埃利奥特（Dave Elliott）和罗伯特·萨默斯（Robert Summers）讨论了这个想法。从免疫学的角度来说，蠕虫感染阻止炎症性肠病的可能性是绝对存在的。在当时，免疫反应大致被分为两类：Ⅰ型辅助性T淋巴细胞型免疫反应和Ⅱ型辅助性T淋巴细胞型免疫反应。Ⅰ型辅助性T淋巴细胞（简称Th1）型免疫反应可以抵抗那些意图入侵你细胞的单细胞细菌和病毒，例如沙门氏菌或天花病毒等。第二种免疫反应，简称为Th2型反应，应对的是更大的多细胞入侵者，比如蠕虫和吸血昆虫等。伤口周围令人感到疼痛的红肿代表着Th1型反应正在工作。而蚊虫叮咬引起的发痒红肿块表示Th2型反应在运作。免疫学家认为这两种反应是互相排斥的。如果你打开其中一个，另一个就会关闭，反之亦然。胃肠病专家认为炎症性肠病是由过量的Th1反应引起的。在这种情况下，引入蠕虫可能会增加Th2反应，这样会使得慢性炎症的Th1反应关闭。

就在这一时刻，一个与一百年前以细菌理论为基础的西方医学走向相悖的新理论的核心诞生了。细菌理论认为引起疾病的原因是所谓的传染因子。通过祛除有害微生物，或使用疫苗加强免疫系统，可以治愈或者免疫对应的疾病。

但是，温斯托克提出了一个更为复杂的炎症性肠病起源模型，以及一种与以往不同的治疗方法。他认为，寄生虫对宿主的免疫系统产生了强大的影响。直到现在，它们都与人类和所有哺乳动物共生，并一同进化。温斯托克指出，这种持续了数百万年的共生关系，让人类的免疫系统已经适应了这种存在，甚至会在某种程度上依赖它们。所以 20 世纪以来寄生虫在人类社会中的突然消失使得人类的免疫系统失去了平衡。其中的一个后果就是炎症性肠病的突然出现并快速发展。换句话说，炎症性肠病不是由什么传染因子导致的；它是由于人类体内平衡被打破而出现的。并且，也没有什么疫苗或者抗生素可以直接治疗这种疾病。治愈这种疾病需要的是恢复与人类共存的各种各样的生态系统。

“毫无疑问，卫生条件的改善让我们的生活变得更好，”温斯托克说，“但是，在消除使我们生病的 10～20 个因素的过程中，我们也抹去了那些让我们保持健康的共生物。”

炎症性肠病从哪来？

1859 年，伦敦医生托马斯·斯密瑟斯特（Thomas Smethurst）被判处绞刑，他被指控谋杀他 43 岁的妻子伊莎贝拉·班克斯（Isabella Bankes）。这位女士死于腹泻和发烧，但是症状却疑似中毒，法医声称在她的粪便中发现了遗留的砷的痕迹。

然而，第二次检测没能找到任何毒物。随后的尸体解剖显示，死者的肠道有大面积的溃烂和疤痕，证明死者不是被人投毒而死，而是死于这种长期症状。

执行尸体解剖的医生塞缪尔·威尔克斯（Samuel Wilks）写道：“大肠肠道内的这种急性炎症，不论是如何形成的，其本身就足以造成死亡。”斯密瑟斯特因此获得了女王的赦免，尽管后来他又因重婚被定罪（与班克斯结婚时这位男士其实已婚）。

与此同时，威尔克斯将班克斯的症状定义为“简单溃疡性结肠炎”。尽管至少有两种描述相近的症状——不明原因的炎症和疤痕——都在更早出现过，但是历史学家通常将威尔克斯的这则详尽病例作为最早可证实的炎症性肠病案例。

到了19世纪晚期，尤其在伦敦和都柏林两地，新病例的出现明显增多。1883～1908年间，有300多名病人因严重的肠道炎症入院。当时对于这种病症的治疗手段包括使用大量酸奶、鸦片，还有硼酸灌肠剂或硝酸银这两种防腐剂。141人，即将近半数的病人最终死于该疾病。

20世纪早期，法国、德国和意大利出现了更多有关不明原因肠道炎症的报告。1909年，当时细菌理论已经获得广泛认可，科学家们在伦敦皇家学会召开了一次会议，专门讨论这种没有明显病因的奇怪而又致命的疾病。这些学者们见惯了感染性痢疾、肠结核甚至各种肠道癌症，但是这种没有感染迹象的炎症到底从何而来仍然让他们摸不着头脑。

从最早关于此病的记述中，这种疾病几乎压倒性地爆发于上层人士之间——“富裕的，营养条件良好的健康人士”，——伦敦医生威廉·阿尔钦（William Allchin）如此记述。这种模式相较于传统传染病显得相当诡异，比如霍乱和伤寒这些疾病基本只在那些生活空间狭小、肮脏，并且营养不良的下层人群中来回传播。

时间快进来到1932年5月，伯里尔·伯纳德·克罗恩向位于美国新奥尔良州的美国医学协会提交了一篇论文。论文中他描述了“慢性坏死和瘢痕性炎症”——可使肠道液化、留疤以及萎缩的炎症。14名患者全部是犹太人，他们中的大部分都正处于风华正茂的青年时期。克罗恩把这种炎症称为“末端回肠炎”，以及“区域回肠炎”（回肠是小肠尾端长达3米的部分)。最终，胃肠病学家将这种疾病命名为克罗恩病。

对于温斯托克来说，工业革命开始后，上层阶级炎症性肠病(IBD)发病率的上升——这里我要指出，正是这一阶层首先遭遇了花粉症——与寄生虫的消失联系到了一起。纽约的犹太人更易患克罗恩病的这种情况也使得矛头转向了蠕虫——或者说蠕虫的消失。纽约是世界上第一个进行现代化卫生治理的城市——提供饮用水，组织垃圾收集，铺路。温斯托克猜测，犹太人饮食上的限制(不吃猪肉和腌肉)使得他们比其他人更早地隔绝了与寄生虫的接触。而新出现的物质丰富——即使是简单的改善比如有鞋子穿都会带来一些变化——进一步地扼制了蠕虫的感染。

进入20世纪，美国其他地区的蠕虫感染仍然相当普遍。20世纪30年代后期的尸体解剖中，在超过六分之一的样本中发现了旋毛虫囊肿，这是由于人食用生鱼或未全熟的猪肉而感染的一种能钻进脑部或肌肉的可怕蠕虫。然而到了20世纪60年代，尸检中发现旋毛虫的比例只有4.2%。(现在，美国疾病预防控制中心每年记录的旋毛虫病例不足25个，主要来自于吃了未煮熟的美洲狮肉或熊肉的猎人。)

当然，旋毛虫在美国远不是最流行的蠕虫。1909年，当新成立的洛克菲勒基金会开始从美国东南部根除钩虫病的时候，大约40%的儿童都不同程度感染有寄生虫。由基金会资助的工作人员深入南部地区，指导那里的人们修建和使用旱厕，或在农村搭建和使用屋外厕所。在远离溪流、水井或其他水源的地方挖一个洞。将一个倒置的盒子放置于洞口并且在顶部挖一个窟窿。不使用的时候用盖子盖住窟窿，确保盒子用土封闭和覆盖。过一段时间将这个洞填埋，挖一个新的，并把上部的旱厕结构一并转移。

通过教育来实现的反钩虫的努力，在很大程度上非常有效。在

20 世纪头十年，美国佛罗里达州的居民有 61% 的人携带有钩虫。到 30 年代，这个比例已经下降了近一半，达到 34%。到 20 世纪 50 年代的时候，感染率已经只有 18% 了。其他各州也有类似的改善。南卡罗来纳州的钩虫病流行率从 20 世纪头十年的 37% 下降到 30 年代的 24%。（到 20 世纪 80 年代末，美国仅有 2% 的南方人有蠕虫感染的迹象。）

不过，美国在整体摆脱蠕虫之前，还是经历了较长一段时间。到第二次世界大战结束时，据估计仍有三分之一的美国人和欧洲人——北美和欧洲工业化文明先锋国家的居民——感染有蠕虫。两个大洲 40%～60% 的儿童患有蛲虫病，蛲虫是蠕虫的一种，人感染后的主要症状是肛门附近瘙痒，因为症状较为温和，常常被公共卫生组织忽视。

寄生虫学家诺曼·斯托尔（Norman Stoll）在 1947 年发表的演讲中表示："一个历经战争的人不能不被全世界寄生虫的数量所震惊并深深感到沮丧。"这句话现在已成为经典。作为论据，斯托尔计算了中国 335 万感染巨型蛔虫的患者每年从体内排出的蛔虫卵的总重量，按照他的计算，总计将达到 1.8 万吨之巨。这个重量几乎相当于 100 只大型成年蓝鲸的总体重。

到 20 世纪中叶，我们已经发明了汽车和飞机，掌握了原子能的秘密，甚至已经叩开了太空时代的大门。尽管人类已取得了如此显著的伟大成就，寄生虫仍然一如既往地在世界各地侵袭着我们。不同地区在灭绝寄生虫的工作中进度差异很大。一些地区永远甩掉了它们，另一些地区它们则阴魂不散。事实上，在温斯托克的眼中，这种极不平衡的进度差异，恰恰也能够揭示炎症性肠病即克罗恩病在各地的不正常患病率的原因。

非洲裔美国人感染蠕虫的比例仍然比美国白人多，这是美国种族问题遗留下的现象。其他处境不利的少数群体亦是如此，比如生活在北卡罗来纳州保留地的切诺基人。不过这并不是说白种人就不会被蠕虫感染。1965 年，在肯塔基州克莱县的贫困人口中，超过三分之二的人感染有蠕虫。贫困，20 世纪初期使人们免受克罗恩病侵扰的保护伞，显然也是伟大的蠕虫传播推动者。

上面那种模式与克罗恩病在美国各地的发展基本相反。克罗恩医生首先在纽约命名了这种疾病之后，这种炎症性肠病开始向外扩散。首先，它袭向了东北地区的白人。（美国第 35 任总统约翰·肯尼迪出生在马萨诸塞州的一个富裕家庭，在成年后的大部分人生中都受到结肠炎的折磨。）十几年后，南方白人当中开始出现病例。到 20 世纪 70 年代，无论南北，黑人社区中都已出现了这种疾病。到 20 世纪 90 年代，离开保留地的北美原住民开始有人患病。不过仍然在保留地生活的原住民则安然无恙。据此，温斯托克推测，任意一个社区，在消灭蠕虫的大约十年之后，克罗恩病的患病概率就会开始上涨。

温斯托克假设中的一个漏洞是所谓的全球的南部地区。他知道在非洲、南美洲和南亚这些地方蠕虫感染十分常见，但是很少有关于克罗恩病的报告。这种明显的病例缺乏是真实数据还是仅仅因为当地诊断能力较差所致？温斯托克和埃利奥特在各种会议期间不断询问。他们发现，非洲和亚洲的许多医生都在欧洲或北美地区接受过培训。这些医生了解克罗恩病的症状，但是并没有在患有蠕虫的人群中发现过，不仅如此，在患有疟疾、痢疾和其他传染病的人群中也没有克罗恩病例。

事实上，1988 年，距伦敦的塞缪尔·威尔克斯描述伊莎贝拉·班克斯的溃疡性结肠炎过了一百三十多年后，南非索韦托（Soweto）的一名医生才记录了他曾经收治的患溃疡性结肠炎的“头 46 名患者”。这名医生在档案中指出，这些患者都来自于南非第一大城市约翰内斯堡，而不是农村地区。他们绝大多数属于“上层阶级”和“受过高等教育的群体”。

绝无仅有的药物

温斯托克长着一头浓密的黑中带灰的头发，笑起来满脸顽皮。用他自己的话说，“我还只有 12 岁”。他讲话慢条斯理而且深思熟虑，相信科学的本质是好奇和发现。温斯托克经常以一个看似无聊的话题作为谈话的开头，但其中往往隐藏着相当深刻的事实，比如：根据重量判断，人类粪便里有 60% 的成分是活体细菌。但他从未把这样的暗示明白说出来：以我们史无前例的大脑处理能力，我们能够前往太空，我们能够解析宇宙的原理，但从某个角度来说，我们只不过是生产和传播微生物的机器而已。

“我们是我们所处环境的一部分，两者之间是分不开的，”又一次他对我说，“而且我们也离不开环境。”

我已经听腻了环保主义者和生态学家口中类似的陈词滥调。但是这一次，我是从温斯托克口中，从一位医生，一位塔夫茨医学中心肠胃病科主任的口中听到这样的话。这话从他嘴里说出来别有一番意义，因为在 20 世纪 90 年代后期，温斯托克就开始寻找一种恢复人类肠道中古老寄生虫的方法了。具体点说，他当时开始寻找一种适合人体试验的蠕虫。

当时，动物试验的结果表明，蠕虫不仅可以预防克罗恩病，还可以预防其他炎症和自身免疫性疾病。通过注射血吸虫卵，老鼠对试验诱导的结肠炎免疫。哪怕是带有克罗恩病遗传倾向的老鼠也不会在接触蠕虫后患上这种疾病。不仅如此，寄生虫的保护范围远远超出了肠道。在试验中，这些蠕虫可以预防老鼠版本的多发性硬化症。剑桥大学的一名科学家安妮·库克（Anne Cooke）发现，血吸虫卵的提取物可以让老鼠不会患上自身免疫性糖尿病。

当试验推进到人体试验阶段的时候，温斯托克知道他必须要小心行事才行。美国为了从根本上消灭蠕虫花费了大量的时间和精力。而现代的下水道系统也阻止了寄生虫在人与人之间传播。不过即便如此，温斯托克也很清楚即使仅仅是传染本身的可能性都会使得这个项目面临被终止的危险。他需要一种蠕虫，不仅只能引起微小的症状，而且也不具备自行传播的能力。符合这些标准的人适应蠕虫已经基本都已灭绝殆尽，他将注意力转向了猪。

爱荷华州是美国养猪第一大州，拥有大约1550万头猪。2000年该州人口不到300万，也就是说平均每人拥有5头猪。养猪农户经常遇到一种寄生在猪身上的鞭虫，我们称为猪鞭虫（Trichuris suis，人类也有自己独有的鞭虫，毛首鞭形线虫，Trichuris trichiura）。这种蠕虫很少在人体内引起什么症状，而且也不在人体组织内迁徙，这使得它与钩虫和血吸虫相比更适合作为试验使用的品种。不仅如此，虽然猪鞭虫可以暂时在人体消化道内寄生，但是由于人类和猪的内脏条件有所不同，无论出于何种原因，它都不会在人体内达到性成熟状态。在人体内寄生大约两个月后，这种蠕虫就会死亡。温斯托克认为，这使得它不具备传染的可能性。

1999年，温斯托克、埃利奥特和萨默斯开始对7名患者进行安全试验，这7人中4人患有克罗恩病，其余3人患有溃疡性结肠炎。这些志愿者要喝下一杯含有2500个鞭虫卵的佳得乐饮料。在接下来的十二周，科学家观察他们的疾病状况。这几名患者的症状在头四周有了明显改善，但是随后改善开始衰退。到大约十周的时候，他们回退到了最初的水深火热的发炎状态。

根据这种情况，温斯托克将试验协议变更为每三周摄入2500个鞭虫卵。持续地摄入虫卵使疾病症状得到了缓解。也许是由于炎症性肠病使人如此痛苦又极难治愈，科学家们很轻松地就又招募到了两组志愿者，每组30人，愿意吞下数以千计的虫卵只求能减轻症状。

从 2004 年开始，这些人每隔三周会喝下一杯含有 2500 个猪鞭虫卵的佳得乐。六个月后，29 名克罗恩病患者中有 23 人（近 80% 的比例）的症状得到改善，其中 21 人（近 75%）的症状完全消失。这一项试验并不是盲选的，研究人员知道谁喝下了虫卵而谁没有。但在随后针对溃疡性结肠炎的双盲试验中，30 名患者中的 13 名症状得到了缓解，也就是 40% 比例的患者得到了改善。在这两个试验中，都没有发现明显的副作用。

随着 2005 年这项研究成果发表，温斯托克正式脱离了由细菌理论奠定的现代医学所给定的道路。他脱离了之前那个非黑即白的世界，开辟了一个新的方向，与那些之前处于灰色地带的微妙的生物寻求合作，加以利用。（如果寄生虫对它的宿主有利，那么它还是传统意义上的寄生虫吗？）

温斯托克在冥思苦想中得出了结论——人类的疾病应该从人类进化的角度来看——并以此为契机将其转化为一种实际的方法来治疗那些看似不可治愈的顽疾。他的研究为我们提供了一个前景，即我们不仅仅可以针对炎症性肠病这样的现代疾病进行相对良性的治疗，而且还有可能从一开始就完全预防这类疾病。如果现代发炎性疾病是由于缺少某些刺激而引起的，那么理论上我们可以通过从一开始就使用这些刺激的替代品来防止功能障碍。有了足够的远见和计划，未来我们可以排除这些可怕的疾病，至少理论上的可能性是存在的。

但是，有些人已经等不及了。

一位治愈了自己不治之症的年轻女士

2002 年夏天，一位正在中美洲度假的年轻女士突然出现了一系列奇怪的症状。这位 21 岁的年轻女士，我叫她丽萨吧，在哥斯达黎加和巴拿马旅行时出现了严重的腹泻、恶心和食欲不振，深受其扰。就像任何出国旅行的人一样，一开始她就预料到旅途中可能会伴有肠道上的麻烦，所以她一边旅行一边看医生。医生们给她开了一些抗生素和其他药物，暂时缓解了症状。但是这些不适却总能卷土重来。于是丽萨只好尽可能地无视自己肚子里的稀里哗啦，专注于享受假期。

但当假期结束，丽萨回到她生活的瑞士之后，开始觉得事情不对。她的体重减轻了 7.2 千克，而且腹泻仍在继续，猛烈而痛苦。抗生素和抗寄生虫药物都无济于事。最终，专家做出了诊断：丽萨患上了克罗恩病。

这位女士当时只有 20 岁出头，在她面前最迫切的问题是如何在漫长的人生中对付疾病带来的混乱。“我还很年轻，”回忆起当时的情况时，丽萨说，“我还有几十年要活呢，我一定得想点办法才行。”她开始服用泼尼松（Prednisone），这是一种常见的免疫抑制类固醇，效果立竿见影，疼痛消退，炎症减少。然而类固醇也有副作用：她变得十分容易饥饿，也经常会大汗淋漓，偶尔腿部会出现积液，还伴随着抑郁症。不仅如此，她还担心长期服用类固醇会导致她提早出现骨质疏松。

其他诸如吃中药，生物共振，不进食谷物、乳制品和鸡蛋等方法对她都没有效果。只要她一停止服用泼尼松，炎症马上调头回来。

不过在 2006 年冬天，丽萨与一个老朋友的谈话改变了她的人生。这位老朋友认识一个人，尝试了温斯托克的猪鞭虫卵疗法并且效果显著。

当时，德国 Ovamed 公司正在生产基于温斯托克标准协议的药品级猪鞭虫卵。该公司用超洁环境下生长的迷你丹麦猪来培育这些鞭虫卵，并且已经开发出符合欧洲监管标准的生产工艺（爱荷华大学拥有该专利）。

丽萨订购了10支这家公司生产的T. suis ova（简称TSO）的猪鞭虫卵产品，那时她已经定期服用泼尼松五年了。现在，每隔两周她摄入一次2500只猪鞭虫卵，每次喝掉平时保存在冰箱里的一小瓶盐水就可以。在服用了两个月之后，她逐渐停掉了类固醇。她的克罗恩病仍在控制之下，炎症再没有复发过。"我再没有发生像过去那么糟糕的状况了。"丽萨如是说。

治疗费用十分昂贵——每两周需要花费约300欧元，或者每年7800欧元（在当时相当于9250美元）。而且保险公司不会负担这部分费用。但对于丽萨来说，这些都是值得的：症状缓解而且没有类固醇带来的副作用（不过她仍在服用另一种免疫抑制剂，叫硫唑嘌呤，Imurek）。

"这真的改变了我的生活。"丽萨说。她现在是苏黎世的一名实习心理医生。"我已经病了很久。使用TSO后我不再感到不适，终于能够像以前那样过上正常的生活。"

猪适应蠕虫对人安全吗？

实际上，不是每个人都相信温斯托克的蠕虫是安全的。有一些来自动物试验的证据表明，使免疫反应偏斜的蠕虫可能使其他感染（这里我们说的是一种名为空肠弯曲杆菌的细菌，拉丁名Campy lobacter jejeuni）变得更糟。这个想法也有道理：如果需要Th1反应时，蠕虫将免疫反应倾向推向了Th2反应，某些机会主义入侵者就会伺机而动。

还有一些人则对蠕虫的不可预测性表示担忧，即使对那些本身适应人体寄生的蠕虫也是如此。比如蛲虫，这种蠕虫是人体中常见的寄生虫，通常寄居在人的肠道，不过有时也能进入肝脏或肺部。寄生于不熟悉宿主的寄生虫可能跑到更奇怪的地方。狗蠕虫可能会穿透人的肺部和肝脏。寄生在鹿身上很少出问题的蠕虫，有时会导致驼鹿死亡。浣熊蠕虫偶尔会进入人脑，引起神经系统并发症乃至死亡。而且即使是在家猪中基本不会引起症状的猪鞭虫，也可能会在其宿主近亲野猪的肾脏里安家。

美国康涅狄格大学的科学家赫伯特·范·克瑞宁根（Herbert van Kruiningen）警告说："我们无法预测猪鞭虫的幼虫会在人类这个不常见的宿主身上做些什么。使用猪鞭虫'治疗'而引发视网膜或中枢神经系统疾病可能只是时间和幼虫数量的问题。"

萨默斯和温斯托克并不同意上面的观点。他们反驳说，在所有的文献中——仅在爱荷华州，人与猪鞭虫就有数百万次的相遇——没有报告过任何问题。不仅如此，到目前为止，约有 3000 名患者已经服用了 TSO，没有发现任何不良反应或副作用。

但是在 2006 年，一个 16 岁的男孩由于患克罗恩病而接受了 TSO 治疗，在服用了 5 支 TSO 之后，医生在他的大肠中发现了他们认为是成年鞭虫的东西。他们认为这十分不正常。更糟糕的是，这个男孩的病情恶化了。他的医生把这归咎于蠕虫。

再一次，温斯托克和埃利奥特不同意这种观点。他们认为观察到的炎症应该是由疾病本身引起的，与治疗无关。至于疑似成虫的蠕虫，他们解释道，在接受治疗的病人身上发现过很多大小不同的蠕虫，但是没有任何一位病人曾经排出过猪鞭虫的受精卵，而受精卵流出才是判断蠕虫是否到达性成熟的真正标准。

这种疗法的核心其实是在缓解症状的同时，将风险始终控制在可接受的程度内。所有的治疗都会带来风险，同时也可能带来治疗的希望。但是，TSO 尚未进行大规模的试验——他们还在为此努力——没有人知道这种疗法的实际风险与收益比。温斯托克认为，一条比预期大的蠕虫不能成为废除整个疗法的理由，特别是当前主流免疫抑制疗法如修美乐（Humira）和类克（Remicade）具有不可忽视的风险——包括致癌、严重感染甚至死亡——之时，TSO 几乎是炎症性肠病患者的最后一根救命稻草。“携带蠕虫没有什么大不了的，”温斯托克说，“世界上有数十亿的人携带蠕虫呢。”

毋庸置疑，人们需要一种新的——对有些人来说则是任何——有效的治疗炎症性肠病的方法。即使忽视副作用，目前我们拥有的治疗手段也只有一半起作用的可能性。大概四分之三的炎症性肠病患者最终会接受肠道手术。

然而，对于一个人来说，猪适应蠕虫潜在的不可预测性太多了。对温斯托克来说，只有人适应鞭虫这种货真价实的寄生虫才能解决问题。

去哪里找一条昔日无处不在的寄生虫？

2003 年，温斯托克正在组织志愿者进行他的猪鞭虫测试，与此同时，纽约市的一名 28 岁的男子在经历了一系列腹痛与腹泻带血之后，被医生诊断为溃疡性结肠炎。我们叫他瑞克吧。

通常的抗炎药物对瑞克的结肠炎没有效果，只有高剂量的类固醇氢化可的松（hydrocortisone）能帮助缓解症状。长期服用这种类固醇药物会引起很多副作用——肥胖症、早发骨质疏松和感染风险增加。在确诊不到一年的时候，瑞克的胃肠病医生就建议他来医院静脉注射一轮环孢素，这是一种强效免疫抑制剂，也用于抑制器官移植后排异反应。他们希望能够借此让发炎得到控制。但也可能为时晚矣，若疾病造成的损伤已经难以挽回，他们可能需要切除瑞克的一部分乃至全部结肠。

不消说，瑞克自己十分希望能够避免陷入不得不进行结肠切除的地步，他不想在身上戴个结肠瘘袋。（结肠瘘袋是结肠切除手术患者通过手术在身体左侧放置的一个人工袋子，用来存放排泄物。）而注射环孢素也有副作用，它可能会损伤肾脏和肝脏，使感染风险上升，还会使某些癌症患病概率增加。

对于一种遗传性的、无法治愈的疾病来说，这些治疗措施可能勉强可以接受，但瑞克所知道的关于溃疡性结肠炎的种种都表明这种疾病其实是环境诱导的。瑞克的直系亲属都没有患病。世界各地的结肠炎患病率差别也很大，一般在较贫穷的国家发病率也较低。鉴于许多迹象都指向环境因素，为什么不尝试改变环境来解决疾病呢？

瑞克开始不知疲倦地研究，寻求一种合适的治疗方法。与此同时，他的血便情况也愈演愈烈。无论他对西方医学在这种疾病上的失败有什么看法，他都得做点什么，而且要快。不然他的病情可能会使他的结肠演变成中毒性巨结肠：结肠极度肿大，炎症持续不断，并最终可能导致结肠破裂。

瑞克发现了温斯托克的研究。这个研究的理论基础——蠕虫一直伴随在人类进化的过程中，而一旦它们从人类环境中消失，人类的免疫系统就可能会发生故障——在瑞克看来十分有道理。但他觉得如果希望寄生虫调整免疫系统，这个寄生虫就得是人适应的，而温斯托克使用的猪鞭虫是猪适应的。

瑞克决定接种一种人适应鞭虫，毛首鞭形线虫（Trichuris trichiura）。他的胃肠病医生认为这个想法太过离经叛道，并拒绝检测试验过程。于是他换了一个医生。当时瑞克的妻子是一名实习外科医生，认为这个计划太过疯狂并且拒绝参与其中。不久他们离婚了。即使是他联系过的科学家也认为这个想法太不靠谱，但是瑞克心意已决。“我有两个选择，一个是注射可能让我得上血癌的环孢素，另一个是接种一种古老的结肠寄生虫，哪个危害更大？”他补充说，“即使冰人奥兹体内都携带着这种寄生虫。”（冰人奥兹是在意大利冰川中发现的一具 5300 年的干尸，科学家们在他的肠道内发现了鞭虫。）

人适应鞭虫长约 45 毫米，寿命一到三年。现在全球大约有 10 亿人携带着这种寄生虫。美国疾病预防控制中心将其列为全球第三大流行线虫。

寄生虫学术文献几乎都指出这种蠕虫引起的疾病少得令人吃惊，人们仿佛是迫不得已才选择承认这一结果。在列举了许多鞭虫感染的潜在影响——杵状指、智力发育迟缓、直肠脱垂——并将其称为“全球意义上的重大公共卫生问题”之后，一本经典教科书仿佛难以置信一般地叙述道：“尽管寄生虫感染情况十分严重，但是目前的研究结果显示，并没有什么免疫病理学上的案例。”

寄生虫学家还在争论蠕虫这种寄生虫到底给寄主带来了什么。这种虫子会潜入宿主的肠壁，这看起来十分具有侵略性。雌性蠕虫每天可以产下 3000～20000 只卵，这绝对是很大的能源消耗。但是鞭虫与钩虫有所不同，鞭虫不吸血。它在宿主的肠道中靠肠道分泌物存活。一种寄生虫在肠道内大啖黏液，这真的有那么糟糕吗？

对瑞克而言，唯一的问题是去什么地方用何种方法找到人适应鞭虫。在美国，只有东南部的乡村和波多黎各可以找到这些小生物。纽约的医院里偶尔会有感染鞭虫的患者。但是瑞克在研究流行病学的时候意识到，他面临的首要问题不是怎么找到鞭虫，而是怎么只找到鞭虫而没有其他寄生虫捣乱。

鞭虫总是倾向于与其他种类的寄生虫成群出现，比如巨蛔虫，这是世界上最常见的人适应蛔虫（Ascaris lumbricoides）。然而，蛔虫是否能够帮助缓解炎症性肠病尚未有结论。不仅如此，这种寄生虫非常大，让人望而生畏。绦虫也是瑞克的担心之一，这种寄生虫会带来一系列问题。绦虫的生命周期在中间宿主和最终宿主之间循环（比如猪和人），假如它错把人当成了中间宿主，那么就有可能潜入人体内的重要器官，比如脑，并在这个过程中置人于死地。更有甚者，丙型肝炎病毒和巨细胞病毒，这两种一旦感染就终生不愈的危险病毒也经常出现在蠕虫环境中。瑞克需要尽量减少这些不必要的风险。于是，2003 年，他前往了一个他认为相对安全的地方实施他的计划——泰国。

为了保护那些帮助过他的人，瑞克拒绝提供太多细节。他只提到了他与当地从事农村地区除虫工作的非政府组织取得了联系。最终，有人把一份泰国南部一名 11 岁女孩的含有鞭虫卵的粪便样本给了他。“希望有一天我可以亲自向这个女孩致谢。”瑞克说。

到这里，瑞克要面对的苦头才真正开始。你可能认为培育寄生虫是小事一桩，在野外，时时刻刻都有寄生虫出生、发育，并毫不费力地感染了地球上六分之一的人口。但是几个月下来，瑞克始终无法让自己手里的这些鞭虫卵孵化，变成带有感染性的幼虫。

就像鸡蛋需要母鸡提供的温度才能孵化一样，鞭虫卵也需要合适温度和湿度的土壤才能变成幼虫。这个阶段可能持续两周到一个月。没有适当的胚胎发育，这些卵就不能孵化。

瑞克尝试了各种方法，他先把卵放入无菌环境培育，然后又试了封闭培养皿，还用过开放培养皿；他用抗生素清洗这些卵，还用上了漂白剂。什么都没有发生，这些卵仍旧没有孵化。瑞克告诉我：“我当时已经筋疲力尽了。”最终，他复制了一套热带树下土壤环境：富含氧气，含有细菌并且潮湿的土壤。在他开始这项拯救自我的探索一半年之后——也经历了无数次往返泰国——2004 年底，他吞下了一批虫卵。瑞克终于成功让鞭虫在自己体内建立了第一个殖民地。

三个月后，瑞克开始逐渐减少免疫抑制剂的摄入。到 2005 年年中，确诊患上溃疡性结肠炎两年后，他无须服药就实现了症状完全缓解。瑞克说："我感觉之前那个百分之百常态的我终于又回来了。"这之后，他做了一个不寻常的决定，他找到了一名愿意把他当作研究对象的科学家。

瑞克认为，人与寄生虫共同进化的理论非常好，而且他就是活生生的例子。不过除此之外，他想要科学地记录下寄生虫在他肠道内到底做了什么。于是在 2007 年，当时居住在旧金山的瑞克找到了加州大学旧金山分校的一位名叫彭·洛克（P'ng Loke）的年轻马来西亚籍寄生虫学家。洛克本来一开始没想接受，不过午饭时听过瑞克不可思议的故事之后，他同意对瑞克进行研究。

我与瑞克是在 11 月的一个晚上，在加州洛杉矶南边一点的托伦斯见面的，我们约在了一家全食超市的咖啡馆里。他体形不大，双目有神，方正的下颚上是几天没刮的胡碴，说起话来带着那种令人信服的坚定和精确。不过此时他看起来有点疲劳。

第二天，也就是 12 月 1 日，瑞克的研究案例将出现在著名期刊《科学转化医学》（*Science Translational Medicine*）上。可以说，至少在某些行业圈子里，瑞克的大肠和那里面的鞭虫将蜚声海内外。

几个月前我就看过瑞克肚子里这些鞭虫的照片。刚刚搬到纽约大学的彭·洛克向我展示了五年以来进行的四次内窥镜照片。起初，我感到十分惊讶，但是很快就被附着在瑞克肠壁上的好似墙壁装饰花一样星星点点的白色小虫子所吸引。

"瑞克摄入的鞭虫比他自己想象的要多，"洛克指着照片中肠道上的红色裂缝说，"这里你可以看到它们正在对肠道造成伤害。"

然而，即便如此，这些小虫子所防止的伤害明显要更为显著。在过去几年的研究中，瑞克的结肠炎发作了两次，每次都出现在鞭虫卵产量下降的时候。白色的溃疡重新出现。瑞克对此的看法是，当鞭虫老化死亡的时候，它们的疗效就会消失。每次他都会重新摄入鞭虫卵来控制自己的结肠炎。溃疡病的病灶看起来很小。但是，哪怕是非常小的一点溃疡面，也能造成患者巨大的痛苦，所有的溃疡都是如此。

瑞克的这两次突发事件为衡量疾病与健康之间的差异提供了一个好机会。尽管这只是一项个案研究，但也是瑞克和洛克这次合作所带来的重要贡献。正如所预料的那样，发炎区域内挤满了与自身免疫性疾病相关的促炎信号分子，其中最显眼的是白细胞介素-17。然而，我们没有想到的是，蠕虫加大了肠道黏液产量。

科学家们指出，炎症性肠病通常的一个表现就是肠道黏液匮乏。这些黏液维持着肠壁与肠道微生物之间微小但是十分重要的屏障。我们确实生活在一个微生物生态系统中，但这个生态系统与我们之间也确实还隔着一点点距离。有些人认为，如果细菌与我们的距离过近，免疫系统就会进入迎敌状态——炎症反应。所以也有思路认为炎症性肠病是由于失去了黏液这个保护层而造成的。瑞克的案例表明，蠕虫可以促进黏液层恢复，这是一种“旁观者效应”，瑞克认为，这样蠕虫和肠道能保持一个合理的距离。

我给温斯托克发了一封邮件，希望他能谈谈对洛克研究的看法，毕竟这项研究在很大程度上是受了他的工作的启发。在回复中，温斯托克表达了谨慎乐观的态度，不过他也警告说：“这只是来源于一个个案的数据。”但是促进黏液产生这点是全新发现，而且可能很重要。还有一点值得注意的就是这项研究首次显示了人适应鞭虫可以帮助缓解炎症性肠病。“这是一个很好的病例报告，再次向世人显示了接触蠕虫可能带来的益处。”他在邮件中写道，“毫无疑问，将来我们还会知道更多。”

还有些人则没有这么乐观。几天后，当瑞克的案例在媒体上公布之后，一位在行业内享有盛誉的胃肠病学家称这项研究“不负责任”。

“这项研究既荒唐又十分不负责任，”美国胃肠病学会理事会成员斯蒂芬·哈诺尔（Stephen Hanauer）告诉美国有线电视新闻网（CNN），“公布这样的研究会促使人们到网上去购买这些蠕虫，而这些蠕虫本来就是潜在的致病生物。这些买来的虫卵可能入侵免疫力低下的人的内脏并造成感染。”

即使是瑞克也因为害怕鼓励他人效仿而拒绝具体描述他是如何利用鞭虫进行治疗的。但是到这里，我们已经很难忽略一个简单的事实：如果瑞克听从了之前那个胃肠病医生的建议，那么现在他很可能已经失去了部分或全部结肠——现在的他可能不得不随身携带一个结肠瘘袋。

“至少就我个人而言，这种生物疗法可以取得如此积极的成果十分令人鼓舞，”瑞克说，“（这种疗法）可能开启了一种与之前非常不同的方法……来治疗一些疾病。”

在对抗炎症性肠病和其他自身免疫性疾病的时候，我们真的需要所有可能的帮助。温斯托克的工作的显著一点，是他把蠕虫和炎症性肠病联系在了一起，如果从前携带蠕虫的人突然丧失了这些寄生虫，而蠕虫是可以保护宿主不受炎症性肠病侵袭的，那么在这个前提下，在过去的二十年里，炎症性肠病在世界范围的流行趋势就不难理解并预测了。

在北美地区，炎症性肠病患病率从南到北递增的趋势已经在缩小，但还没有完全消失。东亚人种曾被认为是对这种疾病免疫力最高的人群，近年来患病率也开始上升，虽然其绝对数量仍然远远低于西方国家。需要注意的是，日本和韩国的除虫工作比美国要晚上几十年——这两个国家直到第二次世界大战和朝鲜战争之后才开始系统性地在国内进行寄生虫消除。

不幸的是，当热带发展中国家的人移民到更清洁、温度更舒适的国家时，他们比本地人更易于患炎症性肠病。与英国本土人相比，南亚移民患炎症性肠病的人数要少一些，但是他们在英国出生的孩子的患病概率却比正常高出 2.5 倍。

近几十年国力迅速提升的印度也出现了炎症性肠病患病率的上涨。在喀拉拉邦这样公共卫生条件最先得到改善的地区，炎症性肠病病例开始涌现。2005 年，孟买的一位医生在观察报告中写道："持续改善卫生条件当然是一件必要的事情，但这么做同时可能带来一些不利影响。"其他印度科学家也抓住了这一时机，利用当地不同阶层人口处于不同的流行病转变阶段这一难得的机会，在现实世界中直接测试温斯托克的理论。到目前为止，他们的发现都能印证温斯托克理论的基本论点。

患克罗恩病的人往往来自城市，从对钩虫蛋白的弱反应来看，这些病患已经过上了相对无寄生虫的生活。而印度南部的 I 型糖尿病患者感染蚊子传播的丝虫病的概率只有普遍概率的十四分之一。

还有更多关于过敏性疾病的问题。其中之一就是，同一历史时期在同一个阶层（即 19 世纪的富裕阶层）发现炎症性肠病和花粉症病例，是否意味着什么？我们从体内驱逐了蠕虫是否是导致上面两种疾病出现的原因？在下一章，我们将探讨过敏性疾病和寄生虫之间的复杂关系。

第五章

人为什么会哮喘?

我们应该把每一个宿主及其寄生生物看作一个超级有机体，而每个超级有机体就是一个由各自拥有不同基因组的个体嵌合而成的聚合体。

——乔舒亚·莱德伯格*

2004 年，寄生生物学家戴维·普理查德将一片潮湿的纱布贴在自己左侧小臂的皮肤上。这块纱布上有着不确定数量的十二指肠钩虫幼体——也许有 10 个、25 个、50 个或 100 个。普理查德跟另外九个人——其中有几名他在诺丁汉大学的同事，这些科学家都数十年如一日地将自己的时间献给了对世界各地不同寄生生物的研究——所做的正是主动让自己感染这种寄生虫。这一试验主要是想尽快实现两个目

* 乔舒亚·莱德伯格（Joshua Lederberg，1925—2008）：美国分子生物学家，早在 1958 年，33 岁的他就因发现细菌能够通过交配繁殖并交换基因而获得了诺贝尔奖。——译注

标：一方面是确定在21世纪的今天，一个英国人身上究竟能承受有多少寄生虫存在，另一方面则是想证明，英国人不会因为身上携带一些寄生虫就身体变差甚至一命呜呼。

这样一个实验令很多人忧心忡忡。道德委员会简直吓呆了。就连普理查德的妻子都担心他会不会四处散播寄生虫。但普理查德和他的同事们却对这种美洲板口线虫究竟能不能像之前人们认为的那样，会对人造成贫血、生长迟滞、持续虚弱等问题持严重怀疑态度。他们关注的是十二指肠钩虫对治疗过敏症可能具有潜在的价值。简单来说，科学家们给现今过敏研究核心领域提出了一个一针见血的问题：人们究竟是对什么过敏？

免疫球蛋白E，或者叫IgE，是造成人们在花粉症季节鼻涕流个不停、眼睛刺痛、喷嚏一个接一个的关键抗体。同时它也是带来荨麻疹、自发性呕吐，以及食物过敏发生潜在致命性喉部缢缩的重要推手。每年都会有些人因为IgE而在被蜜蜂或马蜂叮咬后伴随面部肿胀、血压骤降的过敏性休克并死亡。问题始终悬而未解：如果IgE存在的“目的”并非对猫皮屑、桦树花粉或蜜蜂叮咬发起致命攻击的话，它究竟有何存在意义呢？

所有哺乳动物的身体里都有IgE这种抗体，即使是早在1.1亿年前就和人类在进化上分道扬镳的有袋类哺乳动物也不例外。鸟类则更久，早在两亿年前就和哺乳动物走上了不同的进化道路，它们的身体里也有一种类似功能的抗体，叫作IgY。所以说，IgE这种抗体已经存在很长时间了，一亿年前曾和恐龙生活在同一时代的哺乳动物——长得比较像鼩鼱，以昆虫为食——正是所有胎盘类哺乳动物的祖先，在它们之前，IgE早已存在。

这种得以在哺乳动物谱系中保存下来的抗体，以及鸟类身体里类似的机能，都说明了IgE有着重要的作用。大自然是不会轻易将珍贵的资源浪费在没用的属性上的。然而，自打科学家在 20 世纪 60 年代识别出这种抗体以来，它存在的原因究竟为何，却始终没有答案。

寄生虫免疫学家率先以一种拐弯抹角的方式提出了 IgE 可能的存在原因。他们假定 IgE 水平在发生蠕虫感染时会增高，其实是我们身体的寄生虫控制机制的一部分。在像伦敦或纽约这样的城市里，IgE 水平增高指向了过敏发生的情况，然而对于身体里寄生有蠕虫的人群来说，IgE 水平过高则并不会产生过敏性疾病。热带地区携带有蠕虫的人群，身体里的 IgE 数量也许是伦敦或纽约花粉症患者 IgE 数值的数百倍。但是这些蠕虫携带者却并不会因为灰尘而打喷嚏，也不会因为坚果而生荨麻疹，也不会有其他过敏症状发生。在蠕虫滋生的环境中，IgE 水平升高与过敏性疾病并不存在正相关。

这一观察结果促使科学家们做出一些大胆推测：或许，只有当免疫系统进化到专门对付这些蠕虫存在时，这一抵御寄生虫的防卫机制才能正常发挥作用；或许，人为的刺激 IgE 水平升高，才是治愈过敏性疾病的方法；或许，让身体里有活体寄生虫存在就能实现理想的效果。

你肯定也会觉得，最后这一招必然会引起人们激烈的争论。普理查德的实验也正是科学家厌倦了永无止境的争论怪圈的一种体现。在他看来，证明寄生虫能够让人们免遭过敏之苦的最直接的方法，就是让过敏患者感染某种蠕虫，而他也可以观察到过敏性症状是如何消退的。当然了，普理查德暂时还未能真正做到这个程度。他必须先验证这样做的安全性。但他显然已经朝这个治疗过敏性疾病的非常规方法上迈出了自己的步伐。

非洲农村没有哮喘

普理查德把寄生虫幼虫贴到自己胳膊上的事情再往前推三十年，

曾经有一位叫作理查德·戈弗雷的英国研究者，来到了西非的冈比亚，这是一个沿着冈比亚河向非洲内陆延伸的版图瘦长的小国家。戈弗雷想要知道，当地哮喘流行的状况和英国相比有何异同。而他所发现的结果简直令人难以置信：在当地农村，他随机抽取了 231 个包括儿童和成人在内的样本，可是一个哮喘病例都没有。他又仔细查阅了当地诊所的医疗记录。结果是一样的，全部 1200 个病例的症状描述中，没有任何一例存在与哮喘近似的症状。看来在冈比亚乡村里，根本没有哮喘的影子。

但是，到了冈比亚首都班珠尔这座有 44000 人口的城市，情况就不一样了。当时的这座城市正在经历着快速西方化的进程，当地医院平均每天都会收治 8 名哮喘病人，其中的大多数病人都是医院的常客。在所有这些哮喘病人中，戈弗雷发现有 44 名都存在肺部疾病的症状。有意思的是，这些病人几乎通通都是当地的上层人士。换句话说，在冈比亚，哮喘仅仅会去折磨城市化人口中最有钱的那一小撮人。对这种情况该做何解释呢？一个冈比亚农村人身体里的 IgE 水平是一个冈比亚城市人的 2.5 倍还多。而冈比亚农村人身上携带的寄生虫要多更多。

“过敏性失调可能表现为由于人类变得过于干净致使免疫系统持续做出的多余反应，这样的观点是有一定说服力的。”戈弗雷在 1975 年的著述中曾这样写道，他还在某种意义上预言了普理查德所做的实验，“如果这一观点属实，那么我们或许可以期待未来通过经无害化处理的寄生虫抗原来刺激 IgE 产生，从而治愈过敏性失调。”

戈弗雷立即就对这一观点进行了测试。他把（因其他原因在外科手术中切除的）肺部组织交替暴露在非洲人和英国人的血清中，继而暴露在过敏原中——他选择的过敏原是花粉。如果这些肺部组织先浸入非洲人的血清，再浸入英国人的血清，则该组织不会对花粉产生任何反应。接触非洲人的血清，阻止了免疫细胞做出“花粉症式的”反应。但当他调换了一下顺序——让肺部组织先接触英国人血清，然后才是非洲人血清——的时候，花粉引起了过敏反应。非洲人血清在经过与寄生虫搏斗的洗礼后展现出了近乎魔法般的抗过敏性属性。而英国人血清，则表现出了完全相反的倾向：它激发了过敏。

“理论上有一种能够抑制或治疗过敏性疾病的方法，就是有意引起 IgE 做出强烈反应——例如人为让病人感染寄生虫。”医学专业期刊《柳叶刀》发表戈弗雷的研究时，有编辑在附文中这样说。但仅仅这样轻描淡写地提了一句，还是引发了爆炸式的反感与恐慌。许多科学家都言之凿凿地说，恰恰是寄生虫触发了高水平的 IgE，人为感染寄生虫的实验必将会带来免疫球蛋白本应抑制的严重过敏。

“你们的言论令我惊恐万分……让那些看似有理，但实为彻头彻尾危险行为的建议终止于此吧！”一位科学家在给期刊的信中说。还有一位科学家表示这一议题让人“瞠目结舌”。还有研究者严厉指出，一半的马来西亚儿童携带寄生虫，但他们中有相当多罹患花粉症和哮喘。

与此同时，一封来自时年 31 岁的英国寄生虫学家 J.A. 特顿的信，不由让人屏住了呼吸。他说他自己主动感染了 250 个十二指肠钩虫幼虫，试图发现 IgE 水平的变化。他不得不忍受严重的腹痛，但在疼痛终于减轻后，意想不到的奇迹发生了：从 8 岁起就折磨着他的花粉症消失了。

“在 1975 年夏天到 1976 年的这段时间里，我完全没有出现一点儿花粉过敏症状。”他在给《柳叶刀》杂志的信中说道。他认为，这只是一个个案。但这一结果或许说明，蠕虫确实压制了过敏反应的发生，而且具有成为治疗手段的潜在可能。至少我们可以说，他的观察结果反驳了蠕虫能导致更严重过敏的说法，结果显示，蠕虫使得过敏抗体的数值出现了提升。特顿还说："对于寄生虫感染会加剧已有的过敏这一说法……显然我无法赞同。"

人体环境中的人适应蠕虫

戴维·普理查德是在20世纪80年代后期了解到了上面讲的这段故事，当时他第一次去了卡卡岛，一个距离巴布亚新几内亚主岛约16公里的活火山小岛。他的博士论文就是探讨蠕虫和过敏反应之间的有趣关系。但他到这座小岛来，是为了调查寄生虫与寄主关系的一个更加本原的面貌：一个有机体究竟是如何在另一个有机体内定居下来的，以及为何免疫系统已经做出反应对其痛下杀手，它们还是能够长年平静地寄生下去呢？

"没有人真正能够说出，究竟为何蠕虫不会被彻底排出体外，"他这样写道，"我们到巴布亚新几内亚来，就是想对那里先天就感染了寄生虫的人们有更多的了解。"

普理查德到了巴布亚新几内亚后发现，很多巴布亚人还生活在相当乡土、以村落为聚居地的环境中。他们几乎所有人——约有95%——都普遍感染了美洲板口线虫和其他寄生虫。鉴于感染尚且不是十分严重，人们似乎和他们的"腹中长蛇"（snek bilong bel）相处得十分和谐。普理查德和他的研究团队一起收集粪便，发放驱虫药品，分析寄生虫存量，并检测人们的抗体水平。就这样，过了好几年。在丛林里的日子让他有充分的时间去思考。没过多久，他对占据着免疫学范式统治地位的学说产生了诸多怀疑。

比如说，蠕虫感染带来的免疫反应是否真的是以杀死寄生虫为目的，他对这一观点不像以前那么笃定了。因为事实看起来，免疫反应是在保护寄主不受反应本身的影响。象皮病，一种由某种丝状蠕虫引起的令人痛苦和变得形状怪异的肿胀疾病，就体现了这一动向。这种蠕虫经蚊子传播到体内后，会寄生于人类的淋巴系统中。大多数带有这种蠕虫的人都不会产生什么症状。但少数人的身体会对其发起疯狂的进攻。这些不幸的人们会遭遇让人痛苦扭曲的症状。显然，火力全开的结果也可能招致子弹进入自家后院。有的时候，你的免疫系统会成为你最大的敌人。而适当的容忍也许才是最好的反应。

除了普理查德，也有其他研究者提出了相同的疑问。他们在对先天感染大量寄生虫的人群进行研究后，开始感到纳闷，高居不下的 IgE 究竟是为了保护寄主，还是保护寄生虫。IgE 的相当一部分并不与蠕虫的蛋白有明显的亲和。IgE 的作用更像是释放烟幕，有意模糊了寄主对蠕虫所进行的无意义的免疫防御。还有些人认为，这种所谓多细胞 IgE 或许是寄主进行有意自我模糊的机制，一种用以避免免疫系统的某些严重反应可能会直接杀死极度过敏人群的方法。

在普理查德观察的案例中，他发现有些人的身体会产生比其他人更大量的 IgE，这些人更多会携带更加弱小的蠕虫。这些蠕虫的个体更小，产卵的数量也更少。这一观察让他得出了这样一个结论，即如果一个人能够生成大量的 IgE，当他处于到处都是蠕虫的环境中时，这一点可以说是他的明显优势，但当有这样身体机能的人从小在伦敦长大，他很有可能会发生过敏。“过敏可以说是人类进化过程中的‘寄生余孽’，”他在 1997 年的文章中这样写道。而那些“余孽”最深重的人们，会在充满了寄生虫的环境中活得最好。

不仅如此，我们并非一定会遭受过敏之苦。卡卡岛上的过敏症是相对较少的。只要那些对抗蠕虫的免疫系统能够好好发挥该有的作用（即对抗寄生虫）就不会带来更多的问题。如果说，我们必须要和寄生虫保持一定的联系才能使免疫系统保持最佳状态运作的话，那么严格来说，寄生虫这些有机体也算不上是真正意义上的寄生体，而是共生体才对。

有这样一番思考的并非只有普理查德一个。其他研究者也有发现，蠕虫能够以一些意想不到的方式让其寄主获益。泰国有研究者观察到，携带巨蛔虫能够减少罹患脑型疟疾的风险。这些蠕虫并不是像疫苗一样能直接保护人不被疟原虫寄生的。反之，它们抑制了寄主的免疫反应，从而阻止了免疫系统爆发带来的恶性疟疾症状（还有其他研究者有同样的发现，但这一结论仍然存在争议）。

20 世纪 90 年代，澳大利亚数次爆发人类感染犬钩口线虫，说明了另一个事实：只有跟特定寄主协同进化的蠕虫才能让寄主受益。那些新来的物种，只会造成严重疾病的发生。就拿犬钩口线虫来说，这种蠕虫成功实现了在人类身体里寄生，意味着一个全新的物种正在形成。但是这种寄生虫寄生的并不漂亮。跟人蠕虫不同，这些犬蠕虫可是会让人产生严重炎症、溃疡和肠炎的。

日本曾爆发过异尖线虫病，这是一种来自全生或未断生的鱼肉的寄生虫，也是能够佐证上述观点的实例。这种蠕虫是原生在海豹和海豚身上的，能够给人带来十分严重的症状，甚至有可能威胁生命。显然，这些寄生虫并不知道该如何对待人类有机体。所有这些案例都不由让人注意到，美洲线虫和其他早已适应了人类的寄生虫到底是怎样一种存在。人类自己的免疫系统究竟是如何运作的，它们是否可以给我们一些答案呢？能否通过它们分泌的蛋白质或生物酶形成一种能够治疗发达国家过敏症流行的解决方法呢？

想到这些问题，人会忍不住跃跃欲试。但在 20 世纪 90 年代后期，普理查德还没有想到有意感染美洲板口线虫这码事。但后来在非洲的一系列研究，将会让他的看法发生改变。

埃塞俄比亚：哮喘萌生

埃塞俄比亚的西南高地有一座挨着早期商队路线形成的城镇叫金马（Jimma）。当地热闹的集市为这里在 20 世纪 90 年代带来了繁荣，迅速聚集了 88000 多人口（到 2007 年，已经有 121000 人在这里定居）。尽管这里相对于埃塞俄比亚的生活水平已经相当富裕，但较于西方世界来说还是比较贫穷的。很多居民仍然居住在泥壁的房屋里，用瓦楞金属板充当房顶。公用厕所通常都设在住所外面，通电的家庭也并不多。自来水几乎是不存在的，人们仍然要从共用的水井中取水饮用。

从流行病学的角度来说，这一时期金马的状况，跟 19 世纪时美国一些地方的转变差不多。而且，过敏性疾病的流行也已经发生了改变。早十年的时候，哮喘在金马几乎不为人知。但如今，几乎每二十个到医院就诊的人中就有一个是因为哮喘。这在非洲也是相当高的比例了。这一显著增长引起了英国诺丁汉大学研究者约翰·布里顿及其团队的关注，并吸引他们来到了这里。

理论上能够引起哮喘的原因有很多：比如污染、吸烟、尘螨、饮食等。但是近期在金马突然出现的诸多病例似乎说明，无论原因为何，哮喘都在城市化进程的早期对人们造成了影响。对研究者来说，哮喘开始流行与城市化进程在时间上的接近会十分有帮助。在欧洲，哮喘流行症的原因要深藏几十年甚至一个世纪才能揭开。但在金马，哮喘流行刚刚开始，布里顿希望这一病症流行的原因能够尽快浮出水面。他想要在这些原因消失之前就把它们揪出来。

第一步：对金马的哮喘流行状况进行全面测量，并与其周边的乡村地区进行比较。此时距理查德·戈弗雷在冈比亚所做的调研已经过去了二十年，有其他研究者发现，在非洲各地，哮喘在城市环境中尤其是生活其中的富裕阶层里更常见。这里也不例外。布里顿及其同僚们发现，金马 3.6% 的儿童有哮喘，这一比例是其周边乡村地区比例的 3 倍。

如果说这个城市里的状况跟 19 世纪后期的英国差不多，那农村的状况就跟新石器时代早期差不多了。在埃塞俄比亚乡下，人们住的是泥巴墙的茅草屋，屋里的地面也就是把土压实。聚居区里几乎没有公共厕所，大多数人都到灌木丛或自家田地里解决。“这里的人们过的就像是一万年前人们的生活。”布里顿说。

但继续比较的结果，却有些出乎意料。研究者们有些惊异地发现，空气污染几乎可以忽略不计。金马并无什么重工业，机动车也寥寥无几。城镇和乡村之间的空气质量没多大差别。饮食上的城乡差异也可以不列入考虑范围。金马居民吃的肉类和农作物都产自周边地区。这里的城市化尚未进入到工厂化农场，预处理和预包装食品的阶段。无论城乡，所有人都还保留着埃塞俄比亚的传统饮食结构。

这之前约二十年，在巴布亚新几内亚的法雷区进行研究的澳大利亚科学家解释了当地近年来哮喘病患增加的原因——哮喘正是从当地人跟西方人有持续接触后才出现的，即西式寝具的出现。这些科学家认为，合成材料制作的毛毯虽然是让就寝变得十分舒服，但也让尘螨得以疯狂滋生。人们和这些小虫过多的接触最终造成了哮喘的出现。

此言不假，布里顿也发现，生活在更好的居住环境中，使用人造材料寝具的人们患哮喘的风险会有些许增加。尘螨在其中扮演了相当重要的角色。在城镇中，尘螨致敏使罹患哮喘的风险增加十倍，好多人原本就坚信：哮喘都是这些小虫子们的错！这下更加坚信不疑了。

这么笃信未必有道理。科学家在农村地区观察的结果似乎证明，我们不应该什么都怪尘螨。乡下虽然这种小生物数量更大，但哮喘的流行程度可低多了。居住在乡村里的人一般会对尘螨的存在更敏感一些——皮肤被刺破，微小的伤口暴露在尘螨蛋白中，皮肤上就会鼓起一块来。这些敏感表现并不意味着过敏症会发生，因为在乡下，二者之间并不存在必然的关联，但若是发生在伦敦就另当别论了。布里顿认为，这说明要么是乡村环境的某些东西是对人有好处的，要么是只存在于城市环境的某些东西是对人不好的。他表示："两个角度都说得通。"

布里顿和同事又编辑了一系列的变量并着手进行排除。他们排除了麻疹，因为两组人暴露在麻疹环境中的可能性差不多。再就是吸烟，这一习惯在农村地区要更普遍一些，并不能解释上文中出现的差异。甲型肝炎感染也可以排除掉，因为它有时甚至表现为能减少哮喘的风险。人们通常认为能够增加哮喘风险的杀虫剂接触，也没有这个影响。自始至终都有一个变量呈现出与哮喘之间的反比关系：蠕虫感染。无论是在城市还是在乡村，美洲板口线虫都能够将哮喘的概率直接减半。寄生虫感染也解释了为什么在乡村，对尘螨敏感并不会带来哮喘。蠕虫干扰了寄主的免疫反应，从而使得免疫系统对第三种蛋白质变得比较宽容。正是它们偶然间让人习得了默许尘螨存在的技能。

这一切意味着什么？首先，由于蠕虫在埃塞俄比亚的消失，人们可能会因此而更多发生尘螨过敏，甚至会带来更多的哮喘患者。其次，也许人们可以通过再度感染蠕虫而杜绝过敏。而这恰是普理查德在上述研究后所想到的，他同时也是这一研究的共同执笔人。"我们了解了种种这样的事例，然后就想亲自试一试。"普理查德这样对我说。

2000 年的时候，他在卡卡岛上收集了一定量的蠕虫，并把它们藏到了自己的行李中。一个名叫艾伦·布朗的同事用一些备用蠕虫感染了他自己。那时候谁也不知道海关会不会对此有什么反应。接着，科学家们登上了前往英国的飞机。几个月后，布朗估计自己的身体里已经聚集起了一支三百蠕虫大军，而这个时候他欣慰地发现，困扰自己一辈子的花粉症彻底消失了。

蠕虫走了，过敏来了

埃塞俄比亚西侧的大西洋沿岸，一位叫作玛利亚·亚兹丹巴喀什的荷兰研究者面临着一个选择：要么试着去推翻占统治地位的免疫学说，要么不作为，任由在她看来不成立的观点继续传播下去。

玛利亚在这个非洲中西部的一个讲法语的小国加蓬研究的是儿童对血吸虫的免疫反应，并希望能够开发出相应的疫苗。尽管这时距离理查德·戈弗雷所进行的研究已经过去了三十年，免疫学家们的普遍观点仍然没有变化，他们倾向于认为，蠕虫才是造成过敏的原因。而这种观点也主张，任何造成过敏抗体免疫球蛋白 E 水平上升的感染，都会增加变应性致敏的风险。

但是这一结论却无法解释玛利亚在加蓬每天都能观察到的现象。首先，普遍感染了蠕虫的儿童并未显示出更高的过敏率，这个比例反而要低一些。其次，免疫学家认为两种免疫反应模式，Th1 和 Th2（分别响应抵制微生物和大型寄生虫的两种免疫反应）是彼此不能共存的，但玛利亚注意到，在感染了丝虫和血吸虫的儿童身上，这两种免疫反应都受到了抑制。理论上在这种感染情况下，这两类免疫反应的表现应该像坐在跷跷板的两端一样此消彼长才对。然而，玛利亚所观察到的，则暗示了影响因素更可能构成了一个三角，在两种免疫反应之外，还有一个起到支点作用的关键因素。也就是说，免疫学家很可能忽略了免疫反应中某些虽然奇怪但却非常重要的其他影响因素。

通过一个简单的比较研究，蠕虫加剧过敏这一观点就能得到印证或被推翻。玛利亚和她的同事阿妮塔·范·德·比格拉尔一起，对520名加蓬小学生的丝虫和血吸虫感染情况进行了检查，并检查了他们对尘螨的过敏反应度，以及测量循环免疫球蛋白E的水平。如果蠕虫确实能加剧过敏的话，那么感染了蠕虫的孩子就应该比没有感染蠕虫的孩子对尘螨更加过敏。然而检查结果通过图表呈现出来后，玛利亚发现结果与预期截然相反。两组儿童的身体针对尘螨生成的免疫球蛋白E水平是一样的，他们都会对该过敏原产生敏感反应；但体内感染了血吸虫的儿童对尘螨产生的反应水平仅仅是未感染血吸虫儿童的三分之一。这表明，通过皮肤点刺试验检测过敏的结果显示，感染了蠕虫的儿童过敏反应水平要低得多。

究竟为什么会有这样的结果呢？是什么原因使得儿童即使被致敏后仍然不会发生过敏性疾病呢？玛利亚又对两组儿童的血清进行了比较。较少过敏的一组当中，一个单一免疫信号分子被提高了。感染了血吸虫的儿童的循环白介素-10——一种抗炎细胞因子——的水平要更高。这一点证明了，有神奇的其他因素影响免疫系统，从而缓解了炎症反应。当玛利亚将携带蠕虫的儿童的免疫细胞暴露在尘螨蛋白中时，这些细胞产生了白介素-10，从而使得本应发生作用的过敏原被轻轻放过了。

接下来，玛利亚和阿妮塔在对进一步的疑问进行继续研究：接受过体内驱虫的儿童，会比驱虫之前变得更容易过敏吗？研究者安排了一个随机双盲的安慰剂对照研究。参与实验的儿童都不知道谁接受的是真的驱虫药物，谁接受的是假的药物。她们在三十个月中，对317名儿童每三个月进行一次驱虫，定期检查这些儿童对尘螨的过敏性反应。她们发现，驱虫后的过敏反应显著增强了。接受了驱虫后，儿童对尘螨的过敏性反应提高了2.5倍之多。

在两年多的时间里，玛利亚的驱虫研究中所发现的过敏性反应差别，已经与约翰·布莱顿在金马的城市人口与农村人口中观察到的差别几无二致。推至更大范围来看，这一差别也与20世纪晚期发达国家过敏流行程度上升的事实接近。发生这一切的原因似乎都在于，蠕虫走了。

保护人不过敏的细胞

在远离热带的苏格兰爱丁堡，寄生虫免疫学家里克·梅泽尔斯在看了玛利亚·亚兹丹巴喀什的研究报告后，兴趣油然而生。几十年来，他一直致力于研究通过实验来解析啮齿动物和寄生虫之间存在的串扰现象。他对寄生虫及其寄主之间的关系非常了解，这种关系极为微妙——甚至在有些时候，简直就像寄生虫和寄主在合作一般。

直到21世纪初，一种新的白细胞引起免疫学界的广泛重视：这就是本书第一章中提到的调节性T细胞。早在20世纪70年代的时候，科学家就推测，存在着某种“抑制”细胞。但对于细胞的研究——以及认为这种细胞存在的信念——却在20世纪80年代的时候由于科学家无法将其分离出来而遭受了巨大的挫折。不过现如今，科学家们已经能够通过新的分子标记来识别出这种细胞团了。最近的研究，包括那些关注转录因子基因突变的研究，已经证明，这种细胞是真实存在的，而且对于维持哺乳动物免疫系统的平衡起着至关重要的作用。

在免疫学这个总是以武力对抗做比喻的领域中，调节性T细胞以保证某些情况免于发生而著称。这些细胞确保了个体自身的组织不会遭受攻击，还协助维护个体与其消化道里的共生微生物能和平共处。不仅如此，这些细胞打开了一种定义免疫介导性疾病——如哮喘或炎症性肠道疾病——的新视角。这些失调症状并不都是由普通攻击细胞的不当行为造成的——比如敌我不分啦，对完全无害的豚草花粉穷追不舍啦等等。相反，症状恰是来自维护和平的细胞太少或干脆没有。直接正面对抗的倒是不缺，但圆滑做事的太少了。

梅泽尔斯隐约觉得，这些调节性 T 细胞对于理解蠕虫与过敏之间的关系，以及亚兹丹巴喀什的观察结果都至关重要。为了能通过实验来展现这一关联，他首先使老鼠对尘螨具有了敏感性，然后又让这些老鼠感染了类细旋线虫，这是一种几毫米长、螺旋形的寄生虫，也叫鼠钩虫。此时他再让老鼠露在螨虫蛋白环境中时，蠕虫压制住了已经存在的过敏。可以说，梅泽尔斯或多或少地实现了对布里顿和亚兹丹巴喀什在非洲观察结果的复制。尽管身体已经对另一种蛋白产生了敏感性，但蠕虫还是制止了过敏反应的发生。

梅泽尔斯想要证明，在这一切背后起到保护作用的正是调节性 T 细胞，他把感染了蠕虫的老鼠身上的调节性 T 细胞转移到了未感染蠕虫的老鼠身上。接受了这些细胞的老鼠也不再对蠕虫过敏了，而移除这些调节性 T 细胞后，之前观察到的保护作用也同时消失了。

这就是我们能够了解到的：尽管调节性 T 细胞仅占人体中循环 T 细胞总量的 10%～15%，但这些细胞对于未知体内免疫反应的平衡极为关键。如果你的体内有着发育良好的抗炎系统——这里说的就是蠕虫感染引起的调节性 T 细胞网络——你就不会因为你的抗体判断你对某种蛋白质过敏而流鼻涕、咳嗽、眼睛发黏。

为什么我们不能生来就带着有足够能力和数量的调节性 T 细胞，从而自动阻止过敏发生呢？显然有些人确实是与生俱来的有这样的 T 细胞的，但同样显而易见，有很多人没有这样的 T 细胞。这就使得我们不得不面对这样一个结论：要想让身体不去碰那些本来无害的蛋白质乃至我们自己的身体组织，我们当中的有些人就必须要让那些无论怎么看都对健康有害，只有寄生才能活下去的机会主义有机体们给我们追加个后续免疫疫苗。戴维·普理查德的关于寄生虫“余孽”的比喻之恰当也许超出了他自己的预期。我们当中有些人似乎已经离不开寄生虫了。

红皇后定律：跑不出原地的速度

早在达尔文的《物种起源》当中，他就曾解释过生命的“生存斗争”——与自己的竞争者、同类和寄生虫的斗争从不间断，还要始终面对极端天气等诸多挑战。也许是为了让他所处的维多利亚时代的读者诸君安心，达尔文在这一章的最末写道：“想到这种斗争，我们可以安慰自己，坚信自然界的战争不是无休无止的，恐惧是感觉不到的，死亡一般是瞬间发生的，而强壮的、健康的和幸运的个体则生存并繁殖下去。”

换言之，不必因这生存斗争而担惊受怕，被淘汰的不会遭受煎熬，胜出的也赢得痛快。那么，且不论胜者还要在未来继续面对争斗这一“特权”，胜利究竟意味着什么呢？在《物种起源》出版后一个世纪，进化生物学家凡威伦（Leigh Van Valen）提出了这样一个问题。他以生物有机体之间无止境的军备竞赛为观察对象——瞪羚跑起来的速度已经够快的了，还有更快的猎豹在后面追赶——并发现，由于竞争者之间总能够彼此适应，所以并没有什么根本性的改变发生。于是他将这一让人觉得仿佛毫无意义的僵持状态称为“红皇后假说”（Red Queen's Hypothesis）。“没有任何物种能最终胜出，新的对手总有办法将失败者取而代之。”凡威伦在1973年的一篇论文中如此说道，起初没人愿意发表这篇文章。

这一假说的名字来源于路易斯·卡罗的《爱丽丝梦游仙境》中的

一个片段。在这段故事中，主人公爱丽丝说：“但是，在我们的国家里……如果你以足够的速度奔跑一段时间的话，你一定会抵达另一个不同的地方。”但红桃皇后反驳说：“真是个慢悠悠的国家！……现在，这里，看清楚了，以你现在的速度你只能逗留原地。”

随后的几十年中，进化生物学家们已经证明，我们所生存的世界更接近红桃皇后的世界，而非爱丽丝的国家。凡威伦的观点已经发展成进化生物学中的一个有影响力的分支。而没有什么能比寄生虫及其寄主之间的关系更好地概括这一速度不够跑不出原地的现象了。在20世纪90年代，乔尔·温斯托克、戴维·普理查德和更多人都鼓起勇气指出，寄生虫已经永久地塑造了人类的免疫系统，进化生物学家也陆续发现，几乎没有任何动物的外形、行为或生育的进化中会没有寄生虫存在过的痕迹。

与这一重大影响相关的直接原因之一就是寄生虫与寄主在繁殖节奏上的巨大差异。寄生虫在其寄主的一个生命周期中基本都要经历许多次生命迭代。因此它们也获得了更快的进化速度。结果就是，寄主永远也不能像用厚厚的毛皮直接抵御寒冷气候下热量流失那样，简单直接地摆脱身体里的寄生虫。寄生虫只要跟着寄主的适应性来调节自己的适应性就足够了。而且，由于任何物种身上几乎都多多少少寄生着一些小生物，真正的问题其实不在于如果没有寄生虫会如何，而在于有多少寄生虫才是合适的？

动物进化出了一些能够限制寄生虫数量的行为。有的是迁移到距离很远的地方去，如非洲大草原上的有蹄类大迁徙，有的是许多种鸟类每年从热带地区飞往极地。还有的是定期甚至疯狂梳理自己的毛羽，很多鸟类和哺乳动物都会如此。有的动物还会和其他生物体建立起一种互惠共生的寄生虫清理机制，像牛椋鸟之于角马，或者清洁鱼之于珊瑚礁等等。还有些动物进化出了种群内互相理毛的行为——你给我梳梳毛，我也给你抓抓背——很多灵长类，包括我们人类都是如此。

也许这当中有些适应性看起来微不足道，但事实上，对寄生虫数量加以限制至关重要，很多种群进化出的最为显著的特征都与其相关。比如动物的性行为。两个生命体通过性行为，来将各自基因的一半结合在一起，构成第三个生命体——这一过程本身曾困扰了进化生物学家许久，因为相比于无性繁殖等生殖方式，通过性行为来实现繁衍实在是效率太低了。所有有性别区分的生物种群之中，只有一半的个体，即雌性，能够进行生育活动。而无性别的生物种群，繁殖速度是有性繁殖的两倍。这种低效率的繁殖策略究竟意义何在呢？

意义就在于：避开寄生虫。想想生活在新西兰淡水湖泊和河流中的一种螺旋形贝壳的小蜗牛，这种蜗牛能够通过有性和无性两种方式进行繁殖。那它又为什么要同时用两种繁殖方式呢？在湖泊浅滩等有诸多能感染人类的血吸虫的近亲吸虫类存在的地方，这种蜗牛会采取有性繁殖。因为在这样的环境中，寄生虫能快速在无性繁殖出的蜗牛中蔓延。由于缺少基因多样性，它们更容易被寄生，同样的把戏能够把所有蜗牛都捉弄个遍。但是这一招对于有性繁殖的蜗牛就不那么好使了。每一只蜗牛都拥有独一无二的基因，这些区别让它们免于感染。在同一片湖里较深且几乎没有寄生虫的地方，就又是无性繁殖蜗牛的天下了。一旦避开了来自吸虫的压力，自我复制无疑仍是繁衍的最佳选择。换句话来说，其实是寄生虫让有性繁殖变得有意义。

雄性和雌性的有性繁殖带来了两性异形，即同一物种的雄性个体与雌性个体在外形上有了不同。这样的区分有什么特别意义吗？为什么两性之一，通常是其中的雄性，总会贪心地追求一个又一个的异性呢？雄鸟总是又唱又跳的，还会长出艳丽夺目的羽毛；雄性哺乳动物要么长角，要么长出长长的獠牙或鬃毛。

科学家又一次指出，这也是寄生虫的“功劳”。雄性孔雀光彩夺目的羽毛仿佛在宣告："你看这些虱子和蠕虫想吃了我呀，我能搞定！你看有水蛭想吸我的血呀，我的基因不怕！"

这里有一点很关键。第二性征只在有睾酮等性激素存在的情况下才会显现。睾酮对免疫系统有些微的压制作用。所以当一头雄性麋鹿显示出一身肌肉和夸张的巨角时，它所传达出的信息绝不仅仅是自己能英勇迎战，还显示出它那虽略受压抑的免疫系统足以应对充斥寄生虫的生存环境——架起头顶的鹿角与其他雄鹿奋勇一战，一切不言自明。

生物学家们发现，这一规则在灵长类中同样通行：有事实显示，黑猩猩族群中占支配地位的雄性黑猩猩通常也是携带最多寄生虫的那一位。一部分原因来自这个雄性黑猩猩体内的睾酮水平要高一些。也就是说，在社交中占据主导地位意味的不仅仅是其有能力暴力控制和恐吓住其他的雄性，还显示出它能比其他同性携带更多的寄生虫。

有些鸟身上的颜色简直鲜艳到让人难以直视，有些哺乳动物长出的过分巨大的角和过长的鬃毛与獠牙，许多动物夸张怪异的求偶行为，以及性别区分的真实存在——甚至包括电台播放的肉麻情歌，爱到令人发指的情诗——很可能都与寄生虫有着不可分割的关联，因为所有的有机体都必须拼命向前奔跑，才能保证自己不被同样在奔跑的其他个体落下。

在红皇后定律的情况中，普理查德和温斯托克关于寄生虫塑造了人类免疫系统的推测带有了一定未卜先知的色彩。那么现在问题来了：我们该从哪里寻找直接证据呢？

哮喘：蠕虫适应性偏航？

英国斯旺西的威尔士大学的朱利安·霍普金关注的是一个叫作

STAT6 的基因（全称是信号传导与转录激活因子 6）。这一基因对肺部中继炎症信号的分子进行了编码。有两组观察结果显示，正是该基因同时促成了哮喘与对寄生虫的防护。如果科学家使老鼠中的这一基因不再被激活，老鼠则会彻底失去对蠕虫感染的抵抗能力。寄生虫会在这些啮齿动物的体内泛滥成灾。但科学家也注意到，试验中有意诱发的哮喘也不会对这些该基因不被激活的老鼠造成任何伤害。科学家们使尽浑身解数，也不能让这些老鼠喘上一喘。

人类的基因中有 150 多种 STAT6 基因的变异型基因，从提升敏感性的到消除敏感性的无所不包。那么，现有的这些基因型中是否存在能够在不同环境中产生相同结果的基因呢？

2002 年，一个多国科学家组成的团队开始了一项比较研究。这个团队到了中国上海附近的兴昌，这里地处农村，哮喘并不常见，但寄生虫的存在比较普遍。当地农户使用粪肥给土地增加养料，古老但有效——粪便里也有营养，何必浪费呢？——而在西方这种施肥方法到 20 世纪初以后就很少见了（在美国英语的表达中，夜壶里的粪便也被称为“night soil”，字面意思就是“夜里的土”）。如此一来，这些农民就在无意中让自己始终都暴露在能一再感染蛔虫的环境当中。科学家对 600 名儿童做了检查，发现有五分之一的孩子携带有大量的蛔虫，而另外五分之四也只是携带量稍小一些。

接下来霍普金对 STAT6 变异型及其与寄生虫携带量之间的关系进行了观察。在兴昌，能够强化免疫系统反应的 STAT6 基因与人体携带寄生虫的量呈反比关系。但是在英国，这种蠕虫已经在很久前就从人类生活环境中消失了，带有同样 STAT6 基因的人群则会有更高的概率发生花粉症、哮喘和湿疹。反之也是如此。在英国，身体里的炎症型 STAT6 基因比较少的人群中有哮喘的也比较少，但在中国这就意味着携带蠕虫会更多一些。

科学家们在西非的马里进行了更为细致的研究，他们将 STAT6 和另一种能够增加信号分子白介素-13 数量的变异型基因放在一起加以观察。两种基因都与发达国家的过敏现象有关。但是在马里的农村地区，这些基因则能保护人免遭血吸虫的感染。而且这种保护作用是可叠加的：身体里同时有这两种基因型的人感染的血吸虫最少。

位于意大利博西肖帕里尼的尤金尼奥·梅地亚科学研究所的两位遗传学家马泰奥·弗马加利和曼努埃拉·西罗尼，对人与蠕虫之间的关系做了鸟瞰式的统览。他们推测，在最近的进化进程中最大程度暴露于寄生虫和病原体中的人，其基因组中必定留有最为显著的寄生虫痕迹。与其对特定基因的不同变异型进行比较，他们认为，更应该把全世界的人类作为一个总的观察对象。

他们就此问题发表的论文最早见于 2009 年，文中支持了温斯托克关于蠕虫与炎症性肠道疾病戚戚相关的观点。在过去那些经常暴露在有大量病毒和细菌感染以及巨量蠕虫环境中的人们中，有六种与乳糜泻（麸质过敏症）和炎症性肠道疾病的基因型更为常见。有两种选择性的要求在一致发挥作用。蠕虫对免疫系统长期加以抑制，使得其寄主对乘虚而入的细菌和病毒等更加敏感。但是，蠕虫感染很可能并不会马上要人命，病毒或细菌感染则是能立即致命的，甚至可说是很常见。在进化的漫长道路中，人类的免疫系统在不断抗击各种伺机入侵的微生物过程中遭遇到各种各样的挑战。那些坚守阵地抵抗微生物病原体的基因已经形成并适应了与蠕虫感染长期对抗的存在环境。当人从身体里驱除了这些蠕虫，基因们就会无法启动，而发生炎症性肠道疾病的风险就会有所上升。

还有另一项全球范围的研究，也是基于哮喘的基因研究。研究者发现，在最近的进化历程中，有 20 个基因变异型与肠道蠕虫的数量和种类之间存在着强烈的正相关。这 20 个基因型中，有 12 个是与哮喘和过敏直接相关的。有些会对调节性T细胞的发育产生影响。有些则会促使嗜酸性粒细胞增多——这种细胞能够协助肠道驱除蠕虫。还有一些能提升细胞的敏感性以准备应对过敏抗体，如巨细胞和嗜碱性粒细胞等——后者正是花粉症的幕后黑手。

科学家得出了这样的结论，即包括蠕虫在内的病原体——而非饮食或天气，才是构成至今为止人类所有已知基因组的最大选择性作用力。我们进化出了浅色的皮肤，以应对高纬度地区缺少日晒和维生素D的现实；我们进化出了乳糖酶基因，从而能够饮用取自其他动物的乳汁。但所有的这一切适应性，在我们为了应对病毒、细菌、原生动物以及蠕虫感染而实现的进化面前都显得微不足道。在这些寄生而食的小生物的精心编排之下形成的人类基因多样性，远比其他任何因素对基因产生的影响都要深远得多。它们不仅给人类留下了与腹腔疾病和炎症性肠道疾病相关的基因变异型，还有诸多基因型与I型糖尿病与多发性硬化症相关。

弗马加利和西罗尼也承认了他们的研究中存在的弱点，即他们假定了当下有大量病原体存在的地方，从过去始终都存在着大量的病原体。不过，他们的研究和就单个基因变异型的比较研究放在一起，共同描绘出了一个居然由蠕虫起到塑造力量的基因组形象，从遗传学角度来说，受寄生虫感染最严重的人群同时也是最倾向于生发出过敏、哮喘、炎症性肠道疾病，甚至免疫系统疾病的人群。

这样看来，就让人有点纳闷了。

在遗传学的角度，哮喘流行始见于最没有可能发生过敏的人群——欧洲人为主，生活在高纬度地区，蠕虫在这里说不上绝迹，但肯定比温暖地区要少得多。更多暴露在寄生虫和病原体环境中的人群身上存在的各种问题基因已经说明了，为什么在澳大利亚、美国或英国这样的地方，其近期祖先曾经生活在热带地区的移民的后代会有更高的概率发生过敏，而这种“命中注定”的感觉让人多少感到有些不舒服。这不仅仅是因为他们由于社会经济的现实状况，在生活环境中会接触到更多的蟑螂和螨虫，而是他们的基因中早已具有了抵抗蠕虫的强化机制，从而让这一人群对这些蛋白质发生过度反应而显得愈发的脆弱。

过敏原是怎么来的？

过敏原究竟是怎么一回事？为什么人类会变得对特定的蛋白质过敏，而不是其他的蛋白质呢？为什么人们可能会对花生、鸡蛋、尘螨过敏，对鸡肉和土豆就无动于衷呢？2007 年，英国一位食品研究者约翰·詹金斯给出了一个粗略而简单的构想：如果一种蛋白质与人体自己产生的蛋白质的同一性超过 63%，它就不会激发过敏反应。拿原肌球蛋白（tropomyosin）来说，鸟原肌球蛋白与人类的原肌球蛋白，同一性达到了 90%，所以不会诱发过敏。但蟑螂、尘螨和贝类则都属于最常见的过敏原。区别究竟在哪儿呢？

就在同一年，瑞典生物化学家迈克尔·施庞福特观察到，细菌中存在着会让人类过敏的蛋白质。也就是说，地球上绝大多数的生命体都缺少引起过敏的可能。只有包括植物、真菌以及动物在内的真核细胞生物才能产生过敏物质。

这一发现没多久，英国化学家柯林·菲茨西蒙斯指出，在已经识别出的约一万个蛋白质家族中，有十种却包含了所有已知过敏原种类的 50%。这十个蛋白质家族几乎全部都来自于无脊椎动物，尤其是体内寄生虫和体外寄生虫。那么就是说，引发过敏的最主要物质来源，基本上是在进化历程中依赖我们才生存下去的蠕虫、虱子、扁虱和跳蚤等。我们的免疫系统对这些蛋白质有着与生俱来的敏感性。

"当你作为寄主认为那是一种寄生虫时，别忘了，那也就是尘螨。"菲茨西蒙斯说。

为什么我们会对这些蛋白质做出过激反应呢？尘螨的蛋白质并不是关键，从某个层面来说，寄主—寄生虫这一相互关系中的关键组成部分使得寄生和被寄生的双方都最终获益。反之，真正的寄生虫感染有效地诱使免疫系统表现出耐受——比如梅泽尔斯测量过的调节性T细胞，亚兹丹巴喀什观察到的白介素-10，还有免疫球蛋白G4——另一种能阻挡和一定程度上关闭促生过敏的免疫球蛋白E的抗体类型。尘螨和蟑螂跟这些调节机制无关。它们自己能生成一种驱除蠕虫的反应，且这种反应在它们生存的天然环境中不会受到任何抑制。

这些启示给过敏流行带来了一丝新的希望，尤其是在美国的内陆城市，尘螨和蟑螂的分布状况与过敏的流行程度密切相关。从进化的角度来说，这种流行症应该不是来自与无脊椎动物蛋白质的过度接触，因为这些生物早在太古时代起就生活在这个世界上了。莫不如说，过敏流行源自遍布全世界的和蠕虫相似的蛋白质，而曾经教会我们与这些蛋白质和平共处的真正的蠕虫，突然从我们周围消失了。

这也是红皇后定律教给我们的：你一路拼命奔跑，只为不落于人后，而你的寄生虫则一直伴你左右。它们拼上性命说服你忽略它们的存在，而你则拼尽全力将其驱除。抽身出来冷眼旁观的话，这场斗争似乎陷入了僵局，但表面上的平静掩盖了内里剑拔弩张的紧张气氛。当寄生虫离开——准确地说是被驱离了——我们身体里的寄生虫探测机制便彻底陷入了失控。

一切都是老样子

戴维·普理查德的剂量差别实验引发的第一个教训源于J.A.特

顿。据这位科学家称，70 年代时他给自己感染了 250 个钩虫幼虫，但他要么是过高估计了接触到的幼虫数量，要么就实在是个很决绝的人。试验中的一位志愿者在不知不觉中感染了有 100 个钩虫幼虫，并发生了严重的皮疹、腹泻和呕吐。在接受抗蠕虫治疗后，他退出了试验。

普理查德发现，尽管他自己只感染了 50 个钩虫幼虫，也十分难以忍受。腹部疼痛和腹泻让他也不得不把自己体内的蠕虫寄生军消灭干净。另外 8 名参与者最终完成了为期十二周的试验。结果显示，接触幼虫最少（大约 10 个）的人就几乎没什么症状了。

科学家继续对 10 个蠕虫的剂量做了进一步研究。他们招募了 30 个饱受花粉症困扰的人，进行了随机盲选的安慰剂对照安全试验，让其中的一半人感染了蠕虫。没有感染的人则被给予了组胺，用以模拟被蠕虫感染后的瘙痒感。（“没有什么能形容这种感觉。”普理查德说。）所有参与者都没有因蠕虫而出现症状，而他们的过敏状况也没有变得更糟。普理查德观察到了调节免疫状况发生的苗头，与梅泽尔斯在老鼠身上观察到的，以及亚兹丹巴喀什在加蓬小学生身上观察到的类似。但这些变化并未对现实症状产生影响。

接下来，科学家又对 32 名哮喘患者进行了双盲试验。钩虫通过肺部时寄生了下来，研究者担心这样的呼吸道会加剧哮喘的症状。然而，受试者的哮喘并未出现加剧。虽然普理查德观察到了微小的改善，但显示出的结果实在太过微妙，不能排除这是随机噪声产生的结果。不过受试者们还是激动地表示说，他们的花粉症消失了。试验结果的总结里提到，很多受试者都选择保留身体里的蠕虫。

总的来说，由于要保证安全性，这一试验结果并不能说明什么问题。这些受试者接受寄生虫的时间够久吗？这一数量是不是太少了呢？

在巴布亚新几内亚，平均每个人都会寄生有 23 个成体蠕虫——

还不一定总是同23个蠕虫。单体钩虫会持续在身体里循环存在。也许普理查德要模拟这一持续再感染的状况，才能真正有所收获。

"这样也许是不对的，"约翰·布莱顿在说到低剂量单次接触这一事实时说，"说句马后炮的话，我很后悔当时没有接受25个幼虫。"

或许这也是由于，像布莱顿这样体内蠕虫经验不丰富的现代人，无法承受足以改变其免疫运作的蠕虫数量。在蠕虫始终都存在的地方，人们会逐渐适应对蠕虫的持续再感染。在动物试验中能够清楚显示出这一结果，受试的啮齿动物接受的蠕虫剂量简直能要了人的命。正如并未参与这一研究的菲茨西蒙斯所说："我们可能承受不了这种治疗方法。"还有另外一种可能：蠕虫是无法改变已经发生的过敏性疾病的。且不论那些动物研究，关于人类的蠕虫和过敏性疾病研究也充分显示了这一点，即如果真的有什么作用的话，寄生虫感染是能够阻止过敏症发生的。但对于已经发生的过敏性疾病，它们并不具备治愈它的能力。

尽管这些试验的结果并不令人信服，但也无法阻止广大信奉"自己动手丰衣足食"的"地下工作者"们——这些人都极度渴望自己几乎无法治愈的自体免疫和过敏性疾病能够得到治愈，我在墨西哥的提华纳遇到的就是这样一群人。他们让自己接受高剂量的蠕虫，而很多人都收到了显著的效果。关于这些人的故事，大家可以看看第十三章。

不过首先，还是让我们来看看另一个研究思路吧。并不是只有寄生虫免疫学家才认为过敏性疾病的流行源自人类生态系统的紊乱。我们还和肠道蠕虫以外的其他很多有机体实现了共同进化。乔尔·温斯托克是这样说的："如果这只是关乎蠕虫，那就太不可思议了。生命岂可能这么简单呢？"

第六章

"老伙计"去哪儿了?

现在，人们普遍意识到，人类在进化的过程中并不形单影只，我们体内的微生物群落与我们一起，在漫长的岁月中演化成了一个"超级有机体"，而我们作为一个物种的演化和与我们相关的微生物群落的演化，在整个进化过程中一直是相互交织的。

——威廉·帕克，美国杜克大学

20世纪80年代末，德国流行病学家埃里卡·冯·穆蒂乌斯（Erika von Mutius）坚信自己作为一个科学家很失败。她花了两年的时间调查空气污染与哮吼之间的关系，这种疾病表现为剧烈的咳嗽，多发于儿童。但是两年过去了，整个项目一团乱麻。多学科之间的数据采集无法匹配。而想要得出任何有意义的结论——例如哮吼与空气污染有所关联——都是不可能的。

后来她说："那时我太年轻，犯了太多错误。"

因此，当她的上司敦促她开始另一个项目的时候，出于对前景的悲观，穆蒂乌斯申请了一个她觉得应该根本通不过的预算——超过100万德国马克，相当于现在的250万美元。让她懊恼的是，她竟然真的获得了这笔经费。

然后，历史缓缓拉开了帷幕。

1989年11月初的一个新闻发布会上，民主德国的官员京特·沙博夫斯基*不动声色地带给所有德国人一个惊喜："我们决定今天开始，所有公民都可以通过东德过境点离开这个国家。"几个小时之内，柏林墙的勃兰登堡门前就聚集了成千上万的东德民众。这堵3.6米高的混凝土墙分割了联邦德国和民主德国，象征着"二战"后德国的分裂和几十年以来的冷战僵局。柏林墙的那一边，挤满了挥舞旗帜、雀跃不已的西柏林市民。东方集团已行将就木。经历了四十多年的分裂之后，德国又将统一。

对穆蒂乌斯来说，这一事件为她提供了一个机会。她一直对哮喘十分感兴趣，与通常由感染引起的哮吼不同，哮喘是慢性且终身不可治愈的。民主德国也就是东德仍然大量使用煤炭作为燃料，其污染程度比西德严重得多。工业污染也因管理松懈而十分猖獗。流经东德工业城市哈勒的萨乐河曾经因为大量的化学废料排放而变成紫色。根据当时科学界对于哮喘的认识，穆蒂乌斯长期以来都怀疑哮喘在东德将比西德更为普遍。现在，她终于有机会去亲自测试她的假设了。

通过与东德同僚们的通力合作，穆蒂乌斯确认东德的污染确实使当地居民的肺部承受了更多的刺激。与西德相比，支气管炎在东德

---

* 京特·沙博夫斯基（Günter Schabowski）：前东德执政党德国统一社会党政治局成员。1989年，他在记者会上的错误回答导致柏林边界开放，开启两德统一的序幕。——译注

的发病率要高一倍。但是令人惊讶的是，两边的哮喘患病率却相差无几。在污染更为严重的东德，患花粉症的人却只有西德的四分之一到三分之一。穆蒂乌斯对于这个发现哭笑不得。是不是她又犯了什么错误？这种差异是由于东德和西德医疗水平的差距导致的吗？皮肤点刺测试证明了结果无误。尽管更多接触了尘螨和霉菌，但似乎东德人并没有他们的西德同胞那么容易过敏。

1992 年，穆蒂乌斯在美国图森市亚利桑那大学的呼吸科学中心开始了为期一年的研究。在那里她遇到了另一位对哮喘感兴趣的科学家费尔南多·马丁内斯（Fernando Martinez）。当时马丁内斯正对自己得到的违反直觉的研究结果感到困惑不已：在跟踪调查了近 800 名图森新生儿之后，他发现在婴幼儿时期患呼吸道感染的次数越多，以后患哮喘的可能性就越低。这与我们当时的认知相矛盾，所有人都知道呼吸道感染会加重哮喘。现在，穆蒂乌斯带来了来自不同环境中不同人群的数据，从另一个角度佐证了马丁内斯的发现。

“这让我渐渐明白我们之前的理解可能有误，”马丁内斯说，“有可能那些我们认为是负面的感染反而会对我们起到某种程度的保护作用。”穆蒂乌斯和马丁内斯不是仅有的得出这个结论的人。1989 年 11 月，柏林墙倒塌的同时，一位名叫大卫·斯特拉坎（David Strachan）的流行病学家在《英国医学杂志》上发表了一篇名为《花粉热、卫生和居住空间》的小论文。这篇文章让马丁内斯激动不已。

斯特拉坎检查了 1958 年的某一周内出生的所有 1.7 万名英国儿童的记录。他一路追踪至他们成年后，试图找出发生过敏的早期因素。他发现了一个变量，这个变量与被研究个体 23 岁左右患上花粉症或湿疹的概率相关，即该个体 11 岁时家庭内有多少个更年长的孩子。一个人拥有的哥哥或姐姐数量越多，他 / 她成年后患过敏性疾病的风险就越低。

这种影响十分明显。家中第一个孩子中有 20% 的人过敏。有两个兄长或姐姐的孩子中只有 12% 会过敏。有四个或更多哥哥姐姐的孩子过敏比例下降到了 8%。老大和老五的过敏概率相差 2.5 倍。斯特拉坎一开始认为社会经济地位可能是其中的一个因素，比如贫穷的家庭一般会有更多孩子，而有些人认为贫穷可以预防哮喘。但是，即使限定了父亲的社会阶层，“兄弟效应”仍然有效。是什么导致了这些过敏性疾病易感性的显著差异呢？

斯特拉坎认为早期感染也许能够解释这种模式。哥哥姐姐们的存在增加了患感冒和其他感染的概率，拥挤的家庭通常更利于传染扩散。他的这个假设也巧妙地解释了发达国家近年来过敏性疾病病例增长的原因。他的观点是，20 世纪后期家庭规模的小型化以及全面现代化带来的前所未有的洁净程度大大减少了儿童时期的感染负担。虽然我们尚不清楚具体的运作机制，不过一个人若在生命早期也就是童年阶段没有经历足够或强有力的免疫挑战，那么这个人患过敏的概率就会上升。

对于穆蒂乌斯和马丁内斯来说，斯特拉坎的假说提供了一个可以解释他们研究结果的理论框架。人员聚集是其中的共同线索。

马丁内斯继续对图森的儿童进行研究，穆蒂乌斯则回到了慕尼黑大学。在斯特拉坎的指引下，她发现与西方国家相比，不仅民主德国的生活条件更为拥挤，在许多前社会主义国家，年幼的孩子往往都会被送到日托机构照管，因为他们的母亲要工作。民主德国的青少年中，有 70% 的人曾经上过日托，而在联邦德国只有 7.5%。如果斯特拉坎说的早期感染可以防御过敏属实，那么几乎可以肯定，与联邦德国相比，民主德国的年轻人在年幼时会遭遇更多的感染机会。

某种意义上来说，穆蒂乌斯发现了一个通向过去的窗口。民主德国的生活条件与“二战”前的德国和大部分欧洲地区别无二致。而当前的民主德国，过敏性疾病的流行率也与 20 世纪早期过敏性疾病未流行前的德国相类似。民主德国人停留在了这个免疫学阶段，而他们的同胞联邦德国人则已经推进到了过敏时代。如果她能找到西德在过去几十年里到底失去了或是获得了什么因素，她就有可能阻止过敏性疾病继续流行。

2000 年，图森大学的费尔南多·马丁内斯和他的研究小组发表了最新的研究成果，数据强有力地显示出幼年时期的日托护理可以很好地防止过敏性疾病。研究人员走访了一千多名从刚出生到 13 岁的儿童。他们比对了社会经济地位、兄弟姐妹的数量及其他各种因素后发现，在生命的头六个月里，参加日托护理可以减少 60% 左右的患哮喘概率。日托机构拥挤的环境肯定会让感染的概率增加，在婴儿阶段，这无疑能很好地防止哮喘。不过，具体是哪种感染能阻止哮喘呢？

寻找防止哮喘的小生物

大众传媒将这种不断发展的观察结果称为“卫生假说”：我们变得太干净以致开始危害我们自己的健康。科学家们则使用现在已为人熟知的免疫系统的跷跷板模型来解释这种现象。免疫系统有两种互相排斥的反应。一种叫辅助性 T 细胞Ⅰ型反应，简称 Th1 反应，主要负责攻击微生物入侵者，比如细菌和病毒。另一种叫作辅助性 T 细胞Ⅱ型反应，简称 Th2 反应，它的任务是追捕更大的入侵者，比如蠕虫和虱子。错误的 Th2 反应，比如误将桦树花粉、猫毛或者蟑螂蛋白当成入侵者，从而发起进攻，就会导致典型的过敏性疾病。Th1 和 Th2 具有的互斥性，让它们分别成为一个跷跷板的两端。科学家们认为，现代的卫生环境和儿童缺乏感染实践，使得跷跷板一端的 Th1 变得虚弱，在这种情况下，跷跷板失去了平衡，Th2 的一端就出现了反应过度。

你可能已经注意到，这个解释与乔尔·温斯托克在20世纪90年代关于炎症性肠病的想法正好相反。在他的模型中，炎症性肠病来源于过度活跃的Th1反应。如果为人体引入寄生蠕虫，就会刺激Th2反应，从而起到抑制Th1反应的目的。让我来为你解释这个明显的矛盾：事实上，流行病学从来不支持免疫功能的跷跷板模型。如果Th1和Th2是互相排斥的，那么你会在不同人群中看到过敏性疾病和自身免疫性疾病互相对立。但是一般来说，对同一人群来说——比如拿我这个人作为例子——患自身免疫性疾病和过敏性疾病的概率可能同时都在上升。现在科学家们大多同意，免疫系统的第三部分，即抑制反应才是最重要的，因为它可以同时避免上面两类疾病。

但是，感染某种病毒或细菌可能有助于防止过敏性疾病的想法，在某种程度上是令人鼓舞的。它扩展了开发哮喘疫苗的前景，就像科学家制造小儿麻痹症疫苗或麻疹疫苗那样。一旦我们确定了能够提供保护功能的微生物，削弱或消除它的危险性，然后拿起注射器，来一针。你看！你刚刚治愈了过敏。

早些时候，麻疹似乎是一个有希望的备选。在1963年麻疹疫苗问世之前，几乎每个人都感染过麻疹病毒。但是研究产生了矛盾的结果。在1970年出生的6000名英国儿童中，此前两年麻疹疫苗刚刚在英国面世，结果显示无论是麻疹自然感染还是使用疫苗似乎都可以防止过敏，不过只对家里有哥哥姐姐的孩子有效。而对家庭中最先出生的孩子，在感染麻疹病毒或接种麻疹疫苗后，过敏保护消失了，甚至逆转过来变成了一种威胁。

同时，一项对50万芬兰人的调查案例表明，麻疹感染会让湿疹发病的概率略微增加。而且一项针对近2000名苏格兰儿童的研究得出结论，虽然麻疹在某种程度上可以避免哮喘，但是总的来说，感染的情况越严重，发生过敏的概率就越大。如果麻疹病毒真的是儿童早期群居生活与过敏保护之间的桥梁的话，那么上面这几项研究成果可不是我们所希望见到的那种绿灯。那么这种模式该如何解释呢？

了不得的粪口途径

意大利为我们带来了新进展。一位名叫保罗·马特里加蒂（Paolo Matricardi）的流行病学专家在1600多名意大利空军学员中研究了过敏性疾病。他发现，感染甲型肝炎病毒的人过敏概率是未感染这种病毒的人的一半。马特里加蒂并没有关注病毒本身，而是把注意力放在这种病毒所属的病原体类型上。甲型肝炎通过粪口途径传播：这种大面积的感染通常意味着患者的粪便基本都由未经消化的食物和水组成。在这种情况下，可以肯定处于这个环境内的人会经常通过口腔接收到其他微生物。一般而言，甲型肝炎感染可能仅仅是其他粪口途径感染的一种体现，甚至还有可能同时感染一些无害的粪便微生物。

一项更大规模的跟进研究再次强调了粪口途径的重要地位。感染水痘、疱疹、腮腺炎、风疹和麻疹病毒都不能防止过敏。但是感染弓形虫（一种猫身上的单细胞寄生虫）、甲型肝炎病毒和幽门螺杆菌（一种寄生在胃部的螺旋状杆菌），则可以持续性地提供过敏保护，而这些生物都是通过粪口途径传播的。不仅如此，保护效果还可以叠加，感染上述三种病原体的一种可以使过敏的概率降低三分之一，两种或两种以上可以降低一半。总体而言，暴露于多于一种上述微生物的学员与没有接触过这些微生物的学员相比，过敏的风险降低了66%。

那么这种关系在其他人群中也存在吗？马特里加蒂分析了在第三次全美健康和营养调查期间汇集的将近3.4万美国人的数据，这项调查由美国疾病控制与预防中心（CDC）主持。简而言之，答案是肯定的：在美国，弓形虫和甲型肝炎病毒也可以预防过敏。而且这项调查在时间上的深度为我们提供了一个新的视角。

之前的意大利学员几乎都处于同一个年龄段。然而调查数据中的美国人各个年龄层都有。比较相差几十年的两个年龄组我们发现，对于1920年前出生的人，暴露于甲型肝炎环境并没有使他们获得什么优势——那个时代甲型肝炎很常见，不像现在这样已经全面得到了控制——患甲型肝炎与没患甲型肝炎的过敏风险基本一致。总体而言，出生于20世纪早期的人，不论有没有患甲型肝炎，其过敏概率都不到20世纪60年代出生的人的一半。一般来说，在20世纪早期出生的人中，约有2.7%的人患有花粉症，而在60年代出生的人中这个比例是8.5%。但是对于那些患有甲型肝炎的人来说，无论哪代人，花粉症的患病率都稳定在2%。

和民主德国人一样，暴露于甲型肝炎的美国人似乎生活在一个不同的免疫学环境下，这个环境与20世纪初很相似，无论如何我们多少都会接触到一些病毒。这样，这些患甲型肝炎的人保持着低过敏的状态，而其他美国人则进入崭新的更具过敏性的领域。

农场的孩子为什么不打喷嚏呢？

当保罗·马特里加蒂研究空军学员时，埃里卡·冯·穆蒂乌斯正对东德和西德不同的过敏流行感到困惑不已，与此同时，一次偶然的对话让瑞士流行病学家夏洛特·布兰-法兰德尔（Charlotte Braun-Fahrländer）在她针对瑞士农村儿童哮喘的调查中增加了一个咨询项。在与一位当地医生的谈话中，她注意到养猪和养牛的农民家的孩子很少过敏，于是，她在调查问卷中加入了一个关于农场的问题。后来证明，这次补充意义重大。

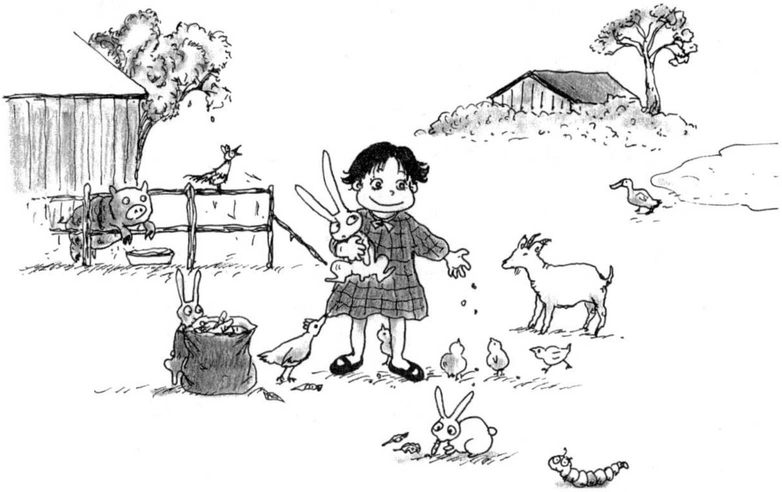

有调查结果显示，经常从事农场活动并与家畜发生接触，能使过敏概率降低很多。但根据不同的基因型，农场环境也有产生不良效果的可能

在农场生活的儿童不仅过敏概率只有普通农村儿童的三分之一，而且他们从事的农业活动越多，过敏性就越低。全职经营农场家庭的孩子过敏概率是部分经营农场家庭的孩子的一半。而与完全不参与农场活动的孩子相比，他们的过敏概率更低，仅有前者的四分之一。19 世纪的时候，曼彻斯特的一名医生查尔斯·布莱克利（Charles Blackley）首先注意到，居住在花粉环境中的农民从未患上过花粉症，一个多世纪以后，布兰－法兰德尔又一次发现了同样的现象。

差不多同一时间，德国的穆蒂乌斯通过对巴伐利亚地区儿童的调查也发现了同样的情况。农场的孩子比同样居住在乡村的非农户家的孩子过敏的风险少一半。保护强度随着接触牲畜的频率和持续时间增加。不过即便不住在农场，只要能经常从事农场活动并与家畜发生接触，就能使过敏的概率降低一半以上。与家族过敏史的比对也显示了农场环境的功能。如果你有一名住在城里的直系亲属，他和其他城里人一样容易过敏，但是如果经常在农场里干活，比如挤牛奶什么的，那么他患花粉症或者哮喘的可能性就会降低。换句话说，农民并不是天然携带不过敏基因的人群。

到 2002 年，世界各地的大量研究记录了来自芬兰、丹麦、奥地利、法国和加拿大的“农场效应”。能产生这种效应的农场不是那种大规模的工业化饲养场——后者其实会对健康造成不良影响。它一般都很小，由家庭经营。那么，它们是怎样提供过敏保护的呢？最明显的一点就是，牛棚、猪圈和马厩里充斥着微生物，动物粪便、牲畜饲料和泥土中富含着大量的细菌。因此，在千禧年之交，研究人员跑遍了德国、奥地利和瑞士，试图将农场的微生物暴露情况量化。他们从屋子、厨房和谷仓收集尘土，从床上吸取碎屑，还使用新奇的吸气设备来测试稳定气团。

科学家们选定了一种叫作内毒素（endotoxin）的物质作为环境中细菌负荷的标记。内毒素是一种分子，（相对单层细胞壁）具有双层细胞壁的细菌在最外层细胞壁中就有这种分子。关键在于，这种分子可以唤起哺乳动物免疫系统的强烈免疫反应。正如所料，马厩中充满了内毒素，空气中到处都是，并可以被人吸入。农场家庭的内毒素含量几乎是非农场家庭的 4 倍。农民寝具上的内毒素含量甚至超过 5 倍。即使是经常与动物接触但并不在农场居住的孩子，他们的衣服、鞋子甚至是头发上都会附着不少微生物，并把它们带回家。而且，这些孩子遭遇的内毒素越多，患过敏性疾病的概率就越低。

越早暴露于农场环境，效果就越好。与学龄时开始农场工作的孩子相比，一岁时就跟随父母进入马厩的儿童更不易过敏。事实上，通过测量母亲床垫上的内毒素水平，你可以预测孩子发生过敏的概率。

床铺上内毒素水平趋近饱和的母亲会有对过敏性疾病抵抗能力超强的孩子。

免疫系统由两部分组成：适应性免疫系统，与疫苗发生互动，具备终生学习能力；先天免疫系统，顾名思义，一切都已预设，无须加以干涉。自出生开始，甚至在出生之前，先天免疫细胞就可以识别出细菌、寄生虫和病毒。经历了漫长的进化后，这部分的免疫系统已经了解到微生物世界的某些方面永远不会发生改变，于是就将这些信息永久地储存在了我们的基因中。

科学家发现，来自农场家庭的儿童，其先天免疫系统与其他儿童有一个很大的不同。在农场家庭孩子的血液中，一种被称为 CD14、能够协助识别内毒素的蛋白质的浓度是其他孩子的两倍。而名为 Toll 样受体 2 的微生物传感器要比其他孩子多出 3 倍。

就像音乐家的大脑可以区分普通人难以分辨的音符和节奏一样，农场环境中的免疫系统似乎也具有更强的感知微生物世界的能力。矛盾的是，这种增强的微生物感应机制并没有加剧炎症反应，情况恰恰相反。当布兰－法兰德尔将内毒素直接与从农场儿童体内提取的免疫细胞混合，并将这个采样与同一地区非农场儿童的样本进行比较时，她发现来自农场儿童的免疫系统反应不那么强烈，它们可以容忍这些内毒素（而非农场儿童的免疫细胞则完全被内毒素激怒）。与微生物的频繁接触似乎让它们处于一定程度上的免疫平衡状态。这样的结果自然就是更不易出现过敏性疾病。

聚焦于牛棚的卫生假说

“农场效应”为卫生假设提供了统一的理论。暴露于无害微生物的环境中，可以解释之前我们提到的日托的过敏保护，前东德的低过敏率，饲养宠物不易过敏，粪口途径病原体以及哥哥姐姐保护弟弟妹妹免受过敏侵害等诸如此类的情况。（而且穆蒂乌斯证实，农场人群并没有比非农场人群更容易患甲型肝炎和被弓形虫感染。）看来，降低过敏概率的原因并不是大卫·斯特拉坎提出的幼年感染，而是身处微生物丰富的感染性环境中——比如日托、养狗的家庭以及成员众多的家庭。

这其实是一个进化问题。相较于慕尼黑或苏黎世干净的现代化公寓，人类更像是从一个发霉的、充满干草和粪肥的谷仓里进化而来的。我们的免疫系统是否原本就需要这种富含微生物的环境呢？“我们的免疫系统不会自主发展，”费尔南多·马丁内斯这样告诉我，“没有什么系统能真正自主发展。”

在与瑞士相对的遥远大洋彼岸的美国，其内陆城市的哮喘和过敏的发病率高得令人难以置信，似乎与这项研究成果相冲突。在纽约，上东区儿童哮喘的患病率是 7%，而在毗邻的东哈林区患病率是 19%。东哈林区的居民处在相对不卫生的生活环境中，经常与老鼠和蟑螂共享一个空间。然而，尽管卫生条件可能是“不干净的”，主要由非裔和拉丁裔美国人构成的东哈林区人患哮喘的风险却比美国其他任何地方都要低。

21 世纪初，哥伦比亚大学研究院的马修·帕札洛斯基（Matthew Perzanowski）开始在纽约着手证伪卫生假说。但是即使在这里，如果给定同一人种和相似的社会经济地位并进行比较，那么在有更多内毒素的家庭中的孩子患湿疹的风险会略微降低。而且哥哥姐姐的过敏保护效应也仍然存在。

“也许我进行证伪这件事最终会搞砸，”帕札洛斯基说，“因为随着过程的深入，我们发现多多少少能够支持卫生假说的数据不断涌现。”

还有一件事。数十年来，隔绝过敏原——清除豚草，驱逐蟑螂，使用防螨床垫，不吃坚果等——已经成为现代人过敏管理和预防的基本思路。当然，过敏人群确实应该避免接触过敏原以免发病。但是，德国、奥地利和瑞士的农场儿童比其他农村居民吸入尘螨的数量多 5 倍，过敏率却低很多。花粉也是如此，农民吸入的花粉量更多，但是却很少对其过敏。

以大量接触花粉和螨虫却不怎么过敏的农民为依据，布兰 - 法兰德尔等人提出，过敏性疾病的病因不是由于过度暴露于过敏原，而是太少接触微生物所致。相较于一个充满尘螨和花粉的环境，无菌的环境才更容易导致过敏。事实上，一些干预性研究表明，避免接触过敏原不能预防哮喘或过敏，在某些情况下还会增加致敏风险。

美国科罗拉多州的一项研究也涵盖了这个问题。研究员安德鲁·刘（Andrew Liu）发现，丹佛地区公寓里的空调使室内的内毒素浓度减少了一半。另外，不养宠物，房间里就没有猫和狗的皮屑，其最终结果是：一旦房间中出现了高浓度的动物皮屑，会使儿童敏感，但是此时屋内的微生物环境不足以防止过敏，结果可想而知。这就是我们所面对的 21 世纪的困境：过敏原依然丰富，但是能帮我们容忍它们的微生物已经从我们的身边消失。

你可能还记得，我们在第五章讨论过，当我们面对类似蠕虫的蛋白质而不是蠕虫本身时，就会发生过敏反应。引起反应的生物不同（前面讲的是蠕虫，这一章是微生物），一些免疫学上的细节也不同，不过两者给我们带来的更大的教训是一致的：外部刺激帮助我们学会容忍。没有这种刺激，免疫系统就会陷入功能障碍的深渊。

如果我们真的想要阻止过敏性疾病，那么我们现在对过敏原的强调似乎就成了一种误导。没错，如果你对尘螨过敏，你应该避免接触它们。但是，如果你想完全防止变应性致敏，你需要在更早的环节上实现调节。忘了那些蛋白质吧。预防过敏的妙招之一其实是从小就让你的免疫系统学会容忍。

在实验室中重现自然

接下来，科学家进行了一系列动物实验，其核心关注点就是微生物能够预防过敏性疾病，而每一项实验都呈现出了一些细微的差异。实验中发现，首先暴露于内毒素的老鼠不会对鸡蛋蛋白过敏。但如果老鼠先接触到的是蛋白质，然后才是内毒素，过敏性炎症反应就会加剧。就是说：早期遭遇细菌至关重要。但是如果你已经患上花粉症，回头去像牛仔一样生活可能也于事无补。事实上，丰富的微生物环境可能会让事情变得更糟。

时机同样重要。如果在暴露于过敏原的四天之内也在环境中加入内毒素，那么就可以逆转实验鼠体内已经建立的过敏反应。然而，如果在那之后才加入内毒素，它反而会加剧已经建立的过敏反应。也就是说，假如你走过一片长有豚草的草地，你将只有一个很短暂的机会以消除你对豚草过敏的可能性。千万不要错过。

加州大学圣地亚哥分校的免疫学家安东尼·霍纳（Anthony Horner）的工作则向我们揭示了长期性的重要意义。他从圣地亚哥收集了许多房间的灰尘提取物——包含了许多微生物和其他碎屑，其中也含有许多过敏原——若一次性让实验鼠接触过多这种物质，就可能使其过敏。但是如果把同样的剂量分成七份，每天让实验鼠接触，这些老鼠不仅不会过敏，随后还会发展出一定的过敏抗性。当他故技重施用第一次使用的大剂量灰尘提取物接触实验鼠时，它们没有出现过敏。这就是说，背景噪声——基础免疫刺激的水平——对于从根本上预防过敏性疾病至关重要。

一位名叫梅里·图里克（Meri Tulic）的科学家在从过敏儿童身上取下的一小块鼻窦组织上检测到了内毒素（这些孩子进行手术是出于过敏以外的其他原因）。豚草花粉引起了这种典型的过敏。但是伴随有内毒素的花粉引起了过敏保护反应，与只有过敏原的情况相比，抗炎白细胞介素-10 的数量提高了 4 倍。暴露于细菌产物后，孩子的免疫细胞发生了变化，之前在农民体内发现的那种微生物传感器开始萌芽。可惜的是，成人的免疫细胞已经失去了这种可塑性。它们不会在内毒素的影响下发生转化。也就是说，生命的早期阶段接触微生物是非常重要的。成人的免疫系统则已经定型，难以发生改变了。

如何利用细菌形成一套可行的疗法？如何把欧洲农场的牛棚装入药瓶里？这个问题促使科学家们开始了研究。斯坦福大学的研究员戴尔·梅津（Dale Umetsu）通过注射加热灭活细菌和花生蛋白混合物，使对花生过敏的狗不再过敏。直观来说，伴随着花生蛋白的细菌对狗的免疫系统进行了训练，使其产生了不同以往的反应。

其他人则尝试用一种简称为 CpG-oligo 的物质（全称是胞嘧啶鸟嘌呤磷酸二酯寡脱氧核苷酸，cytosine guanine phosphodiester oligodeoxy-nucleotides）进行试验。免疫系统会将 CpG-oligo 识别为细菌 DNA，并产生对应反应。患有哮喘的猴子在定期吸入 CpG-oligo 的三十三周后，肺部黏液的产生减少了一半，导致过敏的白细胞也减少了。它们的支气管膜也变得更薄，炎症也减轻了。

在加拿大温尼伯（Winnipeg），马尼托巴大学的科学家已经进行到了盲选的有安慰剂对照组的人体试验阶段。参与者要接受豚草花粉蛋白和细菌 DNA 混合物的注射。他们的免疫系统对花粉的免疫反应略有改变，但是在随后到来的第一个豚草开花季，这些参与者还是一如既往地过敏。直到接受治疗一年多以后，第二个豚草开花季到来之时，他们才显出了些许改善。另一项在约翰·霍普金斯大学进行的安慰剂对照双盲试验也显示出，在持续超过六周的每周 6 次接受豚草花粉蛋白和 CpG-oligo 混合物注射之后，25 名成人过敏患者的过敏症状有微小的改善。

但是还有一项针对 40 名哮喘病患者的试验没有取得什么成果。是剂量太小的缘故吗？加拿大的人体试验只用了之前给老鼠使用剂量的四十分之一，这是可以理解的。没有人想不经意间触发另一种炎症性疾病。另一个干扰因子是年龄：免疫系统在儿童时期具有很强的可塑性，但是这些研究的参与者都是成年人。又或者说，复杂性本身也十分重要，如果免疫系统需要的不仅仅是一种刺激，而是多种刺激呢？

这些疑问其实是更深层次的认识论问题。归纳法在对抗传染性疾病方面被证实是一种非常有用的科学方法。细菌理论的基础是某种微生物会导致对应的某种疾病。科学家总是在试图分离出一种单一的产物，在试验中不断重现某一种结果，然后在此基础上创造出一种药物。但是人类实际是在超乎想象的微生物多样性环境中进化而来，周围的微生物不是只有某一种，甚至都不止十种。我们的免疫系统为了与微生物沟通演化出了一大套接口和信号系统。如果我们需要多个刺激同时作用于这些传感器呢？上述任何提纯后的物质怎么可能模拟这种情况？“在（治疗过敏性疾病）这个战场，归纳法注定会失败。”安东尼·霍纳说。他在试验中使用了多种微生物混合物，“我们暴露在太多东西之下了”。

回归土地：泥巴、土壤和水

5 月下旬的一天，格雷厄姆·鲁克（Graham Rook）注视着我，弯弯的眉毛刻在满是皱纹的前额，长方形的银框眼镜十分妥帖地架在鼻梁上。当我在伦敦大学学院造访他时，他还有几个月就要退休，打算搬到法国南部颐养天年。他在他的新笔记本电脑上向我展示了他退休后的居所，那是一个石头雕琢的庄园，阳光明媚，绿意盎然。

对于卫生假说而言，鲁克在某种意义上算得上是它的教父。在假说初期，他倡导的理念，现在已经成了这一理论的基石。20 世纪 90 年代后期，他坚持认为当时占主导地位的免疫功能模型——两种免疫反应类型，即追捕微生物和驱逐寄生虫，彼此杠杆调节——是错误的，防止自身免疫性疾病和过敏性疾病发生的第三支维和部队才是关键。这一点现在已经获得了广泛认可。而且他对于目前的药物分类越来越精细化感到不满，主张药物应该兼容并包。他认为，过敏性疾病研究者应该与自身免疫性疾病研究者互通有无，而两者也需要保持与人类进化学家的交流。

为了凸显“卫生”对我们的误导，鲁克把卫生假说戏称为“老朋友假说”。他认为，重大感染并不能帮助免疫系统。实际上，急性炎症会使事情变得更糟。而一组非常特别的有机体符合“老朋友”的标准，这些有机体自旧石器时代就与我们形影不离。这其中包括蠕虫、牛棚类微生物、乳酸菌和我们自己的粪便细菌。不过不要搞错，麻疹病毒和使你患上感冒的感冒病毒并不在其列。因为从进化的角度来说，这些都属于后来者。它们是在人类驯养动物之后才来到人类身边，那时人类已经聚集成了足以维持这些恶性病毒生存传播的群落。这可能就是对麻疹和过敏性疾病之间关系的研究最终走进死胡同的原因，因为它与人体免疫系统的进化没有关系。

鲁克花了数十年的时间来研究“老朋友”中的一种——分枝杆菌。分枝杆菌家族中有两个著名成员：引起肺结核的结核分枝杆菌（M. tuberculosis），和引起皮肤溃烂的麻风杆菌（M. leprae）。鲁克认为，结核分枝杆菌可以预防过敏性疾病——当然不是活跃的结核分枝杆菌，而是 90% 的人遇到这种细菌后发生的、潜伏性感染状态下的休眠结核分枝杆菌。日本、爱沙尼亚和南非等地的研究也支持这一观点。潜伏性结核分枝杆菌测试呈阳性的儿童也有较低的过敏和哮喘风险。

不过鲁克更感兴趣的是非寄生性分枝杆菌，以及这种细菌在人类免疫系统中起到的作用。这种非寄生性分枝杆菌叫作腐生菌，在卫生改革之前，在我们还没有柏油路和自来水的时代，我们每喝一口水都会吞掉不少这种细菌，我们每咬一口水果也会把它们吃下肚，甚至每吸一口当时污浊的空气都会让这些细菌顺着你的呼吸道进入你的身体。腐生菌通过分解有机物存活，在人类的进化过程中，它们将我们从里到外地包围起来。鲁克称它们为“伪共生生物”（pseudo commensals），因为它们并不在人体内建立永久栖息地，这些细菌不断经过消化道并且经常停留在人体内黏膜表面，免疫系统逐渐将它们也归类为体内居民的一员。这有什么意义呢？在某种程度上讲，我们可以容忍腐生菌。如果我们不这样做，那么很久之前我们就将陷入不断发炎的窘境。所以鲁克认为环境中的腐生菌在促进人体免疫系统耐受性方面发挥了巨大作用。

在旧时代那充满泥泞、粪便满地的环境中，腐生菌无处不在，而且在人类的免疫功能中，这种细菌可能十分重要，这让鲁克渐渐对腐生菌产生了浓厚的兴趣。自从结核病卡介苗发明以来，科学家们一直在思考，为什么这种疫苗可以保护一些人，却对另外一些人完全不起作用？在非洲某些地区如马拉维，接种卡介苗几乎没有任何作用。但是在英国，这种疫苗将结核病的发病率降低了 80%。

为了解释这种差异，科学家们冥思苦想，最终把目光投向了环境细菌。对免疫系统而言，鲁克的腐生菌就如同疫苗中的细菌一样。在人们饮用未经处理的水并居住在房屋地面满是泥土的地方，这种非寄生性分枝杆菌数量众多，经常与人发生接触。科学家们意识到，与这种细菌发生接触可以作为天然疫苗，有时可以增加对结核病的免疫力；然而有时效果却不甚理想，反而使得免疫系统钝化。持续暴露于腐生菌环境使得免疫系统能够耐受卡介苗，而这种耐受力削弱了疫苗的保护作用。

20 世纪 70 年代初，鲁克的导师兼合作者，卫生学家约翰·斯坦福（John Stanford）和他的妻子辛西娅（Cynthia）前往乌干达考察，那里的卡介苗接种效果特别好。斯坦福认为，如果他能锁定提高乌干达疫苗效力的细菌，就可以开发出一种加强型疫苗。最终，在基奥加湖岸边，从一堆鲁克戏称为“河马粪”的淤泥中，斯坦福成功分离出一种名为母牛分枝杆菌菌苗（M. vaccae）的非寄生性分枝杆菌。

回到英国，斯坦福夫妇亲自对这种细菌进行了人体试验以证明其安全性。然后，奇怪的事情发生了。辛西娅患有一种被称为雷诺氏综合征（Raynaud’s syndrome）的自身免疫性疾病，这种病有时会阻断手指和脚趾的血流，引起刺痛，多在冬天发病。第一次人体注射后的冬天，她这一症状消失了。看起来似乎是腐生菌纠正了疾病背后的免疫功能障碍。如果细菌可以阻止自身免疫性疾病，那么还能解决哪些免疫功能紊乱呢？事实证明，注射了母牛分枝杆菌菌苗之后，斯坦福夫妇的小女儿的哮喘症状得到了缓解。在印度对这种细菌的结核病疗效进行测试的医生注意到，一些患者的银屑病——一种皮肤自身免疫性疾病——痊愈了。

鲁克和斯坦福建立了一个正式开发这种“淤泥疫苗”的公司。当时他们的想法是，母牛分枝杆菌菌苗的免疫疗法可以唤醒打盹的免疫系统，从而纠正持续的免疫功能紊乱。然而，第一次针对癌症进行的人体试验并不成功，公司开始分崩离析（更多与癌症的纠葛详情可参见第十二章）。过敏性疾病的试验也无甚成果。针对湿疹的早期试验倒是取得了进展，可是接下来针对湿疹儿童的更大规模的双盲试验显示，治疗组和安慰剂组之间并没有什么区别。两组的改善结果都是 50%。第二个针对哮喘的随机安慰剂对照试验也没能取得任何进展——至少最初如此。不过随后的分析表明，纠正了患者间的差异之后，接受两次大剂量母牛分枝杆菌菌苗的患者实际上有了明显改善。现在回过头去看鲁克初次尝试的人体试验，最初看起来相互矛盾的结果还是有希望的。

“当时我们真的是对设计临床试验一窍不通。”鲁克告诉我。现在，作为一个具有自嘲精神的科研工作者，鲁克尽量避免人体试验。他转而在动物中继续研究母牛分枝杆菌菌苗。而在这种更容易控制的环境下，他发现，正如人们所期望的那样，这种被免疫系统所容忍的细菌，确实干预了免疫系统的调节功能。接种母牛分枝杆菌菌苗的实验鼠具有更多的调节性 T 细胞，体内也循环有更多的抗炎白细胞介素-10 和转化生长因子-β，这两种免疫信号分子可以防止过敏性疾病。当他将接受过治疗的老鼠身上的调节性 T 细胞移植到未经过治疗的老鼠体内时，后者也开始变得对过敏有抵抗力。重要的是，空腔植入和注射有一样的防护效果。直接对肠道进行免疫治疗可以取得全系统的效果。与此同时，越南和埃塞俄比亚等地的研究也已经证实，未经处理的地表水源中可能富含腐生菌，饮用这种水的人患过敏性疾病的概率较低。

鲁克简单总结了他的想法：“共同进化导致相互依存”，或者“进化将必然性转化为必要性”。他的意思是，如果你不能摆脱生存环境中的某些因素，那么你最终会适应这个因素。随着时间的推移，你会将那些不可避免的因素纳入到日常运作中。长此以往，你会变得需要这些因素。他对我说：“这是十分明显的，你写入基因的东西也存在于你生存的环境当中，最终你会变得依赖它们。”

他用灵长类和维生素 C 之间关系的研究说明了这个原理。维生素 C 对于细胞转化非常重要——这是一种有效和必要的抗氧化剂，还有许多其他功能——大部分的动物自己就可以合成。维生素 C 不足将导致坏血病，牙龈肿胀出血，伤口难以愈合。奇怪的是，灵长类动物和豚鼠不能自行合成这种物质。这是为什么？

鲁克认为，在人类进化的某个阶段，食物中富含维生素 C，因此人类自己的维生素 C 制造基因就失去了功能。但是在当时的那种环境下，这个基因不论怎么看都是多余的。所以失去制造维生素 C 的能力并不会付出什么代价。从那时起，灵长类谱系将维生素 C 的制造交给了植物。一种新的依赖关系就此形成。

现在我们用上面那个思路套用在免疫功能上。假设，接触另一种有机体比如腐生菌可以发展你的免疫调节能力。在进化的过程中，我们自己调节免疫功能的能力就会变弱甚至消失。不过，由于有腐生菌的存在，我们丧失的这个能力并不会带来麻烦。腐生菌无处不在，与它们接触是不可避免的。不论如何，我们将免疫调节的工作交给了微生物。从此，我们在这方面就变得仰赖它们。

鲁克强调说，免疫系统的功能冗余性是必然会有的。毕竟我们不可能把整个免疫耐受的工作都外包给某一个有机体。“（如果真是那样的话，）从进化的角度来看，不是非常愚蠢吗？”他说，此时他正把腿搭在椅子扶手上晃来荡去。“你不会想要完全依赖一个没准哪天就会被某种特殊病毒或什么东西杀死的有机物，那样的话，人类可能会突然之间失去免疫调节能力。”

然而，从某种意义上说，这就是 20 世纪所发生的事情——不是哪个关键的有机体消失，而是整个名单上的有机体全都消失了。

卡累利阿问题

几个世纪以来，芬兰人不得不小心翼翼地在两股彼此竞争的政治力量之间游走：西面是数百年来统治着波罗的海沿岸大部分地区的瑞典王国；东面是最终控制了太平洋到波罗的海中间整片大陆的沙皇俄国，后来变成了苏维埃俄国。

几百年来，现在的芬兰（历史上曾经是芬兰大公国）在瑞典和俄罗斯的影响下一直交替向某一方屈膝臣服。而自“二战”结束以来，一片曾经属于芬兰的土地一直被苏联占据，在苏联解体、俄罗斯联邦成立之后也是如此。这片西至芬兰湾、布满大型淡水湖泊和河流的区域被称为卡累利阿。

在芬兰的政治圈中，这种情势就是所谓的卡累利阿问题。卡累利阿人在语言、文化和基因上都与芬兰人密切相关。现在的问题是，属于俄罗斯的卡累利阿地区（现在也是许多俄罗斯族人的家园）是否还能回到芬兰的怀抱？

不过对痴迷于卫生假说的科学家们而言，该地区却为他们提供了一个新视点，被称为“卡累利阿答案”。边界的不断调整，使得一个单一人种一再被分割，这种情况正好提供了一个流行病学家梦寐以求的试验环境：两个基因相似的人群相距不过 160 公里，却生活在非常不同的条件下。他们居住在同一纬度；共同忍受着冬日漫长的夜晚，也一起享受着夏天无尽的阳光。然而，芬兰人和俄罗斯的卡累利阿人在过敏性疾病和自身免疫性疾病中却表现出显著不同的患病率。

不知为何，芬兰是世界上自身免疫性疾病发病率最高的国家之一，其 I 型糖尿病发病率世界排名第一（撒丁岛排名第二）。芬兰和其他任何一个工业化国家一样，有许多过敏和哮喘患者。然而，在这两种疾病上，俄罗斯的卡累利阿人的发病率却要低很多。事实上，科学家必须回到以农业为主的贫困的 20 世纪 40 年代的芬兰，才能找到与俄罗斯卡累利阿人差不多的数据。

尽管也携带着增加自身免疫性疾病患病风险的基因变异，俄罗斯的卡累利阿人患糖尿病的风险却只有他们芬兰同胞的六分之一。乳房疾病在俄罗斯这边也相对较少。虽然消费的小麦数量相当多（小麦通常被指为引起乳糜泻的罪魁祸首），俄罗斯卡累利阿人的乳糜泻患病率也只有芬兰人的五分之一，535 人中有一人患乳糜泻，而在芬兰那边，107 人中就有一人患病。

维生素 D 缺乏症通常被认为是导致从哮喘到癌症的免疫介导疾病的元凶之一。但是芬兰人和俄罗斯的卡累利阿人都居住于北纬 62°～66° 之间（作为参考，阿拉斯加的安克雷奇位于北纬 61°，中国最北的漠河位于北纬 53°）。芬兰科学家已经证实，芬兰人和俄罗斯卡累利阿人具有相同的维生素 D 水平，两个地区的污染也十分相似——都不多。而在经常导致过敏和其他免疫性疾病的城市化方面，实际上过敏患病率较低的俄罗斯城市化程度更高。

芬兰科学家在 20 世纪 90 年代偶然发现了卡累利阿这个“现实实验室”。20 世纪的最后十年中，他们大部分时间都在芬兰和俄罗斯卡累利阿地区进行慢性病调查。在 20 世纪的最后几年，研究开始涵盖过敏性疾病。那时，他们注意到芬兰的花粉症患病率是俄罗斯这边的 4.5 倍，哮喘的患病率为 2.5 倍。

他们迅速量化了芬兰和俄罗斯卡累利阿人之间的差异。最明显的是富裕程度，当芬兰科学家跨越国境来到俄罗斯，他们就从欧洲最富庶的地区之一来到了最贫穷的地区之一。GDP 下降到只有七分之一。芬兰人均国内生产总值与瑞典、日本和德国相当。该国也是著名手机生产企业诺基亚的总部所在地，芬兰人以国家高效、腐败程度低和生活质量好为荣。

另一边，俄罗斯的卡累利阿地区的生活水平与“二战”前的芬兰相似。人们生活在拥挤的环境中，很多家庭还饲养着奶牛和鸡。两边巨大的贫富差距则在传染病负担方面造成了显著的差异。俄罗斯的卡累利阿人中充斥着传染病，这些疾病在芬兰已经十分罕见。五分之一的俄罗斯卡累利阿儿童有弓形虫感染，这种寄生虫来自于猫；90%的儿童感染了幽门螺杆菌；80%的儿童在某个时刻感染了甲型肝炎病毒。

相比之下，14名芬兰儿童中才有一名感染弓形虫；四分之一的芬兰儿童感染幽门螺杆菌；十分之一患有甲型肝炎。在俄罗斯这边，没有经过粪口途径感染锻炼的免疫系统凤毛麟角，而在芬兰，粪口途径传播是十分罕见的现象。

当赫尔辛基大学的科学家丽娜·冯·赫岑（Leena von Hertzen）将过敏的患病率与这些感染相关联时，她发现，把这些感染和过敏看作一个整体，便可以一半解释芬兰人和俄罗斯卡累利阿人之间的过敏和哮喘差异。通常与溃疡和胃癌有关的幽门螺杆菌自己就能提供将近三分之一的相对保护（更多幽门螺杆菌相关内容请参阅第八章）。另一半的解释来自哪里呢？非传染性微生物。

俄罗斯卡累利阿地区的小学从拉多加湖（Lake Ladoga）或该地区的河流中汲取饮用水，并且几乎不加处理就饮用。在芬兰这边，饮用水来自于市政净水系统，水在净水厂通过碱化处理改变酸度，并通过紫外线辐射来杀死水中的微生物。

因此，俄罗斯方面的饮用水中所含有的活体微生物是芬兰方面的9倍。一个孩子摄入的微生物数量与他患过敏的概率成反比。每十名芬兰儿童中就有四名对树木花粉过敏。而饮用富含微生物的水的俄罗斯卡累利阿儿童中，十人中只有不到一人——精确地说是0.8人——患有同样的疾病，这就是5倍的差距。总体而言，芬兰人中有一半人对某些物质过敏，而在俄罗斯卡累利阿人中这个比例是六分之一。

即使在俄罗斯卡累利阿内部，过敏也与饮用水中的微生物数量相关。某个孩子在学校摄入的微生物越多，过敏的概率就越低。假如每毫升水中含有超过一百万个细菌细胞（这些水大概是一茶勺的五分之一的量），与摄入较少微生物的人相比，也能减少三分之二的过敏概率。

那么水中都有哪些微生物呢？有大肠杆菌，这是生活污水渗入水源的证据。但是这种生物并不是芬兰和俄罗斯卡累利阿地区饮用水的决定性区别。腐生菌，这种生活在水土之中、鲁克认为可以为人类提供免疫保护的生物，在俄罗斯的水域中十分常见。在俄罗斯卡累利阿，从北方森林、沼泽和农田排出的水中，含有比芬兰的水中多40倍的细菌。每喝一口水，俄罗斯的孩子接受的免疫刺激是芬兰儿童的40倍。这种天然的益生菌管理从生命的早期就开始，从第一次喝水就开始了。

两边的家庭微生物的数量和质量差距也很大。俄罗斯卡累利阿人的家庭中总体上含有更多的微生物。而且这些微生物带有明显的俄罗斯的环境特征。在俄罗斯卡累利阿人的家庭里，与动物和土壤相关的微生物占有主导地位。而在芬兰，植物相关和人类相关微生物之间的比例摇摆不定。最令人担忧的是，芬兰家庭中的微生物多样性相对贫乏。很多在俄罗斯繁盛的微生物在芬兰根本不存在。总之，俄罗斯卡累利阿人每天遇到的微生物数量比芬兰人更多，也更具多样性，而且这些微生物更多来自动物和土壤。

鉴于双方差异如此巨大，科学家们希望能够借此确认，一个多样性的微生物群可以抵御其他地方的过敏。他们在芬兰进行了比较研究。在芬兰的家庭中，不论是二手烟、父母过敏还是饲养猫狗都不能让人不过敏，真相只有一个：暴露于最具微生物多样性的尘埃中的孩子过敏概率只有暴露于最缺乏微生物多样性的孩子的四分之一。多样性本身就有免疫学价值。

除此之外，还有一项重要发现。在芬兰，谷仓内每纳克*灰尘中

---

* 纳克：质量单位。1纳克=0.001微克=0.000001毫克。——译注

含有的细菌细胞比城市灰尘中多100倍。城市的灰尘中了无生气，只有一少部分活细胞，被人适应微生物的碎片所包围。为了量化它们对免疫系统的不同影响，科学家们用这两种灰尘喷洒老鼠。遭遇谷仓灰尘的老鼠出现了过敏保护，而遭遇了城市灰尘的老鼠则变得有过敏倾向。我们可以得出两个结论，其一是俄罗斯的微生物可以防止过敏；其二，就是芬兰现代家庭匮乏的微生物环境正积极促使过敏性疾病发生。

目标指向：微生物多样性

到21世纪第一个十年后期，科学家们对于什么样的农场环境可以预防过敏和预防的程度都更加确定：经常在牲畜棚里转悠可以使患过敏的概率降低29%；干草和青贮饲料（一种发酵的动物饲料）可以降低一半患哮喘的风险；养猪农户患哮喘的概率仅为非农夫的57%；饮用非经高温消毒的牛奶可以持续提供过敏保护，不过这种保护是由高微生物含量，还是由草饲奶牛的奶中大量有益健康的脂肪酸，或是由未经巴氏杀菌和均化作用的牛奶中含有的其他什么物质提供的，目前尚无定论。

与此同时，微生物学家正在研究谷仓灰尘的构成，这种灰尘也可以持续提供过敏保护。有些细菌起到了重要作用。其中之一是洛菲不动杆菌（Acinetobacter Lwoffi），这种细菌可以刺激人体免疫系统，使其不会产生过敏倾向。科学家们推断，如果你在年幼时在喂牛或挤牛奶时遭遇了这种细菌，那么尘螨和其他过敏原就很难使你过敏。

当然，我们也没有忽略牲畜棚中除微生物之外数量第二多的物质——干草。谷仓灰尘中有大约13%的物质来自一种植物纤维，称为阿拉伯半乳聚糖（Arabinogalactan）。科学家发现，许多植物纤维与免疫系统相互作用的时候，经常使用与细菌相同的受体。（还有一种被称为菊粉的来自洋葱和大蒜的植物纤维，现在是益生菌行业的重要原料。）而当微生物学家对这些阿拉伯半乳聚糖进行测试的时候，发现这种物质不仅可以保护实验鼠免受哮喘，还诱导了一种叫作免疫球蛋白 G4（IgG4）的抗体。如果你携带着针对豚草花粉的免疫球蛋白 G4 的话，这就意味着你不会对豚草过敏。也就是说，接触阿拉伯半乳聚糖这种有机物可以积极地防止过敏。

同时，用于探测和测量微生物群落的方法和技术正变得越来越便宜和强大，因此，我们对微生物富集环境中到底是什么物质提供了过敏保护这一点的理解也变得越来越清晰。多样性占据了最中心的位置，这其中不仅仅是细菌，还有真菌。不论是在农场内还是农场外，暴露在多样的微生物群落中可以为你提供强力的过敏保护。

不仅如此，人们对于过敏性疾病的免疫情况的认识也变得更加清楚。多样性再一次出现在了显著位置。过敏概率最小的农场儿童具有最强健的先天免疫系统。这里我们不是单指某些受体。如果将来自农场儿童的先天免疫细胞与平均水准的免疫系统相对比，你会注意到前者用来应对各种微生物的传感器种类十分齐全。与非农户相比，农民的免疫传感器简直可以说是一派繁荣景象。

遗憾的是，尽管我们已经取得了这么多进步，科学家还是无情地关闭了一项抗过敏药（成分来自于猪舍、牛棚和动物饲料）的研究，因为目前微生物多样性如何防治过敏性疾病，我们尚未完全弄清楚。在《新英格兰医学杂志》（*New England Journal of Medicine*）2011 年的一篇文章中，埃里卡·冯·穆蒂乌斯及其同事推测，持续暴露于多种微生物环境——好比免疫版本的纽约多元文化——的先天免疫系统，其免疫功能会获得改善，抑制不当炎症和预防过敏性疾病的能力得到增强。还有一个有趣的可能性是持续接触多样化的微生物环境会强化人的免疫防御。当遭遇可能引起哮喘的病毒时，农场的孩子们可以轻易将其打发，其他人则很容易被感染。

然而，正如冯·穆蒂乌斯指出的那样，解释微生物多样性如何起作用是一项挑战。先天免疫系统的潜在能力有限。人类只有十个 Toll 样受体，这些受体就是免疫前线的传感器。多样并且少量的微生物只是理论上可以全部命中它们。我们肠道中携带的多种微生物，同样也只是在理论上可以持续多次激活这些受体。在我们尚未拨开迷雾的地方，一定有什么更精细的东西在运作。

爱沙尼亚和那里的微生物

1991 年末，瑞典微生物学家本特·比约克斯滕（Bengt Björkstén）遭遇了一种恍若隔世的似曾相识的感觉。当时他刚刚抵达塔尔图（Tartu），爱沙尼亚的一座古老的大学城。爱沙尼亚这个波罗的海国家当年 8 月正式宣布从支离破碎的苏联独立出来。在此之前，这个国家对于比约克斯滕来说就是一个谜。现在他已经踏入了这个谜一般的国家，让他惊奇的不是这个对他来说完全陌生的世界，而是这个国家古怪的熟悉感。

塔尔图这个地方唤起了比约克斯滕对于自己出生地——芬兰赫尔辛基的回忆。这两个城市都曾被瑞典统治数百年，这一点在两座城市相似的建筑中表现了出来。但实际上，塔尔图的萧条让人想起的是半个世纪以前的芬兰首都。“二战”期间，赫尔辛基先是被纳粹占领，随后又遭到苏联轰炸，战争结束的时候，赫尔辛基处于一种满目残垣断壁的状态。当然，20 世纪 90 年代的塔尔图并没有遭到轰炸，不过近四十年来，随着苏联的一蹶不振，这个城市也变得贫穷和破败。

正是这种差异让比约克斯滕离开了林雪平（Linköping，瑞典南部城市）大学医院的工作岗位来到这里。当时冷战的铁幕徐徐落下，他获得了在爱沙尼亚为当地科学家进行培训的机会。爱沙尼亚语之于芬兰语就好像葡萄牙语之于西班牙语，十分相似，所以语言不是主要问题。他计划今后几年指导他在塔尔图大学的同事们解析和分析数据，以及如何撰写科研文章。此时的他没有意识到，爱沙尼亚将永远改变他的研究方向，并为卫生假说提供一块重要的拼图。

和当时在德国工作的埃里卡·冯·穆蒂乌斯一样，比约克斯滕推测爱沙尼亚相对较严重的工业污染会提高过敏性疾病的患病率。他认为爱沙尼亚人会比瑞典人的过敏率更高。但是他的第一项研究，关于过敏性疾病的比较性调查却得出了相反的结果。将近三分之一的瑞典儿童患有过敏，相比之下，爱沙尼亚儿童的过敏率只有十分之一。在波罗的海的两岸，瑞典和爱沙尼亚这两个国家的过敏率差 3 倍。

比约克斯滕以为是他出了什么差错。但当他获悉穆蒂乌斯的研究（在相对污染严重和拥挤的民主德国，过敏率比联邦德国低）和大卫·斯特拉坎的研究（英国晚出生的孩子比其哥哥姐姐患花粉症的概率低）的时候，他知道自己无意之中也发现了同样的现象。与瑞典人相比，爱沙尼亚人的生活条件更为拥挤。在爱沙尼亚，每个房间有 1.5 人；而在瑞典，每个房间只有 0.9 人。

但是，流行病学家斯特拉坎和穆蒂乌斯最初都认为是感染导致了这种结果，但是作为微生物学家，比约克斯滕的想法略有不同。他的想法是得检查一下我们体内的细菌，即居住在人体肠道内的微生物。

他先对两国的婴儿做了宽泛的比较，差异立即显现。爱沙尼亚婴儿比瑞典婴儿有更多的乳酸杆菌。另一方面，瑞典婴儿则有更多时而引起腹泻的病原体——艰难梭状芽孢杆菌（Clostridium difficile，简称艰难梭菌）。

这个发现可能有点不着边际，不过一份历史档案提供了帮助。从20世纪50年代末到70年代，联邦德国科学家开始系统地对婴幼儿的微生物进行归类。重读这些文件，比约克斯滕看到，现在的爱沙尼亚儿童体内的微生物群，与20世纪60年代的联邦德国儿童相似。而在此之后，联邦德国儿童的菌群发生了改变。德国科学家在近二十年的时间里对婴儿体内微生物群落进行了分析，发现了一个变化：随着时间的推移，婴儿体内双歧杆菌（bifidobacteria）的数量降低了。在双歧杆菌逐渐枯竭的情况下，德国儿童体内的微生物群落逐渐变得更像现在的瑞典儿童。在这个转变的过程中，哮喘和过敏在德国儿童中流行开来。

双歧杆菌和乳酸杆菌相似：它们都能产生乳酸；也都被认为是有益健康的细菌；它们是人类和大部分哺乳动物肠道内的土著居民。那么，瑞典和爱沙尼亚儿童体内的微生物群落差异是否能够解释国家内的过敏倾向差异呢？

比约克斯滕分别比较了每个国家的过敏儿童和非过敏儿童。如果微生物群落的构成很重要，他应该能看到类似于他在两国儿童之间观察到的差异。不出所料，这两个国家的两岁过敏儿童体内的乳酸杆菌含量较少。

因此，发展中的卫生假说变成了：具有更少乳酸杆菌和其他关键微生物群落会使人更易过敏。出于尚不清楚的原因，西方化让这些微生物逐渐消失。但是爱沙尼亚，由于在冷战铁幕下停滞了半个世纪，这里的微生物群落要相对稳定和健康。

祖传微生物群落以及现代化之前殖民地的微生物群落模式的线索来自于欧洲之外。与爱沙尼亚人一样，埃塞俄比亚婴儿比瑞典婴儿携带更多的乳酸杆菌。另一个案例是20世纪90年代的巴基斯坦，那里的过敏率相对较低，婴儿在生命的头六个月内平均会被8.5种不同类型的肠道细菌寄生。相比之下，瑞典人在整个生命周期中仅有1～2

种寄生细菌（不巧的是，巴基斯坦婴儿的腹泻也更多）。

当然，比约克斯滕也不能确定过敏有没有改变微生物群落，他仅仅观察了过敏的结果，而不是其原因。为了打消这种可能性，他发起了一项前瞻性研究。他在瑞典和爱沙尼亚两地从孩子出生起就进行跟踪调查。通过定期收集粪便样本，以确定什么时候微生物会寄生到孩子的肠道。两年后，他发现，在生命的第一个月没有被肠球菌（enterococci）寄生，在第一年没有被双歧杆菌寄生的两国婴儿，日后发生过敏的风险更大。

到目前为止，其他组织仍在报告类似的发现。发生过敏的芬兰儿童在其婴儿时期携带更多的梭状芽孢杆菌和更少的双歧杆菌。而任何细菌似乎都会为发育中的免疫系统定下一个基调。比如，生命周期的早期被一种名为脆弱拟杆菌（Bacteroides fragilis）的细菌寄生，会使对抗过敏的抗体，免疫球蛋白 A 的产生得到强化。

为什么前东欧集团国家居民的菌群与西方如此不同这一点尚无定论。与瑞典相比，爱沙尼亚房屋灰尘里的内毒素含量要高出两倍多。而且，当瑞典尽力增加接触预防过敏的内毒素的机会的时候，这种相关性在爱沙尼亚却已经解体。不论爱沙尼亚人在家中遭遇的内毒素是多是少，他们的过敏反应都较少。那么，是什么在保护他们呢？

比约克斯滕怀疑不同的食物制作方法起到了作用。瑞典人消费更多的加工食品，他们食用的新鲜水果和蔬菜已经经过必要的半灭菌处理，以延长保质期。相比之下，爱沙尼亚人仍然在食用当地种植的农产品，没有其他获取食物的途径。在瑞典，你一年四季都能买到新鲜的苹果，它们可能来自遥远的塔斯马尼亚*。你可能把水果放在橱柜

* 塔斯马尼亚（Tasmania）：澳大利亚南部岛屿，也是澳大利亚唯一的岛州塔斯马尼亚州所在地。——译注

里，然后就把这事忘在脑后了，几个星期后你想起来打开柜门，发现水果仍然新鲜闪亮。而在波罗的海另一边的爱沙尼亚，你只能在当季的时候购买水果，而且要在一两个星期之内尽快吃掉它们。如果吃不完，剩下的水果就会腐烂。爱沙尼亚的水果和蔬菜上保留着天然的微生物。再加上爱沙尼亚现在仍有制作发酵蔬菜的传统，因此这里有很多瑞典已不再具备的接触微生物的途径。

比约克斯滕认为，不断暴露于大量微生物——他把这种情况称为“微生物压力”——促进了爱沙尼亚人的免疫系统发展，并引导免疫系统清除过敏性疾病。在自然状态下，人类的微生物群落存在于一种“稳定的混乱”状态下。新细菌嵌入，老细菌离开。但是现代西方世界的微生物菌群已经失去了大部分活力。借用另一个科学家的话来说，西方世界的微生物群落现在“异常的稳定”。比约克斯滕用“微生物剥夺假说”总结了到底是哪里出了错：西方化使人暴露于各种微生物的机会变得稀少，这些微生物有的直接寄生于肠道，有的只是简单地通过人体。正是这种微生物贫乏化使得西方世界的居民更容易患过敏性疾病。

爱沙尼亚与众不同的免疫功能

比约克斯滕从未证实爱沙尼亚食物中是否确实提供了额外的微生物压力，不过从某种程度来说，他也不需要。不论这额外的微生物压力来自哪里，他都已经看到了更多样的微生物激活了爱沙尼亚人免疫功能的充分证据。从很小的时候起，爱沙尼亚人的免疫系统就与瑞典人走上了不同的轨道。虽然爱沙尼亚儿童与瑞典儿童一样，都对环境中的蛋白质产生了大量过敏抗体——免疫球蛋白 E（IgE），不过他们血液循环中的免疫球蛋白 E 数量会稳步增加，直到 5 岁，同一时期皮试留下的痕迹也同步减少。他们的过敏性抗体不会转化为临床过敏。换句话说，爱沙尼亚人对过敏的抵抗力不是由于他们免疫系统的敏感性较低，而是由于他们的免疫系统具有发展更完善的调节机制。在出生后两年内，爱沙尼亚人逐渐学会了忽视过敏原。而瑞典儿童则对它们的反应越来越强烈。怎么解释这种分歧？比约克斯滕的注意力转向了婴儿免疫发展的最初来源：母亲。

数十年来，科学家们知道，母乳中携带的抗体可以为孩子提供被动免疫力。现在科学家们还知道，除了传递病原体保护之外，母乳还传递了用免疫信号分子编写的信息。这些信号指导婴儿的免疫系统在当前环境下对什么做好准备，并怎样做好准备。比约克斯滕比较了爱沙尼亚人和瑞典人的这种信息的不同之处，发现爱沙尼亚人的母乳传递了与瑞典完全不同的信息。

在爱沙尼亚，母亲的初乳比瑞典母亲的初乳含有更多的抗炎白细胞介素-10（Il-10）和抗过敏干扰素 γ。另一方面，瑞典母亲的初乳携带着更多的过敏促进分子白细胞介素-13（Il-13）。初乳之后，爱沙尼亚母亲的母乳中也富含免疫球蛋白 A，这是高微生物压力的直接证据。

那么我们能通过干预来重现爱沙尼亚母乳的免疫水平吗？比约克斯滕为瑞典孕妇准备了一种叫作罗伊氏乳酸杆菌（L. reuteri）的细菌（细菌猎人最早从秘鲁安第斯山脉的一位农妇的母乳中分离出这种菌株）。接受处理后，瑞典母亲的免疫水平发生了改变——抗炎的白细胞介素-10 数量少量增加，转化生长因子-β 的数量少量降低——并且在两年后，吸食这些母乳的孩子相对于对照组的过敏概率降低。值得注意的是，比约克斯滕的益生菌干预并没有提高免疫球蛋白 A 的数量。他不能完全重现爱沙尼亚母乳的免疫水平，这一点值得深入探讨。

在比约克斯滕的试验之前，针对益生菌持续了十年的各种研究，将这些菌株吹捧成了带来健康和幸福的小天使。早期，一些研究发现益生菌有助于预防婴儿湿疹。具有过敏倾向的母亲在接受乳酸杆菌之后，可以使她们的孩子在两岁前患湿疹的风险降低一半。这些孩子到7岁时，跟进随访观察到了乳酸杆菌对皮肤病仍有持续保护作用。但那时也产生了一个棘手的缺点：治疗组相比于对照组出现哮喘和鼻子过敏的概率更高。

德国科学家也报告了一些令人担忧的结果。在半年的时间里，他们为孕期母亲和她们的婴儿提供益生菌治疗，结果却发现治疗组没有任何改善，哮鸣的风险却增加了。澳大利亚科学家观察到接受了益生菌治疗的儿童更易对牛奶过敏。

为什么会出现这么多不同的结果？因为这些研究使用的细菌种类各不相同。不同菌种带来不同的结果是完全可能的。而且治疗方案也不一样。一些科学家只为母亲提供了治疗，还有一部分母子同时治疗，其余的只为孩子提供治疗。在使用活体有机物方面也存在着固有的不可预测性，原因之一就是传统药物疗法的思路——隔离与免疫系统交流的关键分子，并加以净化——仍然很有市场。

不过，这些互相冲突的结果也可能表明了目前的益生菌疗法存在着更大的问题。益生菌疗法的配方通常含有一种或几种细菌菌株。虽说如果能够直接找出重新平衡人体免疫系统所需的那一种细菌再好不过，但是科学家却一再向我们强调，多样性是多么的重要。

“相信单一细菌就是万能灵药可能有一点幼稚，”比约克斯滕告诉我，“有时你发现双歧杆菌与降低过敏性相关，有时候相关的是乳酸杆菌。不过无论如何，所有的研究都一致认为，过敏儿童体内的微生物多样性较差。”

2000年代中期出现的新的基因测序技术使比约克斯滕以前所未有的清晰度看到了这种多样性。他重新找到了那群几年前他曾与爱沙尼亚儿童进行微生物多样性对比的瑞典儿童，现在这群孩子已经 5 岁了。通过分析，他发现他们中最不易过敏的孩子在生命的早期始终保有最大程度的微生物多样性，而且他们的唾液中也分泌出最多的免疫球蛋白 A。

暴露于丰富的微生物环境甚至可能扭转势不可当的过敏倾向。早期对过敏原敏感的儿童一般在情况转化为过敏性疾病的时候预后较差。但是比约克斯滕发现，如果他们在一年之内将这些孩子唾液中的免疫球蛋白 A 的产量提高——这是获得更多样的微生物的证明——他们在 4 岁时患哮喘的可能性就会大幅度下降。当然，爱沙尼亚的儿童早期唾液中的免疫球蛋白 A 的含量比瑞典儿童同一时期多得多，这是爱沙尼亚微生物压力较大的证据。

一个统一的理论正在形成。在瑞典，携带最多样微生物群落的儿童一般在家中也会接触更多的内毒素。他们往往也有更多感染，现在，比约克斯滕和其他人认为这也许是真正的保护因子——微生物富集——所附带的效应。这些孩子通常来自大家庭。或许，“同胞效应”、“农场效应”和卡累利阿答案（如我之前提到的），不仅是由于接触的微生物更多，也是因为微生物生态系统更丰富。

基因分型和个性化药物

在你按捺不住要奔赴巴伐利亚农场之前，还有一些事情需要了解。正如我们自第三章起所看到的，免疫系统的基因在人类基因组中是最为多样的。人体试图通过多样化来使免疫系统变得不可预测，以此躲避病原体和寄生虫。结果是，每个人都不会以同样的方式回应微生物压力。根据不同的基因型，农场环境也有产生不良效果的可能。

我们可以把免疫系统的微生物感受器想象成汽车油门。有的时候你驾驶一辆车，觉得自己几乎没怎么踩油门，车子就会整个向前冲。也有的车子即使你把油门踩到底，速度仍然不快。同理，不同基因变异型的携带者对相同的刺激会做出不同的反应。对于那些携带相对敏感基因变异的人来说，微生物压力可能会引起巨大的反应。对于相对不敏感基因变异的人来说，相同的压力几乎都不会造成什么影响。（我们希望）最终，科学家们可以从这项研究中得出一种预防过敏的疗法。因此，现在最为紧要的就是了解这些基因型。

理论上，识别微生物的能力越强，正确“培养”免疫系统所需的微生物暴露就越少。不过，如果你的微生物感受机制不是很敏感——你可以把它理解为一种微生物识别装置——你就需要更多地接触以避免患上过敏性疾病。这种区别让儿科医生不能以简单地让婴儿接触粪便作为预防过敏的措施。过多的刺激会将一些基因型推向危险的境地。对于携带这些基因变异的人来说，过度接触微生物会引起一系列新的问题。

我们可以用儿童、农场和微生物传感器白细胞分化抗原 14（CD14，cluster of differentiation 14，一种人类基因）的案例来作为说明。根据丹麦农场儿童的 CD14 基因版本的不同，他们的过敏风险要么比平均水平低三分之一——这是我们所希望的——要么增加 2.5 倍。为什么？对于后者而言，富含微生物的环境不仅没有产生可以预防过敏的刺激，反而让事态向着更糟糕的防线疾驰而去。因为它们引起了后者的过度活化。

同样的原则也适用于日托环境。对于携带着某一种 Toll 样受体 2（TLR2）的孩子来说，参加日托可以防止过敏。但携带着另一版本的孩子在日托环境下会增加患哮鸣的风险。

同样的情况也发生在巴巴多斯这个位于加勒比海的岛屿，其人口主要来自于西非地区。最近岛上的哮喘病例增加了，但不是所有基因型都如此。携带着两个上面提到的 CD14 基因型的人患哮喘的概率只有没有携带这两种基因型的人的四分之一。这两种人在微生物匮乏的现代环境中表现良好，但有一个问题：在微生物密度较高的环境中，这种基因型的哮喘风险会猛增 12 倍，而这种环境在岛上某些地方还是存在的。高浓度的微生物环境将这种基因型推过了警戒线。

这种基因变异在巴巴多斯人当中十分罕见，只有 9% 的人携带这种基因型。而在英国的曼彻斯特，这个比例是 28%，此地的微生物相对缺乏为我们提供了另一个教训。该基因型恰巧增加了感染性休克的风险，感染性休克是一种全身性功能障碍，可以由感染引起的反应引发。对于那些携带敏感变异的人来说，免疫反应的狂怒是一个不利因素。在微生物攻击持续存在的环境中，他们有更大概率遭遇免疫系统崩溃。

巴巴多斯人祖先的故乡，地处热带的西非就是这样的一个地方。在那里，微生物敏感性过高是十分危险的，这也能解释巴巴多斯携带这种基因变异的人数稀少的原因。但是现在，缺少这种基因变异使得巴巴多斯人更容易患上哮喘。总体而言，他们很难唤起足够的刺激来抵抗肺病。进化的压力使他们拥有相对不敏感的“油门”。

以上这些错综复杂的情况促使美国图森大学的科学家多娜塔·韦尔切利（Donata Vercelli）把这一切设想成一种由微生物触发的“开关”。若我们所处的微生物环境比我们进化时所预期的环境密度低的时候，可能就会导致过敏。而过高密度的微生物环境会导致其他问题，比如慢性阻塞性肺病。转换“开关”所需的力量取决于基因变异。在给定人群中，敏感或是不敏感基因变异占据统治地位的部分决定因素来自过去的进化压力。

这种细微的差别，使得找到一种细菌便可以一劳永逸地治疗所有过敏的想法的前景变得复杂起来。不是每个人都会以同样的方式回应细菌的刺激。有些人可能会出现恶化。“我们必须非常小心，”马丁内斯说，“我们仍然在寻找一个适合所有人的方案。不过这种方案可能对一些人来说并不合适。”

另一方面，这些复杂性也表明，针对特定基因构成量身定制的个性化药物，可能比常规想法更接近正确答案。你可以想象一下，在未来，儿科医生会对未出生的孩子进行基因型分型，然后提出建议。“啊，您的孩子有变异 X，”医生可能会对你说，“我们已经知道这个基因多接触牲畜会有很大的益处，所以我向您推荐一个养鸡场和一个猪圈。把这孩子像一个猪倌一样养大吧！”

对免疫系统的反思

我们从重新统一的德国开始，仔细考量粪口途径的感染；然后游历了中欧富含微生物的农场，探索了仍然分裂在外的卡累利阿的情况；最后到达波罗的海，以观测两岸微生物的不同作为结束。我们需要做的事情似乎已经很清楚：虽然原因不明，我们必须重现这几个环境中自然发生的事情。不幸的是，这将如何发生仍然是个未解之谜。不过不管怎样，这些案例研究已经改变了科学家以及任何关注此事的人对免疫系统的构想。这些从二十多年前东欧集团崩溃开始的比较研究正迫使人们重新思考。

科学家已经了解了免疫系统是具有适应性的，它既是感觉器官又是认知器官。它能检测微生物世界，决定如何反应，并记住它所遇到的情况。科学家们还没完全弄明白的是这个特殊适应系统的需求。为了正确的发展，免疫系统需要来自微生物和寄生虫的刺激，而这些生物是科学家们曾经认为应当随着进化消失掉的。

在其他领域，适应性系统在开发过程中需要输入的是一条普适性原则。以大脑为例，在墙上画着垂直线的房间里成长的小猫，成年后会缺乏感知水平线的能力。由于缺乏代表“水平”的神经刺激，它们的视觉皮层不会发展神经连接去感知它。出生时患有白内障的儿童，如果没有在年轻时进行治疗，成年后再将阻塞物移除，此时他除了模糊的形状以外看不清任何东西。因为他的神经元在关键的发展窗口期未能建立必要的连接。眼睛已经可以正常工作，是他的大脑“看不到”。

20 世纪 80 年代在罗马尼亚公立孤儿院里长大的儿童，在很大程度上被剥夺了亲情和身体接触，这些孩子为科学家们提供了与上面类似的不幸的自然试验：若一个婴儿从小就缺乏基本的人类刺激，会导致什么结果？这些孩子的智商较低，运动和语言能力也不足，并有依恋障碍*——这点我们从直觉上应该不难想见。人类，需要爱和关注才能适当地成长。

身体健康领域也许最深刻地吸取了这些教训。经常运动和保持健康的饮食习惯已经演变成对付一些退行性疾病如心血管疾病、某些癌症、痴呆症甚至抑郁症的“药物”了。为什么？运动所带来的益处包括更强大有效率的心脏、神经元迭代以及血清素的释放等。但是更简单的原因来自进化角度。自适应系统需要来自它们要适应的力量或因素的刺激。骨头需要压力以决定在何处增加密度。为了有效地输送血液，心脏必须快速跳动。科学家们发现，甚至是我们的眼睛，也需要阳光——不是荧光照明的灯光，而是太阳所发出的特定波长的光——来避免近视。

有趣的是，我们初次尝试离开我们的母星，才真正了解到环境

* 依恋障碍（attachment disorder）是指个体难以形成爱、持久和亲密关系的一种症状。——译注

改变对于适应性系统有多大的影响。20 世纪 60 年代，当美国宇航局（NASA）开始向太空输送宇航员时，科学家们很快就了解到，一副在恒定重力作用下进化而来的身体突然失去重力以后会发生什么。我们的心脏变弱，骨密度下降，肌肉出现了萎缩。一些宇航员从太空返回地球后，多年都无法恢复到从前的骨密度水平。

太空旅行时发生的退化突出了自适应系统的另一个法则：使用它，不然就失去它。肌肉和骨骼需要恒定的重力来维持动态平衡。适应性系统不仅随着刺激而不断增长，换句话说，它们在缺乏刺激的情况下会不断萎缩和退化。从未使用过的肌肉会萎缩，从未建立连接的神经元树突会退化。免疫系统在缺乏微生物压力的状态下变得反应过度（过敏），并转而攻击人体本身（自身免疫性疾病）。*

从这个角度看，变得更具攻击性似乎确实是某种萎缩，也可以说是一种免疫反应能力的退化。这不是一种比喻。在无菌条件下饲养的老鼠比普通环境下的同类更容易患哮喘和炎症性肠病。没有共生菌群，激动的白细胞就会聚集在肺部和肠道——而且不知该如何平静下来。至关重要的是，让微生物重新寄生到这些动物的体内以纠正问题，只有在幼年时才有效。对于成年老鼠来说，其免疫系统的可塑性已经消失。

当我们开始寻找潜在的治疗方法时，免疫系统可以在生命早期维持多久的可塑性以及这种可塑性何时开始，已经成为迫在眉睫的问题。事实上，我们的免疫系统在我们踏足这个世界之前就已经开始发展了。科学家发现，我们的过敏倾向其实开始于母亲的子宫。

---

* 虽然与人体在太空中发生的变化做了类比，作者在这里表达的并不完全是免疫系统也会用进废退。因为前面已经说到，免疫系统其实是一个半自适应系统，还有相当多取决于先天因素，比如永久留在基因里的那些进化记忆。——译注

Mom Matters Most

第七章

母亲是关键

基因不是斯大林式的独裁者……它们实行的是民主制，所有基因执行的操作或者改动都会受到它们周围发生的事情的制约。

——大卫·J.P. 巴克尔*

21世纪即将到来的时候，埃里卡·冯·穆蒂乌斯和她的同事们正在农村地区就农场家庭和非农场家庭的儿童进行问卷调查，问卷加入了一个新问题，这个问题是关于孕期准妈妈的活动的：她是否在有动物的环境中工作？如果是的话，有多频繁呢？

科学家认为这个问题十分重要，基于两个原因。

* 大卫·J.P. 巴克尔（David J. P. Barker，1938—2013）：英国流行病学家，他提出了“巴克尔假说”，即胎儿或婴儿早期的身体状况会对人日后的新陈代谢和慢性疾病的发生产生永久性的影响。——译注

第一，在生命的最初一年里接触过牛棚环境的婴儿会极大程度降低罹患过敏性疾病的可能性。在宝宝满一岁前，会把他们带到农场工作环境的妈妈往往和在孕期一直保持在农场环境工作的妈妈是同一批人。那么问题是：谁接触农场环境对预防儿童过敏更重要，是还在妈妈肚子里的时候妈妈接触该环境，还是儿童自身接触该环境呢?

第二，过敏性疾病最早出现的时间。通常情况下，过敏性疾病会在儿童生命的早期，例如一岁或两岁左右就出现，好像这些孩子天生就过敏一样。但是从免疫学的角度来说，这是不可能的。对于过敏的传统理解认为过敏性疾病是人体之前对某些物质的错误认知所导致。适应性免疫系统意外地将花粉、尘螨、花生或者其他什么蛋白质与致命的入侵者混为一谈。其结果就是过敏性疾病的患者出现打喷嚏、哮喘以及呕吐等症状，很多症状都会终生相随。不过事实是，在一个人出生的时候，这些“错误”并没有被预先置入你的免疫系统。这如何可能呢？在你出生时，你的适应性免疫系统其实是一块白板。

不过，世界各地的科学家们发现，过敏性疾病确实可以在非常早的阶段就出现，湿疹尤其如此。事实上，皮疹往往是过敏症专科医生所称的“过敏进行曲”的第一个迹象：若在不到一岁时就有皮肤瘙痒症状，则患者可能会在15岁以前出现严重的花生过敏和使人变得虚弱的哮喘。有时，湿疹甚至出现在医生可以检测到过敏原特异性的免疫球蛋白E——也就是孩子可以被医学手段检测出现过敏反应——之前。所有这些都表明，过敏性疾病不仅仅是一个免疫系统习得的功能障碍。在可确诊为过敏性疾病之前，炎症就已经出现了。

当孕期母亲的调查结果出来以后，穆蒂乌斯和她的团队开始考虑是不是要重新构造过去几十年来关于农场效应的研究，是不是他们关注的这一效应从一开始就无意中集中在母亲的身上，而不是孩子呢?

经常在五种或更多的动物——在马厩、鸡舍、猪圈等——环境中工作的准妈妈，她们的孩子患过敏性疾病的可能性最低。需要注意的是，不论母亲的过敏史如何，这个结论都成立。一位患有过敏性疾病的母亲，如果在怀孕期间接触到大量动物，可以极大地减少将自己的过敏“传给”孩子的可能性。这是如何发生的呢？孕期母亲在动物环境中工作似乎让体内胎儿的先天免疫系统得到了发展，使很多过敏原感受器得到了很好的锻炼。母亲接触的动物每增多一种，这些感受器基因在她的孩子身上就会增加 10%～16%。

“产妇接触农场环境（所导致的结果）可能反映了免疫疗法的一种自然模式……在孩子的胚胎时期塑造其免疫系统。”慕尼黑大学儿童医院的科学家比安卡·绍布（Bianca Schaub）如此评论道。更重要的是，对于过敏性疾病来说，塑造免疫系统的关键时期——这一时期免疫系统接收来自周遭环境的信号——在孩子直接接触到过敏原或者被感染之前就发生了。在母亲怀孕的九个月间，这个阶段就已经在进行中了。

表观遗传学：祖母遭遇了什么？

在《物种起源》一书中，查尔斯·达尔文认为地球上生命的多样性，从海龟到麻雀，从狗到人，都是自然选择的结果。自然选择是随机的。任何生物的下一代都会表现出与之前轻微的不同。每个种群中都会有一部分个体受益于这些不同，在面临生存挑战的情况下比其他同类更容易幸存。因此他们 / 它们会繁育更多的后代。下一代中就会有更多拥有这些使其父母成功幸存的特点。长此以往，这种选择创造了新的属性，并最终产生了新的物种。

不过在达尔文 1859 年出版《物种起源》之前六十年的时候，法国自然学家让－巴蒂斯特·拉马克（Jean-Baptiste Lamarck）* 曾提出过一个完全不同的进化观点。他认为生物在其生命周期内就可以发生转变，然后将这些来之不易的转变传给后代。长颈鹿之所以有长长的脖子，是因为经常需要去够高处的叶子，长颈鹿的某个祖先使自己的脖子变长了。这个祖先把这种优势传给了它的后代。然后这些后代通过不断的拉伸，每一代的脖子都会变长一点，一代一代传了下去。

总而言之，达尔文和拉马克都认可进化是确实发生的，但是这两人对进化如何传递的观点则各不相同。达尔文认为，任何生物个体的特征都是预先确定不可变的。拉马克则认为这些特征是可变也可遗传的。随着 19 世纪末到 20 世纪初对于遗传学理解的进步——从父亲和母亲双方各获得一组包含指定“性状”的基因——拉马克的观点逐渐边缘化，达尔文的理论占据了统治地位。

情况在 20 世纪末发生变化，英国流行病学家大卫·J.P. 巴克尔开始摒弃遗传不变性的教条。他发现，怀孕期间母亲营养不良以及新生儿出生时低体重，都强烈预示着这个人在中老年阶段罹患心脏病的高风险。换句话说，你的母亲在怀孕时吃什么和吃多少，和你年轻时及成年后的进食标准同样重要，甚至更重要。此外，许多成年后的疾病，包括糖尿病、高血压、肥胖症、精神分裂症以及一些癌症，也与母亲子宫内的环境密切相关。

这种情况是怎么发生的？这就不是遗传学，而是表观遗传学的范畴了。来自环境的信号可以打开或者关闭基因。换句话说，拉马克的理论并不是完全错误的（当然，达尔文也不是）。生活经历可以通过抑制或增大基因表达，在世代之间传播。

---

* 拉马克（1744—1829）是一位法国自然学家，他在其《动物哲学》一书中表达了正文中列举的观点，即动物在适应环境的过程中产生变异，这也是拉马克进化学说的重要构成。达尔文的书中也曾多次引用拉马克的观点。——译注

巴克尔的假说一经发布就遭到很多人的嘲笑。但是，自那时起已有很多研究在推动胚胎起源假说了，而且一再被人承认并被深信不疑。以著名的荷兰冬季饥荒作为例子，1944 年到 1945 年的那个冬天，纳粹军队完全封锁了荷兰西部，导致该地区出现大面积饥荒。在这个时期怀孕的女性产下的婴儿比正常情况产下的婴儿体重要轻 300 克。当这些婴儿到中年时，科学家们发现，他们患肥胖症和心血管疾病的风险要高于平均水平。这是为什么？科学家们发现，这是由于负责编码的重要代谢调节器，如胰岛素生长因子-2 这种激素的基因，在此种情况下将工作模式调到了“高”。这是荷兰冬季饥荒出生的一代为一个缺少食物的世界做好了准备，结果反而迎头赶上一个过剩世界的不幸案例。他们的表观基因组准备好应对的情况与实际条件之间的差异让人们易于患上某些疾病。

免疫攻击也具有跨代性。1918 年西班牙大流感期间感染过流感病毒并成功幸存的怀孕母亲，其产下的婴儿在 60～70 岁时患高血压、癌症和心脏病的概率，要明显高于那些同一时期出生但母亲并未感染流感病毒的孩子。

不仅母亲的遭遇会影响下一代的患病概率，祖母的遭遇也有同样效果，因为表观遗传变化可以传播三代。举例来说，对于生于 19 世纪晚期和 20 世纪早期的瑞典人来说，他们死于糖尿病的风险与他们祖父母青春期时的进食量成正比。也就是说，祖父吃得越多，孙辈得糖尿病的概率就越高。与吃得一般的瑞典人的第三代相比，吃得最多最好的瑞典人的第三代子孙患糖尿病的概率要高出 3 倍。

动物观察实验也证实了同样的结果。通过给怀孕中的实验鼠喂食低蛋白饮食，可以改变其后代体内参与代谢调控的基因的表达。这些后代又将这些表观遗传特征传递给它们的下一代。剥夺孕期实验鼠的蛋白质摄入可能会使其第三代子孙患上代谢疾病。

对于过敏研究者来说，这些研究为他们打开了一扇崭新的大门。根据这些研究，他们可以解释为何有些儿童在其生命非常初期的阶段就出现了过敏症状。这种情况下的关键变量可能不是过敏儿童遭遇或未遭遇什么，而在于他们的母亲。

母亲微生物压力减轻，孩子开始哮鸣

为了找出这些疾病是如何在表观遗传上传递的，科学家比安卡·绍布将过敏母亲产下的婴儿与非过敏母亲产下的婴儿的免疫反应进行了比较。两组婴儿出生后，他立即从脐带提取细胞来测量差异。结果表明即使在如此初期的生命阶段，差异也十分明显。当受到刺激时，来自“过敏组”脐带血中的白细胞回应以较少的抗炎白细胞介素-10以及抗病毒的γ干扰素。同时“过敏组”的脐带血样中也含有较少的调节性T细胞。这种状况导致了两方面的后果，一方面病毒防御能力低下（低γ干扰素水平），另一方面身体也无力阻止发炎（白细胞介素-10和调节性T细胞缺乏）。

而从农场环境母亲产下婴儿的脐带血中观测得知，免疫系统始终倾向于保持一个防护过敏的免疫状态。他们的血样中含有大量的调节性T细胞，这些T细胞在抑制对无害蛋白质的反应方面特别有效。它们调解过敏反应的能力与母亲在孕期遇到过的动物种类密切相关。她接触的动物种类越多，孩子的调节性T细胞就越有效。农场环境儿童与普通儿童的显著不同也表现在对生成T细胞至关重要的FOXP3基因上。不是基因本身不同，而是基因的表观遗传修饰不同。这种情况就好像你拿起书打算抄录一段文字，翻开书正好是你要的那页一样，农场环境的新生儿的FOXP3基因非常适合转录。

以上种种发现为我们在研究农场效应的表观遗传学道路上写下了

诱人的一笔：农场环境中的母亲受到来自微生物的较高压力，改变了她腹中胎儿的免疫基因表达。一言以蔽之，通过与母亲的免疫系统接触，农场环境中的微生物对未出生的宝宝的免疫系统进行了一系列编译，让他获得了容忍过敏原的能力——至少这个解释在逻辑上是说得通的。

为了确认这一点，研究员哈拉尔德·伦茨（Harald Renz）将鲁氏不动杆菌（Acinetobacter lwoffii）—— 一种牛棚环境中大量生长的细菌，已经被试验证实可以保护实验鼠免受哮喘的侵扰——滴入有哮喘倾向的怀孕母鼠的鼻子。低级别的免疫激活出现在了实验鼠的肺部。但是在胎盘中发育着的实验鼠胎儿器官上的免疫激活反应降低了。用科学家帕特里克·霍尔特（Patrick Holt）的话说，在母亲肺部引起轻度免疫激活的细菌，触发了胎儿周围的抗炎机制——这是一种“舒缓的信号”。当小鼠出生时，虽然它的家族血统中原是带有易患哮喘的基因的，但它却能成功抵御这种患病倾向。

这些结果值得我们思考：过去的环境中存在着丰富的细菌群，但现在一般只存在于农场环境中；这些菌群会改变我们的基因组，生成一套固定的指令，最终由一代又一代新生儿带到世上。

“（我们）似乎正处在全新卫生假说诞生的前夜，”就此霍尔特写道，“（孕妇的）炎症反应对于决定儿童是否发生过敏性疾病至关重要。”

而微生物并不是母亲炎症反应中的唯一变量。

妈妈的寄生虫，保护宝宝不得皮疹

乌干达的恩德培（Entebbe）市坐落于尼罗河源头维多利亚湖西北岸的半岛上。当地属热带气候，降雨频繁，植被茂密。在这里，当绍布远在数千公里外研究欧洲农民过敏的表观遗传学时，一位名叫艾莉森·埃利奥特（Alison Elliott）的科学家注意到，当她为孕期母亲驱除蠕虫以改善贫血状况后，她们产下的婴儿更容易起皮疹，概率居然达到生产时体内仍有蠕虫的母亲产下婴儿的4倍。

这个发现是她在实地工作中发现的问题之一，这些问题正挑战着我们对于可怕的寄生虫感染的认知。有些人担心通过抑制免疫系统，蠕虫感染可能会加速艾滋病毒向艾滋病发展。但是埃利奥特发现，为携带艾滋病毒的乌干达人驱虫并不会影响艾滋病发展。还有一些人担心感染蠕虫的母亲会导致其婴儿对疫苗没有反应，不过埃利奥特实际观察到，这些孩子对结核病疫苗的免疫反应反而增加了。那么现在只剩下贫血这个问题。携带氧气的血红蛋白不足所造成的贫血，会对母亲和她体内的孩子同时造成伤害，并且这样的孩子在幼年时会出现发育迟缓的现象。

埃利奥特在乌干达发现，大约2500名孕妇中会有五分之二的人患有轻度至中度贫血。但是她在这些人中没有发现贫血与蠕虫感染之间的关联（不过这些蠕虫和疟疾有着很明显的关联性）。不仅如此，为孕期母亲驱虫并不能改善贫血、婴儿出生体重、死亡率和先天畸形率，而改善这几种情况是驱使人们为发展中国家孕期母亲进行驱虫行动的主要原因。最终，埃利奥特和她的同事们发现，在乌干达营养良好的人中，蠕虫只会对宿主造成几乎无从测量的微小伤害。

现在看来，驱除蠕虫可能会引起新的疾病。最初的研究范围很小，只涉及100位女性。所以埃利奥特展开了更大规模的后续研究。与此同时，调查结果显示，恩德培附近的寄生虫感染虽然十分常见，但是通常感染水平都不严重。三分之二的女性携带着一种或一种以上的寄生虫。和非洲其他地区的情况类似，携带蠕虫的人过敏反应要少得多。例如，丝虫是一种通过蚊子传播的螺纹状蠕虫，患有丝虫病的女性，其患过敏性疾病的风险只有未感染这种寄生虫的普通女性的七分之一；患哮喘的概率则是普通女性的十四分之一。

然后，埃利奥特对2500名女性进行了除虫对照双盲试验。一组女性会服药除虫，对照组则只服安慰剂。结果显示，在孕期第二个月或第三个月期间进行除虫的女性，其孩子患过敏性湿疹的可能性增加了82%。而驱除的蠕虫和人体关系越亲密——例如寄生于静脉的曼氏血吸虫和寄生在肠道的钩虫相比——驱逐它们的代价就越大。驱除血吸虫的孕期女性与对照组未经实际治疗只获得了安慰剂的孕期女性相比，其孩子患湿疹的风险高出将近3倍。而且他们患哮鸣的可能性也高出近60%。

埃利奥特在2011年写道："我们可能需要重新衡量产前诊所常规驱虫的利害所在了。"在文中她也回应了他人对除虫所造成的不确定后果所表达的关切："我认为有可能随着低收入国家的不断发展，阿司匹林治疗方案将助长过敏性疾病的增加，这一点与20世纪的富裕国家非常相似。"

换句话来说，容忍寄生虫的母亲会生下已经做好准备容忍寄生虫的宝宝。而不能容忍寄生虫的母亲生下的宝宝也不会具有这种容忍的能力。那么，在这个过程中为什么只有母亲自己发炎了呢？

炎症产生炎症

早在20世纪90年代后期，科学家们已经知道，判断一个孩子患哮喘的概率时，母亲是否患有哮喘比父亲是否患有哮喘的权重更大。观察结果表明，子宫内的情况对婴儿日常患哮喘的风险会产生极大的影响。例如，如果孕期母亲患有阴道炎—— 一种由阴道微生物群落不平衡而引起的炎症——那么她未出生的宝宝患哮喘的概率就会增加40%。一项研究认为怀孕期间母亲发烧一次会使得腹中胎儿日后患哮喘的概率增加65%，而再次发烧则会将这个概率推至130%。若母亲在孕期感染流感，会使宝宝罹患哮喘的概率翻倍。这种情况并不一定说明是病毒感染引起哮喘，不过母亲的炎症反应可能会印在她的孩子身上，并增加这种炎症性疾病的患病可能性。

其他观察也印证了母亲发炎对孩子的重要影响。极度早产儿（即在怀孕第23周至第27周分娩的婴儿，而女性通常孕期为40周）在青年到成年阶段患哮喘的概率，与再晚出生一个月的早产儿相比，要高出2.5倍。一个合理的解释是出生时他们的肺部尚未发育完全，所以会得哮喘。然而，还有另一种可能性，有一种情况不仅会导致婴儿早产，同时也使婴儿的肺部出现先天超敏反应*：母体炎症。

科学家们通过研究绒毛膜羊膜炎**的病症，获得了支持后一种观点的直接证据。有时人体共生细菌会潜入子宫颈，引起胎盘轻度发炎。芝加哥儿童纪念医院的科学家拉什·库马尔（Rajesh Kumar）发现，患有这种疾病的母亲产下的孩子在日后患哮喘的概率几乎是普通孩子的5倍。对非裔美国人来说，这种相关性影响尤为明显。

荷兰马斯特里赫特大学的科学家鲍里斯·克拉默（Boris Kramer）也强调说，这项研究的启示并不是说母体低级别的感染就会引起胎儿哮喘——虽然是有这种可能——而是子宫内的免疫环境会印刻在胎儿

* 超敏反应（Hypersensitivity）：异常的、过高的免疫应答。即机体与抗原性物质在一定条件下相互作用，产生致敏淋巴细胞或特异性抗体，如与再次进入的抗原结合，可导致机体生理功能紊乱和组织损害的病理性免疫应答。又称变态反应。——译注

** 绒毛膜羊膜炎（Chorioamnionitis）：主要是指孕期各种病原体通过生殖道或血液经胎盘介导的非特异性感染，常侵及羊膜腔、胎盘及蜕膜组织。绒毛膜羊膜炎可增加孕妇早产、晚期流产以及胎膜早破的发生率，对胎儿则可导致胎儿宫内窘迫、胎死宫内等风险。——译注

的免疫系统上。前面提到绍布检查的是脐带血，库马尔检查的是胎盘，克拉默则关注的是胎儿周围的液体——羊水。为了重现绒毛膜羊膜炎的效果，他将内毒素引入了怀孕母羊的羊水中。与之前在那些吸入谷仓细菌的怀孕实验鼠身上观察到的“舒缓信号”截然相反，他看到了一系列爆发式的发炎反应。发育中的胎儿的所有表面，包括肺部和肠道，都是浸在羊水当中的。克拉默注意到，当母羊体内的胎儿开始构造气道的时候，支气管明显变得比正常更厚，这正是慢性哮喘的标志。

这还不是全部。发炎的羊水也会干扰肠道发育，让本该在出生时排列在肠道上的调节性 T 细胞变弱，并且使肠道比正常来说更多孔。肠道的通透性改变是炎症性肠病、乳糜泻和其他一些与肠道无明显联系的自身免疫性疾病，例如 I 型糖尿病的一个特征。同时，羊水发炎也可能导致食物过敏。与正常的小羊相比，发炎羊水中的小羊体内循环的调节性 T 细胞数量只有一半。这些小羊是在炎症环境下出生的，它们没有能力抑制攻击细胞。事实上自降生以来，它们的免疫系统就会对轻微的挑衅行为做出激烈的回应。

没过多久，科学家们就在人类中发现了类似的情况。丹麦研究人员在跟踪了 400 多名新生儿后发现，7 岁以前就患上哮喘的儿童中，肺功能不全在出生时就已经十分明显。这其中有 40% 儿童的气道都有增厚迹象。

与此同时，澳大利亚科学家发起了一项雄心勃勃的研究，目的是最终确定过敏儿童在症状出现前后的免疫反应有何不同。他们跟踪调查了 739 名儿童，从刚出生到 5 岁不等。科学家收集了这些儿童出生时的脐带血，并且定期采集他们的白细胞。在整个跟踪过程中，他们一直在测量这些儿童的免疫反应。

五年后，他们将 35 名患有过敏症的儿童的记录，与另外 35 名未患过敏的儿童的记录进行比较。他们发现，发生食物过敏（在此次研究中是鸡蛋蛋白质过敏）的儿童，其出生时的调节性 T 细胞活性较差。同时，这些儿童的抗病毒 γ 干扰素水平也偏低，意味着在一定程度上来说他们的免疫系统防御力较弱。而且，他们的白细胞芽突上携带的微生物感受器数量也不足，而在农场环境中的未过敏儿童体内的白细胞上这种感受器数量则十分庞大。

这些差异加在一起说明了什么？说明了一条完全不同的免疫系统发育轨迹。正常的免疫反应在出生后五年的时间里慢慢上升，好像在长时间的午睡之后不慌不忙地醒来并且从容地伸懒腰。与之相对的，这些过敏的孩子在免疫系统还没准备好的时候就叫醒了它。然后，随着不过敏的孩子们的免疫系统逐渐活跃起来开始适应环境，过敏孩子们的免疫系统则变得无精打采。最终，过敏孩子的免疫系统应答能力远远低于普通孩子的免疫系统。他们的免疫系统变得好斗而且时刻处于紧张状态。不过到那时，过敏孩子的免疫系统已经习惯了过敏的坏习惯了。

科学家们保留了这些孩子出生时的胎盘。他们检查了这些胎盘中的组织差异，发现过敏儿童——那些过早叫醒自己免疫系统的孩子——的胎盘组织，上面的调节性 T 细胞的表达比正常要弱三分之一，正好与农场环境中的儿童相反。“我们确实是有可能生来就过敏的，”这项前瞻性研究的首席作者梅里·图里奇（Meri Tulic）说，“如果真是这样，我们必须要改变我们对于过敏性疾病的看法了。”

这项研究成果与比安卡·绍布的研究一起，加强了我们对于过敏性疾病从母体子宫内开始的概念。如果把基因比作使用指南的话，过敏性疾病就是从免疫系统未能正确读取和操作这个使用指南开始的。在第一章中，我们都看到了错误读取并应用使用指南的后果：全面的免疫系统崩溃、自身免疫性疾病，乃至死亡。澳大利亚这项研究中的孩子们至少还有一本清晰的使用指南。他们的过敏性倾向来源于未能充分实施这些指令——将其转化为活细胞。子宫内的炎症导致了操作过程部分失效。

在你变得绝望之前，请不要忘记十分重要的一点，从定义上来说，表观遗传变化是可以逆转的。新生儿的免疫系统，甚至是已经患上过敏性疾病的这些孩子，他们的病症并不是无法修复的。至少从表面来看，这些免疫系统仍然具有可塑性。

一种可行的方法是，让那些具有过敏性疾病风险的新生儿的免疫系统真正地遭遇它们所期望的战斗：在出生后的合适时间，将这些新生儿时间暴露于大量的微生物环境中，这样可以促使他们开发完善自己免疫系统中有缺陷的防御回路。送孩子去日托中心时，这种状况就会自然发生。

母亲与体内胎儿之间的沟通也不是单向的。正如母亲的免疫功能会影响胎儿一样，怀上宝宝也会改变妈妈的免疫系统。事实上，胎儿在最初和母亲体内的寄生虫一样，都要经受同样的耐受性提升的免疫循环。可不是吗？胎儿从本质上来说就是一个寄养在母亲体内的外来生物。一项研究发现，当一位患有过敏性疾病的母亲怀孕时，她的过敏程度会降低。一个妈妈可能在 18 岁时患有花粉症，不过当她产下几个孩子之后，临近 40 岁的她将不再有任何花粉症症状。

这个观点让人想起了有趣的手足效应——后出生的孩子比其哥哥或姐姐的过敏反应要少。这是由于其哥哥或姐姐创造了一个丰富的微生物环境所导致，还是由于母亲的子宫已经为了这个晚出生的孩子在上一次妊娠之后进行了改良呢？是不是他 / 她的哥哥 / 姐姐之前使得他们的母亲不那么容易发炎，不那么容易过敏，让母亲的免疫系统容忍性提高，并将这种特征印刻在了子宫内呢？换句话说，如果微生物是造成手足效应的原因，那么这些微生物是直接对这些后出生的孩子起作用，还是通过母亲怀孕期间的免疫系统起作用，又或者——二者皆有呢？

那么，这些又与工业革命以来过敏性疾病的流行病学有什么关系？有多少可以归因于女性倾向于生产更少的孩子？生育率从 19 世纪到 20 世纪急剧下降。到 20 世纪末，每名女性平均产下 2.06 个孩子，只有从前的二分之一到三分之一。19 世纪最先开始抵制高生育率的女性都毫无意外地来自于富裕阶层。如前文所述，也正是这个阶层最先出现了免疫介导疾病。而新生儿变得更脆弱的原因有多少是来自于生育率下降——更少的哥哥 / 姐姐帮助新生儿改善子宫环境？在当今的发达国家，独生子女占据的人口比例可能比以往任何一个时间节点都要多。这种人口学上的变化是不是也助长了从 20 世纪 20 年代开始的过敏症增加？

英国科学家们研究了这个问题并得出了一个结论：简单来说，现代家庭规模萎缩对过敏症没有太大影响。根据他们的计算，1960 年至 2000 年的生育率下降应该仅仅使过敏性疾病的病例增加了 3%。但在这个时间段里，实际过敏性疾病病例的增加（1～3 倍之间）要远远大过这个数据。不过，他们希望可以研究更长的时间段——比如追溯到一百年前，仅看美国，当时每个家庭的人数几乎是今天的两倍。表观遗传变化需要时间才能体现出来。

除了上面这些有趣的问题，思考过敏性疾病的胚胎起源还引起了另一个问题：如果母亲的炎症使发育中的胎儿免疫系统变得易患过敏性疾病，那么为什么过敏和哮喘在过去六十年内如此剧烈地增加，而这个时期恰恰是引起炎症的主要原因——感染——急剧下降的时期？从表面上来看，这和流行病学所知不符。

一个可能的答案是，我们失去了“舒缓的信号”，即我们没能获得那些提示发炎的信号。今天的妈妈们不像以前一样会遇到很多的促炎刺激，相反，她们面临的是少量的抗炎刺激。一些将“野生”环境下的动物与“洁净”环境下的同类动物进行比对的研究证明了这一点。与干净实验室环境下生长的没有寄生虫的老鼠相比，那些生活在野外并携带寄生虫的同类具有更具适应性和更强健的抗炎反应。与在室内饲养并定期喂食抗生素的猪相比，生活在户外并且经常在泥里打滚的猪——恰是这种动物的天性——表现出更多与免疫调节相关的基因表达。可想而知，对于人类而言，更亲近自然的母亲——比如在巴伐利亚牧场工作的母亲或者乌干达地区感染了寄生虫的母亲——也具有类似增强过的免疫调节回路。

当然，非微生物因素对我们的炎症反应也有影响。饮食是其中之一。而西方食品，富含饱和脂肪和大量冗余热量的西方饮食，越来越多地被认为是引起低度炎症，导致其他文明疾病，如Ⅱ型糖尿病、肥胖症、心血管疾病以及一些癌症的罪魁祸首。食物也可以降低哮喘的风险。一项研究表明，孕期妈妈坚持地中海饮食，摄入很多来自鱼类的抗炎性 ω-3 脂肪酸，以及来自水果、蔬菜和豆类的大量纤维，可以有效降低胎儿患哮喘的概率。

与之类似，在中欧，母亲在怀孕期间经常摄入未经高温消毒的牛奶、黄油和酸奶等食物，可以保护自己的宝宝免受一些过敏性疾病的侵害。穆蒂乌斯和她的同事们怀疑这其中的原因在于大量的 ω-3 脂肪酸。这些脂肪酸来源于绿叶蔬菜，所以草饲牛产出的牛奶中含有较高的 ω-3 脂肪酸。没有经过现代高温处理的牛奶可能会保留这些健康的物质。实际上有一些证据表明，怀孕时服用富含 ω-3 脂肪酸的鱼油可以降低未出生婴儿未来罹患过敏性疾病的风险。生牛奶也可以作为益生元，选择性培育有益的细菌，然后在发育中胎儿的免疫系统上留下有益的印记。

对哮喘和过敏的表观遗传学解读很好地解释了流行病学的一个

噩梦：在发达国家，哮喘和其他过敏性疾病的流行似乎在卫生条件大为改善的数年之后就出现了。1900 年，纽约市已经建立了净水系统、污水处理系统和垃圾处理系统（当然，我们现在知道，蠕虫在那之后还是和我们如影随形了许久）。五十多年过去了，这些疾病愈发张牙舞爪，现在终于算是有了个解释：重点不在于孩子们身上发生了或是未发生什么，而是他们的母亲身上发生或未发生什么。

根据过敏性疾病的胎儿起源假说，我们可以预测：过敏性疾病可能会一代代逐渐扩大规模。在某些方面，流行病学并不支持这一预测观点。在发达国家猛增了四十年后，到 20 世纪 90 年代，呼吸道过敏症的规模达到了一个平稳期。但正如研究胎盘 T 细胞的首席科学家苏珊·普雷斯科特（Susan Prescott）所指出的那样，即使呼吸道过敏症的发病率在十年里保持稳定，之前罕见的过敏性疾病还是在持续显著增加，而且新的过敏性疾病也在不断涌现。

一波新的过敏问题

1997～2008 年之间，美国儿童和青少年当中花生和坚果过敏的患病率增加了近 4 倍。现在每 70 个美国人中就有一人对坚果过敏。如果把范围缩小到 6～10 岁的儿童，每 40 人就有一人坚果过敏。这些过敏的青少年中，近一半的人可能会因过敏死亡。这些统计数据来自多个调查的综合结果，所以可能有诸多因素会对结果产生影响。然而客观的测试也得出了相似的结果。约有 9% 的受试美国儿童带有对花生过敏的免疫球蛋白 E 抗体。环境证据也在表明这种过敏性疾病正在变得越来越流行。因食品引起过敏性休克而呼叫救护车的数量自 1993～2006 年期间增加了 3 倍，食物过敏的就医量也是如此。在澳大利亚这个全球食物过敏最严重的国家，同一时期的食物过敏性休克增加了5倍多。在过去，孩子们能随着成长逐渐克服自己的食物过敏，不过就近几代人来说——包括我在内——食物过敏可能会终生相伴。

在学校的食堂里，无花生区已经变得司空见惯。一些航空公司也不再为乘客提供坚果。对一个没有孩子的中年人提到这些改变，他可能会对你翻白眼，并阴阳怪气地说“花生过敏已经变得如此时尚！”之类的话。不过把这些数据拿给一位家长，一个有亲身体验的人，你会感受到他那种深深的无助，“我的孩子，或者我朋友的孩子，必须随时携带一个肾上腺素自动注射器！”* 他们会告诉你：“小鲍比差点因为过敏被自己的喉咙憋死。我小的时候可从来没有人有这种问题。”

普雷斯科特把食物过敏称为“第二波过敏流行病”。显然，基因在一到两代人之间是没什么变化的，但是基因表达却会发生改变。父母的花粉症和哮喘越严重，孩子的食物过敏情况就会越糟糕。不仅如此，新的过敏性疾病也浮出水面。在过去的二十年里，嗜酸细胞性食管炎** 开始出现并困扰着儿科医生。嗜酸性粒细胞是一种白细胞，通常帮助排除蠕虫和其他大型寄生虫，也会涌入被过敏困扰的肺部、鼻窦和肠道。

在这种情况下，进入食道的大量嗜酸性粒细胞会引起食道肿胀和收缩。随着时间的推移，食道内壁变厚并且起皱。继而患者无法吞咽食物，严重的甚至需要接入胃管，否则就会饿死。

至于突然出现的大量过敏，这种情况究竟是全新的，还是由于

---

* 肾上腺素自动注射器是一种能够自动注射定量肾上腺素的随身设备，用于应对突发的严重过敏反应。此处原文是Epi-Pen，是该类产品中在欧美较为常见，使用较多的一种。——译注

** 嗜酸细胞性食管炎（eosinophilic esophagitis）是一种以嗜酸性粒细胞浸润为主要特征的慢性食管炎症。主要临床表现为吞咽梗阻、食物嵌顿及反流样症状等。——译注

20 世纪 90 年代制定了新的诊断标准而导致的变化？科学家们仍有争论。美国俄亥俄州立大学的一项研究回顾了最近十多年的活体检测样本，发现这种增长是真实存在的。自 1992 年以来，过敏患者数量已经增加了 10 倍，接受活体检测的病人从以前的 0.3% 增长到了 3.8%。其他的一些研究追溯到了更久远的 20 世纪 80 年代的活体检测报告，也得出了相同的结论。

一旦微生物压力水平下降，需要多长时间表观遗传才会出现变化呢？科学家们认为早期暴露在微生物环境下对预防过敏性疾病至关重要。在发展中国家的农村地区度过童年的人，成年后可以相当程度上地避免过敏性疾病，即使他们后来移居到了伦敦或纽约这样的城市也是如此。但是针对移民的详细研究表明，即使在成年之后，这种"无敌状态"也不是永久的。

比如，澳大利亚墨尔本的亚裔移民患过敏性疾病的概率与他们在这个城市的居住时间成正比。在这里居住了十年之后，大约 60% 的东南亚人（以前从未患过敏性疾病的人）患上了花粉症，15% 的人出现了哮鸣。对于在澳大利亚生活了 5～9 年的亚洲青少年来说，患哮喘的风险增加了一倍。而如果在澳大利亚生活了 10～15 年，这种风险就增加了 3.5 倍。

瑞典的移民研究也呈现出了类似的图景。这些移民来自于非洲、亚洲和中东。他们刚移民到瑞典的时候很少患有过敏性疾病，不过他们的免疫球蛋白 E 水平比瑞典人的平均水平要高，这可能说明了这些移民在自己家乡的时候接触过寄生虫。之后的几年内，之前较高的免疫球蛋白 E 水平逐渐降低，慢慢与瑞典人的平均水平相差无几，这些移民会逐渐患上过敏症。移民两年半以后，16% 的移民开始对桦树花粉过敏。到十年半以后，超过一半的人都会过敏。

对这种情况的一种解释是：移民的免疫系统在失去了家乡能够获

得的防过敏免疫刺激之后，逐渐发生了与“本地的”免疫系统一样的错误。调节异常取代了之前调节正常的状态，变成了一种习惯。虽然成年移民到发达国家之后通常比本地人过敏性更低，但是他们的下一代往往更容易过敏，如果这些移民之前是从热带国家移民过来的就更是如此。

过敏的命运自己说了不算？

上面所有关于表观遗传学的结论看起来都让人感到沮丧。如果我的喷嚏不断是因为我妈妈在怀孕的时候缺少某些生物环境，那么我有什么希望解决这个问题呢？答案是：很多，虽然可能不一定适合你，不过却对你的孩子管用。现在科学家们已经更好地理解了免疫可塑性发生的关键时期，完全预防过敏性疾病不再是一个梦。在我们踏足这个世界之前，我们必须打开所有正确的按钮，拉下所有正确的拉杆。

“相对于基因决定论，子宫内的环境则是可变的，通过良好的调整，母亲能够为孩子的未来健康营造一个良好的开端。”美国国家儿童健康与人类发展研究所（National Institute of Child Health and Human Development）所长杜安·亚历山大（Duane Alexander）写道。设想一下，预防像哮喘这样的疾病发生，可比终生持续治疗哮喘的花费少很多。哥伦比亚大学的经济学家道格拉斯·阿蒙德（Douglas Almond）指出：“从父母的角度来说，对孩子的健康投资可能比对他进行传统投资（比如学校教育）的回报率更高。”

以我们之前看到的丹麦研究为例，这项研究发现 7 岁时发生哮喘的儿童在出生时就已经表现出明显的肺部缺陷。科学家们试图介入，使用吸入性免疫抑制剂来治疗病情严重的儿童，但是这些类固醇并不能真正起到治疗的作用。因为在那个年纪，疾病已经变得过于强大了。科学家们总结出，真正有效的哮喘防治性治疗，可能不得不从出生前就开始。

不幸的是，目前为止，给予孕妇的益生菌呈现出的效果不佳。然而，与农场动物一起工作带来的强大的预防效果表明，孕期的免疫治疗，无论是活的微生物还是模仿它们的东西，总有一天会成为预防过敏性疾病甚至是其他疾病的重要途径。让母亲的免疫系统重获平衡，孩子就能获得对抗过敏性疾病的武器。

也就是说，女性看待胎儿起源假说的时候可能会心里五味杂陈。假如母亲至关重要，那么她也会是负罪感最强的那个人，不是吗？女性怀孕的时候怎么会有越来越多的事情需要多多留心呢？妇女已经为社会平等奋斗了一个世纪，是否仍要被这种看似生物沙文主义的行为所束缚？

这个嘛，正如安妮·墨菲·保罗（Annie Murphy Paul）在她的《起源：出生前的九个月如何塑造我们剩余的生活》（*Origins: How the Nine Months Before Birth Shape the Rest of Our Lives*）一书中所写的那样，“随着我们越来越意识到孕妇福祉对下一代的重要性，我们应该更多地为孕妇提供帮助，而不是停留在强迫遵守或施加处罚上”。此外，很多研究也表明了母亲和胎儿之外的其他人在胎儿健康方面也能起到的直接作用：如果环境通过母亲的免疫系统在胎儿身上留下痕迹，那么环境中的每个人——包括配偶、兄弟姐妹、朋友、宠物甚至家畜——也同样会对胎儿有所影响。如果你还有印象，之前提到的东欧集团国家的居民对过敏性疾病相对强的免疫力部分是由于生存环境拥挤造成的。换句话说，妈妈不可能也不需要负全部责任。其他人也不可能完全事不关己（想想二手烟是怎么回事你就明白）。只要参与塑造了环境中的微生物生态，围绕着准妈妈的整个社群就会在她体内的宝宝身上留下痕迹。

下面，让我们重新把目光聚焦到一种肮脏的细菌身上，在反复的研究中，这种细菌似乎可以预防过敏性疾病——这种细菌的名声不大好，你们一定听说过：幽门螺杆菌（Helicobacter pylori）。

第八章

微生物在消失

我就向你的仇敌做仇敌，向你的敌人做敌人。

——《出埃及记》23：22

如果我们现在加以控制的话，这场由我们一手造成的大灭绝是可以得到缓和的。否则，下一个世纪我们就将看到新生代时代（哺乳动物的时代）的终结，而新来者将不再以新的生命形式为特征，而是以其生物性匮乏为特征。我们可以称这个新纪元为“孤独时代”，一个真正孤独寂寞的时代。

——E.O. 威尔森*

* E.O. 威尔森（Edward Osborne Wilson，1929— ）：美国生物学家和自然学家，主要研究蚂蚁，著有《生物社会学》《论人性》等。——译注

1982年4月，两名澳大利亚科学家终于获得了久违的休息。在此之前，罗宾·沃伦（Robin Warren）和他年轻的实习生巴里·马歇尔（Barry Marshall）花了一年时间培养一种他们怀疑会引起疾病的细菌。然而，他们用尽方法也没能使这种细菌增殖。复活节假期过后，当他们回到实验室发现，需要孵化两天的培养皿已经被放置了整整五天，而之前一直拒绝生长的细菌终于开始增殖了。

这种螺丝刀形状的细菌是沃伦几年前在胃溃疡和胃炎患者的胃中发现的。我们的胃部是一个不停搅拌的盐酸池，通常情况下你会觉得那里好似地狱，并不适合生命生存，哪怕对微生物也是如此。但是这种细菌在胃里不仅扎下了根，还很好地适应了这种环境。它使用四根弦状的鞭毛推动自己，并将自己嵌入胃壁内的黏液层。令沃伦在意的是，他只在患有胃溃疡和胃炎的患者的胃中观察到了这种微生物的存在。这个发现让他怀疑，这种细菌可能会引起胃病。

微生物引起溃疡的想法与当时普遍的观点相矛盾。医学界认为饮食和压力才是导致溃疡的真凶。早在古希腊时代，人们就注意到，经历过战争的人，或是那些承受巨大压力的人会受到溃疡的侵袭。到20世纪80年代，医生早已能够成功治疗溃疡，无须使用抗生素，而是用抗酸药或干扰酸产生的药物。当然，一定有医生会有这样的困扰，即患者停药之后，溃疡经常会复发。但是，他们倾向于把这个问题归结为坏习惯的旧态复萌——暴饮暴食重盐重油的食物。

所以，1983年沃伦和马歇尔提出细菌感染可能引起溃疡时，这一观点多少遇到了阻力。也许这种细菌确实居住在人们的胃里，但是沃伦和马歇尔并没有证明就是它们引起了疾病。

于是这两位科学家只得垂头丧气地回到实验室。他们必须证明两者之间的因果关系。他们试图用这种细菌感染动物，但是没有成功。沮丧的马歇尔只得寄希望于人体试验来了解这种性格古怪的细菌。他决定让自己感染。1984年，他喝下了从一位溃疡病人那里提取的细菌液体培养基。他预计，要过一段时间自己才会出现症状。然而仅仅过了五天，一阵不舒服的胀气就袭击了他。他的食欲开始减退。他的朋友说他开始有口臭。他会在清晨呕吐出清澈的水状液体。内窥镜检查显示出了明显的炎症反应。

这回终于引起了科研机构的关注。这种细菌被命名为幽门螺杆菌——简单来说，就是位于胃部的螺旋状细菌。这个发现推翻了之前关于溃疡的认知。看起来，细菌感染确实会导致溃疡。

不过从一开始，科学家们就注意到幽门螺杆菌感染与其他感染有些不同。它不会像天花病毒那样在人体内大肆破坏，也不会像引起鼠疫的耶尔森菌（Yersinia pestis）那样以指数方式增殖。在第一次感染过后，你并不会获得免疫这种病菌的能力。幽门螺杆菌在人体内建立了永久殖民地，并不断躲避着免疫系统的追查。事实上，马歇尔的经历应该算是个案，大部分情况下，当细菌寄生到胃部时，你可能毫无知觉。经过数十年，症状才可能出现——那时发炎的病变才开始转变成溃疡并开始出血。

尽管如此，科学家们还是很快就确定了这种细菌在世界范围内造成的严重疾病和痛苦。除了那些由药物引起的溃疡外，它几乎出现在所有的消化性溃疡的病例中。幽门螺杆菌也促使了十二指肠溃疡的形成——这是一种胃部下游的侵蚀性溃疡病。而且，尽管大部分携带这种细菌的人并没有发生溃疡，可他们还是会因为这种细菌患上一种低级别的胃部炎症——胃炎。

科学家们也意识到，世界各地的穷人承担着大部分幽门螺杆菌的负担。全世界大约一半的人携带这种细菌，其中大部分都集中在发展中国家。印度携带这种细菌的人有80%；而在丹麦，只有25%。转型期的国家处于两者之间，而且上层阶级通常比下层阶级更容易摆脱幽门螺杆菌的纠缠，这应该得益于卫生条件的改善。

然而，值得注意的是在发达国家，这种病原体在人们尚未察觉的时候就已开始消失。在西欧和美国，60 岁以上的人中有一半以上携带着幽门螺杆菌，但是儿童的携带率只有十分之一（相比之下，发展中国家大约三分之二 10 岁以下的孩子可以查到带有这种细菌）。看来单靠卫生条件改善就可以清除它，真是让人松了一口气。不过，与幽门螺杆菌相关的疾病数据还在不断增加。科学家们发现，携带这种细菌的孩子比同龄人的发育要迟缓得多。而且幽门螺杆菌引发的长期炎症也容易导致胃癌，这是一种极为致命的癌症。通常当医生诊断出胃癌的时候，肿瘤已经变大并扩散了，这时候，医生也束手无策了。

1994 年，世界卫生组织的国际癌症研究机构将幽门螺杆菌列为第一类致癌物，与石棉、甲醛和核反应的放射性副产物，如锶 90 等属于一类。次年，美国国家卫生研究院召开会议决定确定一个治疗规则。专家们齐聚一堂，正式认可抗生素是对抗溃疡的有效疗法。罗宾·沃伦和巴里·马歇尔因其“坚忍不拔，具有敢于挑战传统教条的思想”获得了 2005 年的诺贝尔医学奖。

从某个层面来讲，幽门螺杆菌的传奇是令人兴奋的。它表明微生物猎人——19 世纪和 20 世纪早期通过演示证明微生物致病的细菌学家——的时代还没有结束。在自然界中还有许多微生物等待我们去甄别，如果我们能阻止有害微生物的传播，那么我们就能阻止它们带来的疾病。老派的侦探式的工作——用科学手段追捕微生物——仍然可以改善人类的健康。

微生物学家马丁·布拉泽（Martin Blaser）在一篇 1996 年发表于《科学美国人》（*Scientific American*）期刊的文章中写道：“我认为，幽门螺杆菌很可能是我们发现的第一种慢效细菌，它可能是我们今天面对的诸多令人困惑的疾病的罪魁祸首。”

现在回过头来看，当时布拉泽的话仍然值得注意，不过是出于另一个原因。在这篇文章面世大约十年之后，他提出了一个相反的观点——不是幽门螺杆菌致病这一点，虽然关于这一点他也没有正面否认，而是由于我们从肠胃中驱逐了这种细菌从而导致了一系列新的疾病，这其中最主要的就是哮喘。

我们稍后还会对这一观点详加说明，不过现在，先回忆一下共同进化的铁律：任何被寄主容许的共生体都可能参与到寄主本身的免疫调节回路当中。前面我们已经一次又一次地了解到，对这些回路稍加强化，就能阻止哮喘之类的炎症性失调疾病的发生。

“胃中恶魔”的善举？

目前，人们相信由幽门螺杆菌引起的胃癌占所有胃癌病例中的63%，在所有罹患恶性肿瘤的人当中，这个比例大约是5.5%。科学家怀疑这种病菌还与许多其他疾病有关，包括帕金森综合征和一些心血管疾病，还有极为致命的胰腺癌。许多人认为这种细菌是公共卫生问题，特别在发展中国家，流行率仍然很高。有科学家直接将幽门螺杆菌称为“胃中恶魔”。

因此，2010年9月初一个爽朗的秋日，当我来到纽约大学医学院马丁·布拉泽的实验室参加会议的时候，心里还有一点点激动。因为这个会议不是要致力于除掉幽门螺杆菌，而是要研究如何有意将其重新引入人体。

会议在曼哈顿东南的退伍军人医院举行，也对非专业人士开放。一名叫萨宾·基内斯贝格（Sabine Kienesberger）的头发乌黑的奥地利博士后在房间前面用大屏幕进行讲解。她正在进行一系列幽门螺杆菌的基因工程，从一种更加危险的被称为空肠弯曲杆菌（Campylobacter jejuni）的可致人腹泻的细菌中提取蛋白质，编辑到幽门螺杆菌上。这样做是为了让疫苗的效果加倍，因为单次疫苗注射不能让人体产生足以对抗空肠弯曲杆菌这样的病原菌的抗体。免疫系统要么已经遗忘了这种细菌，要么就是不能清楚地识别它们。因此，人们才会因这种细菌不断患病。

基内斯贝格认为，持续的免疫刺激可以剥去空肠弯曲杆菌的隐形外衣，让免疫系统永远记得它们的样貌。在不能每天注射的条件下，如何提供这种持续的刺激呢？基内斯贝格希望通过编辑过的幽门螺杆菌，让它们在免疫系统看来就和空肠弯曲杆菌一样，可以提供持续的提醒。

今天，她展示的就是老鼠试验测试的初步结果。关键的问题是，感染了这种幽门螺杆菌的老鼠是否会对空肠弯曲杆菌产生免疫力？

布拉泽穿着精致的白色衬衫，打着蓝色领带，和与他长期合作的吉列尔莫·佩雷斯－佩雷斯（Gillermo Perez-Perez），正在向基内斯贝格提出质问。佩雷斯－佩雷斯说，她应该进行死亡有机体的对照组测试，否则，她怎么能确定得到的结果只能从活体上获得？布拉泽补充说，她需要一个能复制的有机体才能进行对照测试，不然怎么证实细菌是否在繁殖？大家都没有指明这个测试带来的巨大思路转变：将一种致癌物植入人体以期获得健康改善。（在澳大利亚，巴里·马歇尔进行着类似的尝试，将流感病毒的蛋白质编辑到幽门螺杆菌身上。）

我问她为什么要选择幽门螺杆菌这种恶名昭彰的病菌，而不是其他更温和的微生物。

“我们确信幽门螺杆菌有其优势，而且它不是一种病原体。”基内斯贝格解释说，优势指的是这种细菌在极端环境下的生存能力，其他微生物少有能够与之比肩的。她认为，这种细菌在胃部的统治地位说明了它属于那里——换句话说，作为宿主的我们需要它在那里。

这种听起来无异于异端的想法是如何成为布拉泽实验室的基本信念的？

从直觉到取证于人

布拉泽的眉毛乌黑浓密，这与他那一头整齐的银发形成了鲜明的对比。他的记忆力超群，可以回忆起过去几十年的具体事情和发生过的讨论。他向我追溯了他最初的直觉：幽门螺杆菌与人类宿主的关系可能比天花与我们的关系更为复杂。这个想法来自 20 世纪 80 年代末，他与他的导师兼偶像，微生物学家斯坦利·法尔科（Stanley Falkow）进行的一次谈话。

法尔科一直努力在更大的进化背景下思考致病病原体的作用。广义上说，如果一种微生物在数万年前就如同幽门螺杆菌一样感染了人类，而只有 10%～15% 的携带者会生病，严格意义上讲，这种微生物不能算作是一种病原体。双方的关系应该接近共生关系，甚至是互惠关系也说不定。

当时任教于斯坦福大学的法尔科向他紧张兮兮的医科学生们强调，“过度关注疾病会让人分心”。我们对于疾病的忧虑使我们不能真正意义上理解生物学。细菌理论所塑造的根深蒂固的观点，某种意义上会使我们看不清真正的本质。

一天夜里，法尔科和布拉泽在酒酣耳热之际，开始讨论起幽门螺杆菌不同寻常的生物性来。这种细菌具有非同凡响的多样性。在当时，还没有人知道幽门螺杆菌是从什么时候寄生到人类的胃里的，但是一般来说，真正的病原体都是无性繁殖的。它们像癌细胞一样自我复制，下一代是上一代的复制品。而幽门螺杆菌则在不同人种之间显示出了非常大的多样性（最终科学家把这些不同的菌株定义为“种族”）。所以，如果这种细菌看起来不像一个病原体，而且行为模式也不相近，它到底是什么呢？

与法尔科的这次谈话之后，这个问题一直在布拉泽的脑海中萦绕。当时，许多人都坚持认为引起溃疡病的幽门螺杆菌是一种致癌物质，可是布拉泽却义无反顾地继续深究了下去。通过使用他自己的血液——是的，事实上布拉泽感染有幽门螺杆菌——他和佩雷斯-佩雷斯发明了一项通过抗体来检测感染的技术，改良了当时一直在使用的喉头细胞活检法。他针对20世纪初夏威夷出生的日裔美国男性人群的研究巩固了幽门螺杆菌与胃癌之间的联系。在这个研究组中，携带这种细菌的人发生恶性肿瘤的可能性是那些没有感染的人的6倍。

1993年，他和一个意大利研究小组一起确定了幽门螺杆菌的一种致病因子，这是一种由幽门螺杆菌注入人胃中的带有刺激性的蛋白质。他们把这个因子称为细胞毒素相关基因A（Cytotoxin-associated gene A，简称CagA）。携带这种基因的幽门螺杆菌可以引发更大的炎症。与没有该基因的菌株相比，携带CagA基因的菌株可以使患癌风险翻倍。如果说幽门螺杆菌中存在一个特别可恨的“种族”的话，有CagA基因的就是要找的目标。虽然自己还没有出现任何症状，布拉泽还是决定铲除自己体内的幽门螺杆菌。

总体而言，布拉泽的职业生涯很成功，这让他能列举出胃里的恶魔所造成的恐怖。不过，随着时间的推移，他对幽门螺杆菌彻底妖魔化的怀疑日渐增长。首先，与幽门螺杆菌相关的疾病都是老年人的常见大病，三分之二的胃癌发生在65岁以上人群。但是人类直到现代才将平均寿命提高到了60岁以上。换句话说，从人类进化的角度来看，幽门螺杆菌应该不是导致癌症的原因，患病与否应该是自然选择随机做出的。这就出现了一个新问题：在疾病出现之前的一个人的生命历程中—— 一般来说是六十多年的时间——幽门螺杆菌在我们的胃里扮演着什么角色？它是否能让宿主在某些方面获益呢？

20 世纪 90 年代后期，第一个确凿表明幽门螺杆菌不单单是一个冷血杀手的证据出现了。胃食管反流疾病（gastro-esophageal reflux disease，简称 GERD），也就是通常所说的胃灼热，在 20 世纪后半叶发病率急剧上升。这种最早出现于 20 世纪 30 年代的疾病是由于酸性胃液流到食管中导致。持续的刺激会导致食管组织发生改变，导致出现一种名为巴瑞特食管 * 的症状。这种症状会增加患食道癌的风险。虽说 20 世纪的发达国家中胃癌的患病率已经开始下降，但上述三种疾病的发病率却在增加。食道癌总体上并没有引起人们的普遍关注，但到了 20 世纪 90 年代，食道腺癌这种特别具有攻击性的癌症已经成了美国发展速度最快的恶性肿瘤之一。

流行病学家指出，巴瑞特食管的发病率与消化性溃疡和胃癌的发病率成反比。患有胃癌或胃溃疡的人不易患胃食管反流疾病，反之亦然。幽门螺杆菌给贫困人口带来了很多折磨，但与此同时，胃食管反流疾病和食道癌则被称为富裕白人病。这仅仅是一种巧合吗？有没有可能幽门螺杆菌能够预防胃食管反流疾病和与其相关的恶性肿瘤呢？

布拉泽和他的同事们通过观测发现，感染幽门螺杆菌的人很少患胃食管反流疾病，患食道癌的也不多。有趣的是，反比关联性最强的是那些有着最强毒性的 CagA 基因的菌株携带者。似乎细菌与胃壁相互作用得越多，越能阻断食管反流疾病和相关的恶性肿瘤。

---

* 巴瑞特食管（Barrett's esophagus）：也被称为巴瑞特综合征（Barrett syndrome），是指食管下端黏膜被胃柱状上皮所取代。又称巴瑞特溃疡、慢性消化性溃疡和食管炎综合征。——译注

幽门螺杆菌是如何预防这些疾病的呢？这种细菌能够调节胃酸，这不是出于对宿主的善意，而是纯粹为了自身的利益。幽门螺杆菌需要足够的盐酸（胃酸的主要成分）以确保竞争对手不会找上门来，但盐酸也不能太多，不然会影响它自己的生长。所以当胃酸浓度过高时，这种细菌就会贴近胃黏膜，干扰酸性物质生成。因此，在这种情况下，当胃液偶尔喷溅向食道时，较低的酸性产生的刺激性也较小（这里有个小插曲，布拉泽说他在治疗自己幽门螺杆菌感染的六个月内也出现了胃酸反流）。

就像乔尔·温斯托克和戴维·普理查德怀疑我们依靠蠕虫来发展调节性免疫系统一样，布泽尔认为人类可能将这种细菌性胃酸调节纳入我们自己的日常运作中。当今的人类需要依靠幽门螺杆菌来维持胃液的最佳酸度。

当然，这个观点的立足点之一是自旧石器时代，我们就遭遇幽门螺杆菌并最终形成了共生关系，这个假设到 20 世纪 90 年代末仍然没有得到证明。转机出现在 21 世纪初期，科学家玛利亚·多明戈斯－贝洛（Maria Dominguez-Bello）从一个生活在委内瑞拉亚马逊地区的部落中分离出一种独特的美洲印第安人幽门螺杆菌菌株，与来自非洲或欧洲的加拉加斯幽门螺杆菌相比，新发现的这种菌株与东亚菌株相类似。这种地域相关性有力地表明，美洲印第安人的祖先一万两千年前穿越现今已被淹没的白令海峡到达北美洲时，身上就携带着幽门螺杆菌。也就是说，在人类开始驯养动物之前，这种细菌已经寄生于我们体内。这种细菌不是来自牛、马或猪，这是我们自己的细菌。

随后的一系列遗传学研究巩固了这一观点，幽门螺杆菌在智人离开非洲的时候就已经寄生在其体内。遗传学家发现，共有七种不同的幽门螺杆菌菌株，与人类的进化史类似的是，所有菌株也都来自于非洲菌株。据此，科学家们反过来可以依靠幽门螺杆菌揭示壮阔的人类迁徙史：班图人的农业扩张起源于西非，在四千年前向东和向南迁移；中东地区的新石器时代农民在距今八千五百年前向西北进发进入欧洲；横贯台湾岛和整个东南亚诸岛的波利尼西亚人大扩张始于五千年前；北美洲和澳大利亚的欧洲殖民出现在四百年前；同一时期西非到美洲的奴隶运输正如火如荼。

在一些情况下，幽门螺杆菌的区域变化比人类基因更好地证实了历史。在西班牙占据优势地位的幽门螺杆菌更接近北非的同类，而不是伊比利亚半岛外的欧洲同类。这可能是由于伊比利亚半岛将近七个世纪都在摩尔人统治之下造成的。

不过，幽门螺杆菌有时候也会引起尴尬的问题。在一个案例中，一名田纳西州白人男子携带着非洲幽门螺杆菌菌株。是由于他祖先的混血血统导致这种情况发生吗？抑或是由于美国南方可以追溯到奴隶制尚存的悠久传统，非洲裔美国妇女负责照顾白人孩子造成了这种明显的错配吧？

2007 年，科学家们为所有人类幽门螺杆菌菌株最近的共同祖先锁定了一个时间和地点：五万八千年前的东非。当现代智人离开非洲向全世界扩张的时候，祖先们已经携带着幽门螺杆菌了。也就是说，我们与这种细菌的关系非常久远。

同时，科学家也在动物王国的成员中——鲸类、灵长类动物、啮齿类动物、牛、狗、猪甚至是一些鸟类中——发现了特有的螺杆菌种类。有些发现还让我们进一步揭示了古人类的进化历程。比如，猎豹体内的螺杆菌最早源自人类。这两种菌株在距今二十万年前已经分离。猎豹之所以会感染人类适应的螺杆菌是由于它们曾以我们的智人祖先为食吗？还是由于某种粪食性，猎豹吃掉了我们祖先的粪便？

对于布拉泽而言，我们与这种细菌的长期关系所导致的胃炎——由幽门螺杆菌引起的慢性、轻微、通常无症状的炎症——可能是一种进化准则。现在，大多数发达国家中 90% 以上的儿童都不再有这种免疫激活，这在人类进化史上是第一次。他预测，这种新的“后现代”的胃肯定会产生某些影响，一定会如此。所以他开始着手调查 20 世纪后期幽门螺杆菌的感染率不断下降时，是否有其他疾病的患病率出现了无法解释的增长。很快，他的注意力就锁定在哮喘的流行上。

可以预防哮喘和过敏？

1951 年，冷战的头十年中，数学家约翰·福布斯·纳什*（John Forbes Nash）指出，有时候不论各方期望如何，竞争的各方参与者最终都不愿意进行合作。一个游戏中的两个玩家都知道对手的策略，但是由于改变己方策略并不能获得什么优势，所以他们最终还是使用原来的策略而无视了他们所获得的情报。这种情况后来被称为“纳什均衡”（Nash equilibrium）：竞争中的两方或多方会在某种程度上进行合作，因为合作对参与竞争的各方都有利。

1994 年，纳什因此获得了诺贝尔经济学奖。布拉泽认为，纳什均衡同样也适用于幽门螺杆菌和其宿主之间。但与博弈论模型中竞争双方因了解彼此想法而按兵不动不同的是，布拉泽知道，任何寄生性生物一定要改变宿主才能使得双方获得平衡。这种纳什均衡涉及一定程度的相互调整，布拉泽希望在幽门螺杆菌和哮喘的流行中找到

---

* 约翰·福布斯·纳什（John Forbes Nash）：美国数学家、经济学家，普林斯顿教授。因“纳什平衡”在博弈论和经济学领域的重大影响，与另外两位数学家一起获得了 1994 年诺贝尔经济学奖。是美国电影《美丽心灵》（*Beautiful Mind*）的男主角原型。——译注

证据。

他进行了三项研究，一项与胸腔内科医生琼·雷博曼（Joan Reibman）合作，另外两项与流行病学家陈宇（Yu Chen，音译）合作。他调查了纽约市的哮喘患者，还分析了超过 15000 个美国健康和营养调查（简称 NHANES）期间收集上来的病例数据，这是一项美国疾病预防控制中心定期进行的调查。（保罗·马特里加蒂也是通过研究这项调查数据将粪口途径传播的病原体与过敏性疾病保护联系在一起的。）在这三项研究中，携带幽门螺杆菌的病人患过敏性疾病的人数较少。来自 NHANES 调查的数据可以控制诸如是否吸烟、体重指数和社会经济地位等变量，这一点非常重要。携带幽门螺杆菌的年轻人患哮鸣的可能性是其他人的三分之一，而鼻窦过敏的可能性是其他人的一半。对于 5 岁以下的儿童，幽门螺杆菌的保护作用仍然强劲——与没有感染这种细菌的孩子相比，感染的孩子患过敏性疾病的风险降低了 40%。

当然，这些细菌可能只是别的什么东西的标记物而已——比如，富含微生物的房间或者其他粪口途径传播的病原体。但是有一项观察表明，幽门螺杆菌本身也能提供保护作用。毒性较强的 CagA 阳性菌株可以最有效地减轻患哮喘的风险。看起来，细菌与免疫系统的相互作用越多，患过敏性的可能性就越小。

其他人也证实了布拉泽的发现。在芬兰，科学家们检查了自 20 世纪 70 年代中期以来收集和储存的血清。随着时间的推移，芬兰年轻成年人体内针对桦树花粉和其他过敏原的免疫球蛋白 E 的含量增加了 3 倍以上，幽门螺杆菌感染者对于这种过敏敏感性增加的趋势适应良好。来自英国、德国和日本的“快照式”横向研究也发现，幽门螺杆菌对于过敏性疾病具有保护作用。

不过，仍然有人持怀疑态度。美国休斯敦贝勒医学院的大卫·格雷汉姆（David Graham）就认为，幽门螺杆菌不过是“卫生假说的替代品”，本身并不具备保护作用。他认为，布拉泽对这种细菌的暧昧态度会导致人们拒绝消灭这种明显的致癌物。为了证伪布拉泽的观点，如格雷汉姆所说，“荒谬地企图把现代世界所面临的一些问题归结于一种曾经并仍然在导致许多痛苦、疾病和死亡的病原体”，他动身前往马来西亚。

不知出于什么原因，与泰国接壤的马来西亚半岛北部的居民自然感染幽门螺杆菌的概率很低。20 个人中只有一个人携带幽门螺杆菌。这个国家的哮喘发病率也相对较低：只有 10% 的马来西亚人患有哮喘，而在发达国家，哮喘患者达 25%。格雷汉姆认为，如果布拉泽的观点是正确的，马来西亚人应该有较高的哮喘患病率。而实际上他们的患病率很低，从而证明布拉泽错了。他所谓的“可怕后果假说”完全没有根据。

然而实际上，格雷汉姆的研究并不严谨。因为他并没有把那些感染幽门螺杆菌的人与没有感染的人放在一起直接进行比对，要想得出严谨的结论，这是一项关键比对。此外，根据布拉泽的观点，幽门螺杆菌只会为那些与自己共同进化的人提供保护。对像马来西亚这样天然不会感染幽门螺杆菌的人种自然不会产生效果。更广泛地说，正如我们所见，不只一个“老朋友”降低了人类患过敏性疾病的风险。格雷汉姆所检查的人群实实在在地暴露于其他保护性因素——例如与动物近距离接触遭遇的寄生虫，以及水和土壤中的各种微生物——之中。如果不针对这些变量进行控制的话，很难得出正确结果，他的反驳也就缺乏依据。

与此同时，实验室的工作已经开始弄清幽门螺杆菌如何在人体内建立终身感染的机制。通过不断研究，科研人员发现这些细菌可以激活阻止过敏性疾病和自身免疫性疾病的调节性 T 细胞。

螺杆菌，调节回路塑造者

在英国诺丁汉大学的一座亮白色研究大楼的宽敞办公室里，我遇到了科学家凯伦·罗宾逊（Karen Robinson）。她长着一头卷曲的赤褐色头发，黑边长方框眼镜后面是一双明亮的蓝色眼睛。她说起话来慢条斯理，字斟句酌。这种习惯显示出这位学者超人的耐心。但我对幽门螺杆菌（也是她的研究领域）具有潜在好处这方面表现出的兴趣，让她显得十分担心。

开门见山地，她就向我表示，即使幽门螺杆菌可以预防过敏性疾病或者其他，就目前而言，这些还停留在非常理论化的阶段。毕竟，胃癌不是一件开玩笑的事情，这种恶性肿瘤早期极难发现。根据发展程度和患病具体部位的不同，治疗手段包括切除整个胃部，化疗和放射性治疗，疗效有限，甚至可能根本不奏效。说白了，胃癌是一种任何人都不想招惹的恶性肿瘤。一个世纪之前，这种癌症夺去的美国男性生命超过任何一种癌症，至今仍是发展中国家 65 岁以上男性的主要杀手。罗宾逊担心一旦人们读到了幽门螺杆菌益处的只言片语，就会拒绝从自己体内除去这种病菌。

所以这里我要十分严肃地声明：如果你有胃溃疡，并且你的医生建议你清除幽门螺杆菌，哪怕你看过这本书，同意书中的观点并且认为这种细菌是人类固有菌群的一分子，你也应该听从医生的建议。即使是“老朋友”，依然能够对我们不利。

好了，我们继续。

多年前，罗宾逊开始研究幽门螺杆菌的时候，很明显还没有人真正理解这种细菌的自然反应。科学家在无数的报告中提到这种细菌，提到终生的炎症，提到胃炎、胃溃疡和癌症。然而，很多人——事实上，是大多数人——都携带着这种细菌，且并未出现什么复杂的毛病。那么，这些与幽门螺杆菌和平相处的人，他们的免疫系统与那些因此而致病的人的免疫系统有什么区别呢？

罗宾逊将获得答案的希望寄托于这些无症状的感染者。她发现，两者的区别在于他们如何回应。和平共处的携带者用抗炎信号因子迎接幽门螺杆菌，而不是出动促炎信号因子。他们可以容忍这种细菌寄生。与之相对，消化性溃疡患者应对这种情况的手段充满攻击性。是什么导致了两种不同的应对手段？研究表明，消化性溃疡患者的调节性 T 细胞数量比无症状携带者少 60%。严格意义说，幽门螺杆菌并没有导致溃疡，而是人体的免疫反应造成了这样的结果。“（免疫系统的）炎症反应不仅可以杀伤细菌，”罗宾逊说，“也会伤害人体。”那些和平的幽门螺杆菌携带者的免疫系统单方面地呼吁双方停火，而幽门螺杆菌方面没有做出任何明显的让步，于是免疫系统妥协了。

当罗宾逊比较无症状携带者和未感染对照组时，发现了一个明显的区别，这个区别对于理解幽门螺杆菌是如何起到预防哮喘的作用至关重要。与没有感染幽门螺杆菌的人相比，感染这种细菌的人体内的调节性 T 细胞数量要多出几乎 3 倍。这些多出的抑制细胞是否能防止过敏？在老鼠试验中，感染幽门螺杆菌可以降低将近 40% 的尘螨过敏风险。这与布拉泽在感染这种细菌的美国儿童中观测到的患病风险降低比例基本相同。

在英国以外的地方，幽门螺杆菌的保护作用仍然很强。罗宾逊与埃塞俄比亚的科学家合作开展了一项前瞻性研究。她的埃塞俄比亚同事跟踪调查了近 900 名孩子，从出生到 3 岁。到他们 3 岁时，40% 的孩子会感染幽门螺杆菌。排除被认为能预防过敏的蠕虫和其他细菌，以及社会经济地位等干扰因素后，科学家发现，早期感染幽门螺杆菌可以将患湿疹和呼吸道过敏的风险降低一半以上。

那么如何解释那些溃疡？为什么有人会出现炎症反应并最终患

病，而另一些人则可以与幽门螺杆菌和平共处？基因可能是这种区别出现的原因。面对幽门螺杆菌的时候，不同的基因型会表现出不同程度的炎症反应。

不过与基因相比，更有趣的是这与这种细菌到达人体的时间有关。瑞士苏黎世大学的安妮·穆勒（Anne Müller）发现，幽门螺杆菌越早到达宿主体内，宿主对其的耐受性就越好。早感染幽门螺杆菌的老鼠受到的伤害远比较晚才感染的老鼠要少得多。而且我们也可以做出推测，早感染的老鼠到晚年的时候也不大容易患胃癌。

“宿主与病原体相互作用的结果取决于寄生时间的不同。”穆勒说。在防治过敏性疾病方面，时间的作用也不容忽视。最早感染幽门螺杆菌的易感哮喘老鼠会获得最强的哮鸣防御力。从本质上来说，细菌早日来到宿主体内激发了宿主的免疫调节回路，同时也导致相对较轻微的炎症。寄生时间越晚，炎症反应越强，过敏保护作用越差，患癌风险也越大。穆勒解释说，最佳窗口期可能是人类生命的第一年——在很多欠发达国家，这个年龄的孩子很多都会感染幽门螺杆菌。

穆勒还有一个重要发现。当她使用抗生素为实验鼠治疗幽门螺杆菌感染时，这些老鼠的调节性 T 细胞数量剧烈减少，对哮喘的抵抗力也消失得无影无踪。没有哮喘历史的老鼠患上了哮鸣。这个教训告诉我们：易患哮喘的老鼠需要细菌不断的刺激来预防哮喘。扩展一步，先天有哮喘倾向的人也可能需要持续的刺激以避免肺部疾病。

“没有什么一劳永逸的方法，”穆勒表示，她正在考虑可行的治疗方法，“可以说，调节性 T 细胞必须依赖于有规律的刺激”。布拉泽一语中的：只有活细菌寄生于体内才能产生预期的效益。

穆勒的研究也有助于解释另一个科学界的热门争议，即所谓的“非洲谜题”。

非洲人为何不患胃癌？

世界上有一半人口感染幽门螺杆菌，这些携带者大部分居住在发展中国家，有人注意到，这些感染重灾区并没有出现什么疾病大流行。1992年，英国科学家C. 霍尔姆贝（C. Holcombe）把这种现象称为“非洲谜题”。在撒哈拉以南非洲地区，大多数人在幼年就感染了幽门螺杆菌，而胃癌在该地区的发病率非常低，低到超乎想象。

霍尔姆贝指出：“最重要的是，非洲的数据向我们阐明了消化性溃疡和胃癌成因的复杂多面性。幽门螺杆菌感染与环境、社会和遗传因素一起发挥着作用。”

“非洲谜题”的反面解释是，非洲人活得不够久，不足以患癌。确实，这个说法也不是全无道理，当时尼日利亚人的平均寿命是55岁。胃癌通常在65岁以后发生。但是短暂的平均寿命并不能完全解释这个谜团。首先应该注意的是，虽然和西方人相比，非洲人感染幽门螺杆菌的年龄要早二三十岁，然而他们没有因此发展出患癌的先兆条件。

而且，在撒哈拉以南非洲地区出现艾滋病大流行之前，南非的平均寿命相对要高一些，男性平均寿命可达63岁，即使这样，胃癌的患病率仍是不可思议地低。科学家们由此注意到非洲人对幽门螺杆菌感染的反应与欧洲人不同，前者的免疫系统没有对这种细菌发动全面战争。而这种半容忍的免疫反应策略可能降低了幽门螺杆菌的致癌性。

与此同时，其他与幽门螺杆菌有关的谜团也不断出现。自霍尔姆贝的论文发表以来，科学家们陆续观测到了“亚洲谜题”“印度谜题”以及所谓的“大型野生猫科动物谜题”。动物学家指出，和人类一样，大型非洲猫科动物体内的螺杆菌也可以导致圈养的猎豹生病。与螺杆菌相关的疾病是一些圈养猎豹的主要死因。令人奇怪的是，感染螺杆菌的野生猎豹几乎就没有这方面的问题。是什么导致了这种不同？

安妮·穆勒的研究表明，早期感染幽门螺杆菌，其致病性较低，并且对哮喘具有较强的保护作用，这个机制的决定因素是由免疫系统对寄生细菌耐受性反应的强弱决定的。她的研究也提出了一个有趣的可能性，在很久以前，即使在西方，幽门螺杆菌也不会引起疾病——一个“欧洲谜题”就沉睡在历史的某个角落。

那是个人类还是超级有机体的半神话时代——不仅我们体内所有的常住居民都在，而且它们也总是准时出现。巧合的是，一位科学家得以一瞥这“欧洲谜题”。工业革命的到来，标志着这个和谐共存的时代宣告终结。

欧洲谜题

在一系列研究中，流行病学家阿姆农·索南伯格（Amnon Sonnenberg）发现，欧洲幽门螺杆菌相关疾病的发病最先出现在18世纪初出生的人身上。在回溯几个工业化国家的死亡证明后，他注意到，患胃癌的风险在19世纪中叶出生的人中达到顶峰，晚几十年出生的人的患病率则开始呈下降趋势。

18世纪的人均寿命是否长到胃癌发病的阶段？索南伯格逐个比较了65岁及以上的个人档案，没有发现这些人有患胃癌的证据。不过还有一个证明胃癌患病曲线的方法。溃疡的患病率曲线与胃癌的基本相似，但是时间要晚几十年。出生于19世纪50年代的丹麦人与五十年前或五十年后出生的同胞相比，患胃癌的风险高6倍。而随着癌症风险的消退，胃溃疡的发病率急剧上升并到达顶峰，随后在20世纪初出生的人开始下降。

索南伯格在英格兰、威尔士、意大利、日本和丹麦也追踪到了这种现象：胃癌患病率曲线先上升，达到高潮，然后随着曲线下降，胃溃疡患病率曲线出现同样的模式，两者间隔十年左右。工业化带来的新因素首先增加了幽门螺杆菌相关疾病的患病风险，随后几十年这些新因素再导致其下降。在穆勒研究的支持下，有一种可能性是，这种现象是由于推迟了初次感染幽门螺杆菌的时间所致。随着富裕程度的提高和卫生改革的实施，幽门螺杆菌的初次感染时间一再推迟。推迟一点，患胃癌的风险升高；再推迟一点，胃癌的患病风险下降，但是溃疡的发病率增加。继续推迟初次感染时间——比如20世纪西方国家的情况——最终导致这种细菌从大量人体中消失。

我们再来看过敏流行。索南伯格和穆勒的研究中富于新意的解读表明，当过敏流行于20世纪中叶时，人类超级有机体的崩溃至少在一个世纪之前就已经开始了。还记得我们前面提到的花粉症吧，就是在这一时期出现的。卫生条件改善可能是部分原因，但是在重大卫生改革之前，第一个与幽门螺杆菌相关疾病的改变出现了。在下水道和自来水出现之前，有一些东西改变了幽门螺杆菌和宿主之间的相互作用。可能与当时文化规范的改变有一定关系。随着身体及其分泌物逐渐被当作不洁净之物，诸如给婴儿的食物要先拒绝一下之类的做法正从西欧消失，于是幽门螺杆菌的初次感染时间变晚，引起更多的炎症。

索南伯格提到的另一个解释是，随着欧洲的城市化进程加深，第三方细菌从人的胃里消失了。在这种情况下，幽门螺杆菌缺乏竞争，它得以扩大寄生范围并变得更加致病。布拉泽认为，这种情况在幽门螺杆菌菌株之间的竞争中也表现出了相同的模式。如果你接触到种类多样的幽门螺杆菌菌株，你可能会拥有更多样化的螺杆菌生态，这种情况下，多种幽门螺杆菌可能会更加和平地栖息在你的胃里。

不过，还有一个更简单直接的可能性：蠕虫感染率下降。

人类、蠕虫和细菌：远古同盟

20世纪90年代后期，麻省理工学院的科学家詹姆斯·福克斯（James Fox）想知道蠕虫的存在是否能解释非洲谜题：蠕虫感染能否预防幽门螺杆菌所致的胃部恶性肿瘤？

他使用一种啮齿类适应蠕虫来感染老鼠，然后再让老鼠感染鼠适应螺杆菌。刚感染鼠适应螺杆菌的无蠕虫老鼠出现了可发展为胃癌的严重胃炎和其他先兆症状。而那些携带蠕虫的老鼠在感染螺杆菌后却没有出现恶性炎症。蠕虫导致的免疫反应偏差保护了它们。三者权衡出了一个统一的结果：携带蠕虫的老鼠体内的螺杆菌数量比无蠕虫老鼠体内的要多。不过更多的螺杆菌数量对老鼠的健康没有什么显著的影响。

福克斯和同事随后进行了人群比较研究，一个样本来自哥伦比亚沿海地区人群，另一个来自于内陆。两个样本的人群中幽门螺杆菌的感染率达到了95%，但是来自科马图这个沿海城市的儿童体内的蠕虫数量是山区儿童的两倍。在这种情况下，沿海地区的胃癌发病率远比另一组低。

不过，两个比较组之间的遗传差异使我们无法直接获得一个确凿的结论：沿海人口多是非洲后裔，而内陆居民大多是美洲印第安人和西班牙人。但是在其他方面，科学家们观测到了符合福克斯解释的模式。比如，几乎所有的坦桑尼亚人都感染有幽门螺杆菌，但是这个国家地处高原和山区，在乞力马扎罗山区，蠕虫不是十分普遍，因此胃癌患病率很高。同样，在日本列岛，胃癌发病率随着纬度的升高而增加，这与蠕虫的数量趋势成反比。

科学家怀疑不同毒性的幽门螺杆菌菌株可能部分造成了这种差异，特别是在非洲。饮食结构可能亦有贡献，维生素C可以预防胃癌，而生活在温暖气候下的人们会吃更多的新鲜水果——这就是大卫·格雷汉姆所说的“香蕉假说”。另一方面，过量食用食盐会促进胃癌发生。索南伯格指出，欧洲政府刚好在胃癌患病爆发之前取消了盐税，也许这两者之间的关系并不是巧合。还有些人认为，20世纪冰箱的广泛使用增加了新鲜水果和蔬菜的供应量，并降低了腌制食品和肉类的消费量，这也和西方国家胃癌患病率的下降有一定关系。

所以，我们看到许多围绕在幽门螺杆菌周围的谜题。如果这种细菌可能用于治疗，那么这些辅助因素不可忽视。但是从某个层面来看，幽门螺杆菌是否会引发胃癌，又是否能预防哮喘，这两个相关的问题的答案可能都是肯定的。而且，鉴于免疫系统的平顺运行需要某些刺激，问题的真正症结所在可能是许多刺激原已经从人们生活中消失这一事实。如果说，为了免疫系统的平顺运行我们需要按下所有按钮的话，那么现在我们能用来按下按钮的微生物已经不多了。

但是，还有一个重要的未解问题。马丁·布拉泽提出幽门螺杆菌对宿主有益，但是到目前为止，我们只知道如果你除去了这些细菌，宿主的免疫系统就会变得不平衡，继而可能导致生物功能出现障碍。这实际上是一种依赖：当细菌存在于体内时，一切正常；细菌消失，问题出现。幽门螺杆菌寄生于人体对宿主有什么直接好处呢？如果这种细菌比寄生虫更具互惠性，它如何为双方做出积极的贡献？这种细菌究竟有什么益处？

问题的答案来自于结核病领域。在暴露于寄生虫环境的人中，感染结核分枝杆菌的十个人里只有一个会患病。少部分人可以完全击退细菌，其他大部分则转变为潜伏感染。他们把细菌安全地隔离在身体里。结核病患者和这些潜伏感染者之间的本质差别让许多人好奇不已，迫切地想找出答案。最终，斯坦福大学的科学家莎朗·佩里（Sharon Perry）和朱莉·帕森奈特（Julie Parsonnet）偶然间发现了一个合理的解释。彼时她们正在为针对居住在旧金山南部的移民进行的结核病流行率调查结果制作表格。她们注意到，虽然幽门螺杆菌携带者也会感染结核分枝杆菌，但是实际导致活动性结核病发病的可能性要小很多。难道幽门螺杆菌在以某种方式保护人们免受活动性结核病的骚扰？

科学家证实，在冈比亚和巴基斯坦，感染幽门螺杆菌可以预防活动性肺结核。随后他们通过实验测试了这个想法。他们将携带幽门螺杆菌的猴子暴露于结核分枝杆菌环境下，六个月后，他们发现这些猴子的结核病患病率只有未携带幽门螺杆菌猴子的三分之一。这个机制的原理在于通过激活免疫系统抗微生物方面的活性（特别是干扰素 γ，这种物质对于抗过敏也非常重要），幽门螺杆菌以此帮助宿主对付结核感染。一种细菌协助宿主控制另一种细菌（而蠕虫感染则可能有助于限制幽门螺杆菌感染造成的伤害）。

佩里和帕森奈特在 2010 年写到，这个发现“提出了一种有趣的可能性，即我们可以通过操控我们的微生物群来调节来自结核分枝杆菌以及其他常见人类病原体的疾病风险”。实际上，携带幽门螺杆菌的德国小学生腹泻的概率是没有这种细菌的同学的三分之一；携带幽门螺杆菌的以色列士兵也比没有这种细菌的战友更不容易患上腹泻。未来，在你前往肺结核和痢疾流行的地区之前，你的医生可能会专门为你定制特别的螺杆菌菌株以备不测。

螺杆菌还能预防什么？

现在，我们可以用之前所了解的零散杂乱的辉煌描绘一幅人类超级有机体的画像，一幅我们从所有零碎结果中逆推出来的自画像。我们现在知道，除了防止过敏性疾病以外，幽门螺杆菌还可以预防自身免疫性疾病，如狼疮、多发性硬化、炎症性肠病，甚至心脏病。在一些病例研究中，自身免疫性I型糖尿病，类风湿性关节炎和克罗恩病，在患者驱除体内的幽门螺杆菌后会立即发作。

然而，与以往一样，我们对这种细菌的了解仍不够清楚。一些证据表明，幽门螺杆菌引起了自身免疫性疾病，并且还可以促进其他具有炎症成分的疾病，例如帕金森病或心血管疾病。在众多纷繁的矛盾观点中，我们很容易就忽略了这种细菌对我们有益的想法。然而，粗暴的排斥会让我们遗忘很多我们刚学到的东西：幽门螺杆菌可以帮助我们也可以伤害我们，这取决于超级有机体这个更大的背景。这里的唯一规则是，如果细菌引起有害的炎症，就会危害健康。但是仅仅是能加强免疫调节这个程度的轻微发炎，就可以预防免疫失调导致的疾病。这两点幽门螺杆菌都能做到。

布拉泽认为，未来儿科医生也许会有意将幽门螺杆菌植入婴儿的胃中，使用专为婴儿基因型定制的菌株。这种细菌将有助于预防哮喘，过敏，也许还有其他炎症疾病和自身免疫性疾病。同样，当溃疡和胃癌的风险增加时，医生将会用一种窄谱抗生素消灭幽门螺杆菌。哮喘得到预防，癌症也能避免：获得收益，减少代价。

对于过敏，基于幽门螺杆菌蛋白质的免疫系统调节药物已经成为可能。意大利科学家马里奥·德奥利奥斯（Mario D’Elios）已经从幽门螺杆菌中分离出一种蛋白质，这种蛋白质在老鼠体内可以预防过敏性疾病。也许有一天，这种蛋白质制成的抗过敏药就能为有需要者使用。

不过，布拉泽现在最关心的还是幽门螺杆菌如何开始从人体内消失，以及它的消失究竟意味着什么。这种细菌在人类知道它的存在之前就开始灭绝。一个世纪前，大部分美国人体内都有幽门螺杆菌。现在的西欧和美国儿童中，只有不足 6% 仍然携带这种细菌。

改善的公共卫生，更大的居住区，更小的家庭，预先咀嚼婴儿食物行为的过时以及一切阻碍唾液和粪便传播的行为，都可能导致幽门螺杆菌的衰退。但是布拉泽最担心的还是抗生素，那些针对其他感染的肠胃炎药物中通常含有抗生素。每次使用抗生素，都会使幽门螺杆菌的数量下降 15%～50% 不等。从幽门螺杆菌目前所面临的状况来看，对布拉泽来说一个紧迫的问题摆在眼前：还有哪些有益的人体微生物将随之消失？由于其疾病相关性，幽门螺杆菌进入了人们的视野，那么那些纯粹有益的居民呢？

布拉泽把这种特别的焦虑描述为“微生物消失假说”。我们从母亲那里接收了第一批微生物居民。其中许多微生物和幽门螺杆菌一样只能在人体内存活。一旦失去它们，便很难再找回来。“每一代人携带的古老微生物都可能比上一代人少。”布拉泽 2011 年在一篇题为《停止残杀益生菌》的文章中写道。

事实上，流行病学家很早之前就注意到哮喘和抗生素使用之间的相关性。在生命早期使用抗生素越多的人，成年后患哮喘的可能性就越大。类似的模式也适用于炎症性肠病。据统计，接触过七种或更多抗生素的儿童患克罗恩病的风险几乎是未使用过抗生素的儿童的 3 倍，就算与仅服用过一两种抗生素的儿童相比，患病风险也高一倍。

当然，这些调查类的研究可能出现逆向因果关系的错误：那些患过敏和炎症性疾病的人之所以会在生命早期比其他人服用更多的抗生素，是因为他们从小就体弱多病。事实上，这可能是最合理的解释。不过布拉泽、罗宾逊和穆勒三方的研究联合在一起，再加上一些其他的研究，表明了幽门螺杆菌可以预防这些疾病。它通过加强免疫调节网络预防过敏性疾病、自身免疫性疾病和炎症性疾病的这一点，正被越来越多的人理解。

布泽尔对微生物在不知不觉中灭绝感到担心，还有其他原因。如果你从母亲那里继承的微生物会以特别的方式与你的基因型发生联系呢？比如，幽门螺杆菌就可以重组并适应不同人的肠胃环境。换句话说，你的母亲传给你的菌株可能就是你能遇到的最适合你的那个品种了。

为什么这一点很重要？因为如果你拥有自己的细菌“种族”，那么它对你的致病性可能是较低的。共生关系越紧密，互利就越多。比如，玛利亚·多明戈斯－贝洛发现，美洲印第安人携带的幽门螺杆菌菌株毒性比欧洲来的菌株要小得多。而在委内瑞拉的瓦劳，几乎每个居民（99%）都有肠道寄生虫，那些感染了幽门螺杆菌的人的营养状况明显好于那些没感染的人。为什么前者会从幽门螺杆菌的存在中受益，这一点科学家还百思不得其解。也许他们携带的美洲印第安人幽门螺杆菌菌株与他们的胃适应性更好？

“没人知道答案。”布拉泽如是说。但与此同时，不论出于什么原因，在南美洲人的胃中，外来的非洲和欧洲菌株数量都超过了本土菌株，据推测，前两者更具进攻性。这些外来者正使美洲印第安人幽门螺杆菌菌株灭绝。

寄生虫学方面，有一个古老的经验法则：从父母传播到子女的寄生虫比水平传播的寄生虫更有可能产生益处。如果寄生虫需要它们现在的宿主来繁殖，然后给自己的后代寻找一个安身之所，自然而然地，它们会使自己的兴趣与宿主对齐。

反之，如果寄生虫在人群中横向传播，则其利益就可能与宿主不一致。事实上，水平传播不仅不会产生益处，反而会产生毒性。对于这些导致大规模流行病的寄生虫来说，你不过是路上的一餐而已。它们对你的继续存在没有兴趣。

幽门螺杆菌可以双向传播，但是在大部分人类进化过程中，一般是通过母亲传播给孩子的，垂直传播的规则适用。在某种程度上，它的利益与人类宿主的利益一致。然而，这种细菌只是垂直传播的众多细菌之一。我们从父母、兄弟姐妹和生活环境中继承了众多微生物。布拉泽和其他人担心，我们已经扭曲了人们尚不了解的这些生态系统，而这些生态系统的紊乱就是造成现代性疾病的原因。

这个微生物群落，也被称为人类微生物群或微生物组，就是我们下一章的主题。

Community-Wide Derangement

第九章

微生物社群大混乱

人类进化的维度之一就是体内微生物的进化：当我们的社会经历、社会经济地位和文化规范发生改变时，当我们从农村搬到城市时，当我们的食物消费模式演进时，当我们接触的生物异源物质发生变化——不论是我们有意摄入的抗生素还是无意间接受的各种潜在有毒化合物——的时候，这种进化会以迅雷不及掩耳的速度发生。

——杰弗里·戈登和托德·科林恩汉默 *

想象有三组不同的人群：第一组生活在户外，群体构成庞大拥挤杂乱无章；第二组在室内群居；第三组也在室内居住，不过分别住在自己的单间中，并且每个人定期服用抗生素。

* 杰弗里·戈登（Jeffrey Gordon）和托德·科林恩汉默（Todd Klaenhammer）都是基因科学与微生物研究方面的知名专家。——译注

我的问题是：哪一组的人最健康？如果你认为生活方式最类似现代城市生活的第三组人最健康的话，那么你错了。第一组人才是最健康的——就是与工业革命前的生活方式最接近的那群人。

科学家们进行过类似的试验，但不是以人作为试验对象，而是用猪。苏格兰阿伯丁大学的伊姆克·莫德尔（Imke Mulder）和丹妮丝·凯利（Denise Kelly）分组饲养了三群猪，一群养在室外，一群养在室内，还有一群养在室内的隔间里彼此分开，并定期喂食抗生素。在试验过程中，他们发现了这三群猪的状况有三大差异。

第一，分养在室内并喂食抗生素的猪会更频繁地打开促炎相关的基因。

第二，养在室内的猪会成为更多的潜在病原菌，也就是能致病细菌的栖息地。

第三，散养在室外的猪——其免疫特征更倾向于容忍各种环境——拥有和其他两组室内猪非常不同的微生物群落。它们肠道内超过四分之三的细菌都是乳酸菌。相比之下，在第二组室内群居的猪的肠道中，乳酸菌只有 13%。而最后一组分养在室内并喂食抗生素的猪，其体内的乳酸菌才刚刚达到 3.6%。

最初来到这个世界时，我们都是无菌的。当穿过阴道呼吸第一口空气的同时，我们会遭遇到生命中第一个微生物。在生命的旅途中，我们不断获取这些微生物，把它们带在身上。上面的试验让我们了解，最有利于健康的微生物并不是在不同环境中均匀分布的。基因表达告诉我们，在泥土中自然生长的猪获得了最能令它们健康的微生物。而那些被“妥善保护”并“持续清洁”的猪事实上居住在最不健康的环境中。

我们已经反复探讨了基因不是命中注定的观念——遗传学本身不能解释过敏和自身免疫性疾病。通过这个试验我们可以看到，微生物群落可以通过基因表达来影响我们的命运。而环境又决定了微生物的构成。换句话说，我们所处的环境似乎可以通过控制我们体内的微生物种类来影响我们的健康。

2010 年 10 月，我在迈阿密参加了由美国微生物学会（American Society of Microbiologists）主办的主题为“有益微生物”的会议。有趣的是，不久之前，绝大多数临床医师都对“有益微生物”这一词感到十分困扰。微生物总是暗中作祟又下手狠辣，它们带给人类无法估量的苦难，它们阻碍人类的进步。人们曾认为，只有死掉的微生物才算是有益微生物。

不过，19 世纪的微生物猎人并不能算是这种极端观点的罪魁祸首。比如伊利亚·梅契尼柯夫（Ilya Metchnikoff）*，这位俄国科学家首先描述了细胞介导免疫——白细胞吞噬进入人体内的入侵者——并且因为这一发现获得了 1908 年的诺贝尔奖，他就十分痴迷于细菌，并认为它能改善人类健康。这种迷恋的部分原因来自于他的观察，他发现保加利亚人和一些俄罗斯人的寿命非常长，并且这些长寿之人经常喝发酵牛奶。他检查了这种饮料，并从中分离出能够制造乳酸的细菌，因为这种细菌可以帮助消化，梅契尼科夫开始主张积极摄入含有这种细菌的食物。今天，我们通常把这位俄国科学家称为益生菌之父。

同一时期，植物学家正和早期的细菌理论家一起致力于发掘共生关系——这种生存关系在植物界十分普遍。大多数植物会在其根部培养特殊的真菌，这种真菌可以为植物提供磷，对植物来说这是一种关键的营养物质。他们把这种根与真菌的共生体称为菌根。豆类（豌

---

* 伊利亚·梅契尼柯夫（Ilya Metchnikoff，1845—1916）：出生于乌克兰，是沙俄时代俄国著名的微生物学家和免疫学家。——译注

豆、菜豆和苜蓿等重要农作物）则依赖与根瘤菌提供的氮。正是基于这种现象和理念，1879 年德国植物学家海因里希·安东·德·巴里（Heinrich Anton de Bary）创造了“共生”（symbiosis）这个词——“与完全不同类的生物体一起生活”。

自然而然的，对于不同生命形式之间合作关系的研究开始活跃起来。不过，或许是因为人们更渴望击败微生物而不是在其中寻找盟友，当时的研究多数是针对那些使人类健康受到损害的微生物，至少在医学界是如此。现在情况正在发生改变，一部分原因是因为我们目前面临的挑战——抗生素耐药性和退行性炎症性疾病——已经发生了变化。人类与微生物共生的研究正在蓬勃发展。

这个主题为“有益微生物”的会议在迈阿密市中心一个玻璃外立面的酒店一层举行——周围都是在南佛罗里达沼泽地上拔地而起的光鲜亮丽的高楼大厦。会议相当激动人心。事实上，如果与会者是在细菌理论总部大楼外的抗议人群——如果这个总部大楼存在的话——他们就会高举着诸如“停止战争”、“人类与微生物：团结一致”或者“敬重你的共生体”之类的标语，而这些标语正是由这群受人尊敬的科学家们最近在各大期刊上发表的论文标题。

新的、改良的和更便宜的技术使得这场革命得以出现。在十多年前，科学家们主要通过培养微生物来研究它们。因此，你只能研究那些可以在培养皿中生长的微生物，而这些微生物不过是人体生物多样性中的一小部分。新技术的出现让科学家们不再依赖培养皿，可以直观地看到微生物的存在，并且一一识别它们的 DNA。这种直接的方法摆脱了从前一定要先培养菌群的桎梏，让我们终于可以更清晰地研究它们。我们现在所看到的，就好像 17 世纪的伽利略通过自制的望远镜望向天空所看到的景色一样。正如地球围绕着太阳旋转那样，目前来看越来越明显的证据表明，不是微生物以我们为中心旋转，而是我们在围绕着微生物获得发展。

不同学科间的长期交叉互助使得这场会议成为现实。会议上的科学家各有所长——有的是昆虫学家，有的是植物学家，还有微生物领域的专家。会议的组织者之一，玛格丽特·麦克福尔-盖（Margaret McFall-Ngai）就曾花费数十年的时间研究夏威夷短尾鱿鱼（Euprymna scolopes）与一种叫作费氏弧菌（Vibrio fischeri）的发光水生细菌之间的共生关系。这种鱿鱼从海底收集这种发光细菌，储存在体内的一个特殊器官中，并将其用作一种隐身装置，在夜间捕食时对猎物产生干扰，让其无法识别出自己。

还有一些与会者则专注于昆虫及其身上的常住微生物。另一些人研究人类身上的微生物群落。是什么让这些不同领域的人聚集到了这间迈阿密市中心的会议室？

所有的研究都表明，多细胞生物——植物、动物以及真菌类生物——都保留着许多与微生物进行沟通的传感器。麦克福尔-盖把这种共性称为“共生语言”。没有人认为在生物王国里这些被保留下来的感受器仅仅是因为偶然。从某种意义上来说，地球一直也并将永远是一个以微生物为主的世界。所谓识时务者为俊杰，为了活得更好，你最好和这些小家伙好好聊聊。

在第一个多细胞生物出现之前，微生物已经至少在地球上生存了二十五亿年。当动物在五亿四千万年前的寒武纪生命大爆发出现时，微生物已经在地球上繁衍了三十亿年。自那时起，这两种生物就进化出了共同协作、结成社群的手段，帮助彼此努力在地球上每个可能的生态位上开疆拓土。

如果你是一个有抱负的多细胞生物，来到这个世界以后，你是打算自己白手起家，还是听从拥有数十亿年经验的老师傅的指导？各种证据表明，我们选择了利用“专家”为我们服务。而多细胞生命“大爆发”的开端只是因为一个微生物吸收了另一个微生物。一个阿米巴变形虫吞食了一个细菌，或被其所入侵。细菌存活了下来，并最终成为较大细胞中的关键细胞器*。它们是动物细胞内能产生能量的线粒体，或是植物细胞中转化阳光的叶绿体。我们身体的基本组成部分——真核细胞——就来源于这种极其古老的互利共生。

此后，新的互利共生关系不断出现。海绵通常被认为是最古老的动物原型——也是我们的祖先——经常作为宿主，在自身组织中供养共生细菌。如果没有共生的原生动物，白蚁就不能消化它们的食物，因为白蚁的食物中富含纤维素，是地球上最难消化的有机物之一。一些食草动物已经进化出了多个胃，用以容纳体内的发酵微生物群落。共生不是自然界中的偶然；它无处不在，从复杂性的每一个层级来讲，共生使得我们所熟知的自然成为可能。事实上，玛格丽特·麦克福尔-盖对夏威夷短尾鱿鱼和发光细菌的研究激励了她重新思考我们的适应性免疫系统。它的演进是否真的如之前的教条所说，是为了打击病原体而存在的武器系统？还是为了与微生物形成更紧密共生关系而存在的一个沟通指挥中心呢？它存在的意义，究竟是作为我们身体的常备军，还是我们体内的外交使团？

当与会的科学家们环视会议室中的两百来人的时候，他们看到的不是博士生、博士后和教授，他们看到的是一个个长着胳膊和腿的厌氧消化室——是 200 个不论走到哪里都会留下生命痕迹的微生物的宇宙飞船。一位参加会议的科学家如是说。斯坦福大学微生物学家贾斯汀·桑嫩堡（Justin Sonnenburg）说，人类“可以说是一个精心制作的容器，这个容器进化出了允许微生物在其中生存和繁殖的能力”。

---

* 细胞器（organelle），一般认为是散布在细胞质内具有一定形态和功能的微结构或微器官。细胞中的细胞器主要有：线粒体、内质网、中心体、叶绿体、高尔基体、核糖体等。——译注

每天你摄入食物，然后从另一端排出微生物。

让我们来回顾一下基本事实：在人体内，细菌细胞的数量是人体细胞数量的十倍。1000种微生物栖息在人的肠道中，包括古生菌、病毒和酵母，它们的细胞数量总和达到了惊人的100万亿。而我们体内这些微生物的基因组中所含的信息比人类基因组中的信息要多上百倍。

需要注意的是，我们体内的微生物种类并不是随机的。五十多个已知的细菌门类中只有四个居住在我们的肠道中。这些生活在我们肚子里的成功殖民者所代表的有限类别，意味着这些微生物与人类之间非常明显的共同进化关系。同时，只有50～100种的细菌对人类有致病性。与上千种潜在的共生物种相比较，你可能马上就注意到，我们每天与微生物的大部分互动其实都与疾病无关。

我们体内的大部分细菌生活在消化道最末端的大肠中。如果把我们的肠道完全展平，面积将达到约100平方米，可以覆盖半个网球场。这可是我们体内一个巨大的交互界面，或许也能解释为什么70%的免疫活动都发生在肠道中。

实际上，这一事实是理解我们之前讨论过的免疫性疾病的关键。若没有细菌存在，我们的免疫系统就会进入半睡眠状态。而且，根据肠道微生物的存在情况不同，不仅免疫活动会发生变化，我们将热量储存为脂肪的能力也会发生变化，还会改变形成肾结石的倾向，不仅如此，科学家们发现，甚至我们的精神敏锐度也会依其情况发生改变。可以说，不需要肠道微生物就能维持自己身体机能的哺乳动物几乎不存在。

这也部分解释了为什么本次会议中弥漫着一种焦虑的气氛。到现在我们才刚刚开始明白体内的微生物对于我们自身的重要性，但更迫在眉睫的问题是，我们是不是已经在无意识的情况下改变了体内的微生物环境呢？而我们是不是也正在承受着因此而带来的后果？

我们的微生物群落可塑性相当强。它会随着时间变化，会根据饮食、所处环境和个体成长因素而发生变化。这种可塑性可能正是我们为什么要在体内容纳一个微生物群落的原因。微生物生态系统可以比我们自己较为僵硬的基因组更快地进化和改变。这种灵活性为我们在进化的道路上提供了更多便利——比如可以食用更多种类的食物——单靠我们自己的基因，可做不到这一点。不过，和任何互相依赖的关系一样，我们和我们的微生物都不能无限制地发生改变，双方都有一个承受极限，超过这个极限则整个依赖关系就会崩溃。而过去两个世纪以来，我们生活方式的戏剧性改变可能使得人类的基因组和体内的微生物群落之间出现了错配。

"我们可能将一个在我们的推动下变得促使我们患上西方病的微生物群落，当成是健康状态的微生物群落了。"贾斯汀·桑嫩堡说。

改造微生物群落的教训

第一个开发出狂犬病和炭疽疫苗的法国微生物学家路易斯·巴斯德（Louis Pasteur）设想过这样一个试验：使用"完全人造，不带任何常见微生物的纯营养物质"来养殖动物。他怀疑微生物是动物生命中不可缺少的一部分。所以他想，这样一个试验应该可以证明此种依赖性。

直到20世纪中叶，这段医学界奇迹般的进步进行到一百年的时候——包括细菌理论的胜利，抗生素以及脊髓灰质炎疫苗的出现——科学家们终于得以实践巴斯德的设想。他们通过剖腹产获得试验用老鼠，喂食无菌食物并将它们养在无菌气泡中。结果科学家们发现巴斯德的推论是错误的：动物是可以在没有微生物的情况下生存的。

但是，它们的状态却十分怪异。除了需要补充维生素 B、K 的膳食补充剂，以及通常由细菌合成的营养素之外，它们的生理机能完全停止了。这些老鼠肠道内的盲肠变得异常大。然而其肠道的总表面积却减少了约三分之一。肠道会分泌更多的黏液，但是肠内容物只能以蜗牛的速度移动。

更奇怪的是，与肠道相隔甚远的器官也开始变得畸形。这些实验鼠的心脏、肺和肝脏都缩小了。与此同时，这些无菌老鼠与正常的老鼠相比需要多三分之一的热量来维持生存。这个观察结果让科学家们可以确认微生物群落的一个作用：对我们的能源供应有所贡献。虽然微生物群落在我们体内不可避免地要消耗掉一些我们摄入的食物，但其存在的效果却不是让我们耗尽能量，而是提高作为宿主的我们从食物中提取能量的能力。（对于人和猪之类的杂食动物来说，由于其食物来源相较于老鼠要更多样和精细，所以微生物群落的能量贡献要略少：就人类而言，体内的微生物居民贡献了大约 10% 的热量。）

在这种情况下，巴斯德提出了第二个试验设想：一个接一个地向动物体内添加微生物直到这个生命重获生机。21 世纪初，一名来自哈佛医学院的名叫萨尔基斯·马兹曼尼亚（Sarkis Mazmanian）的博士后开始了这项研究。他以为他会从无到有地重建整个微生物群落秩序，然而他现在仅仅停留在第一种细菌上，一种叫作脆弱拟杆菌（Bacteroides fragilis）的细菌就已经让他一头扎了进去。

除了上面提到的异常之外，无菌鼠还显示出很多免疫缺陷。正常情况下，白细胞会在血管中穿梭巡逻整个身体，它们大部分聚集在淋巴结中，剩余的则在血液中停留。但是无菌鼠大多缺乏淋巴组织。它们的淋巴结很少甚至不存在。它们的攻击细胞仍处于一种发育受阻的状态。更重要的是，它们的调节性 T 细胞数量不足。

马兹曼尼亚发现，一旦他将脆弱拟杆菌引入人造无菌鼠体内，上述这些缺陷立即得到了纠正。T 细胞的数量增加；淋巴组织开始生长；免疫系统焕发生机。脆弱拟杆菌也可以改变疾病的结果。螺旋杆菌是野生老鼠身上常见的一种细菌，但可能在无菌鼠中引起疾病。但是马兹曼尼亚注意到，如果先为这些无菌鼠接种脆弱拟杆菌，螺旋杆菌就会转变为一种能够为宿主提供帮助的有益细菌。如若不然，在没有脆弱拟杆菌的情况下，螺旋杆菌会让这些无菌鼠患慢性肝炎和结肠炎。

马兹曼尼亚后来搬去了加州，并在加州理工学院有了自己的实验室。在 2009 年的《自然综述免疫学》（*Nature Reviews Immunology*）中，他撰文写道："这种情况似乎说明我们本来认为设计用于控制微生物的哺乳动物免疫系统实际上是由微生物控制的，至少这是一种可能性。"这也就是说我们的免疫系统似乎将一些功能授权给了我们的共生体。

与此同时，纽约大学的科学家在全国范围内发现了另一个同样重要但作用不同的微生物。丹·利特曼（Dan Littman）和伊瓦罗·伊万诺夫（Ivaylo Ivanov）从三个不同的供应商手里购买了三批老鼠。所有老鼠在遗传上都是相同的，因此它们理论上应该具有相同的免疫系统。然而，有一批老鼠却与其他两批不同。这批老鼠缺乏促炎 T 细胞，名为 Th17 细胞，这种细胞在对抗微生物入侵时作用显著。

不同的免疫系统会让科学家们进行的实验结果出现偏差，这固然令人感到困扰，不过令人好奇的是，到底是什么导致了这种差异？

调查之后，科学家们发现这批老鼠体内 Th17 细胞的数量不足是因为缺乏一种细菌。这种细菌名为分节丝状菌（Segmented filamentous bacteria），是一种一端固定在肠道壁上的长鞭形丝状细菌。将其他实验鼠体内的分节丝状菌移植过来后，原本缺乏 T 细胞的这批老鼠

Th17 细胞水平立刻得到了提升。当然，将三批老鼠混养在一起也多少起了点作用。

就像马兹曼尼亚的脆弱拟杆菌似乎可以强化免疫系统的调节机制一样，分节丝状细菌可以提高免疫系统攻击细胞的数量。在患自身免疫性疾病的情况下，大量的促炎细胞可能会造成很多麻烦。不过在现实世界里，到处都充满了偷偷摸摸想要入侵人体的机会主义者，保有促炎能力还是十分必要的。

事实上，当利特曼和伊万诺夫为实验鼠注射一种称为啮齿类适应枸橼酸杆菌（Citrobacter rodentum）的老鼠病原体时，携带分节丝状细菌的老鼠——也就是说它们也有更多的 Th17 细胞——可以更好地抵抗病原体入侵。你有没有好奇过，为什么有些人就可以在世界各地的苍蝇馆子胡吃海塞各种食物却从不生病？其中的一个原因大概就是他们体内的细菌提升了免疫系统抵抗入侵的能力。

所以，假设免疫系统倾向于自我攻击的话会怎么样？研究自身免疫性类风湿关节炎的哈佛科学家戴安·马修斯（Diane Mathis）发现，这些相同的细菌也可以诱发关节炎。在无菌环境下，作为关节炎研究对象培育出来的老鼠大部分不会患上关节炎。但是当她引进分节丝状细菌后，这些老鼠的免疫系统就开始攻击它们自己的关节软骨。在另一项研究中，萨尔基斯·马兹曼尼亚发现，这种细菌也会促使先天易发多发性硬化的老鼠患上多发性硬化症。

当然，以上这些都是高度人为干预的模型。而且不论如何，分节丝状细菌并不是人类肠道寄生微生物群落的常客。可是，这些试验向我们揭示了微生物群落与它们的哺乳动物宿主之间关系的一个显著特点。即每个细菌物种都可能会诱导宿主免疫系统中与之对应的免疫细胞。这些免疫细胞会对远离肠道的器官（比如关节和中枢神经系统）发展自身免疫性疾病方面产生潜在影响。

不用说你也知道，现实生活中的微生物生态系统远比这些实验室重建的模型更为复杂。但就整体而言，研究表明，免疫介导疾病可能正是由于温和的脆弱拟杆菌和煽风点火的人适应分节丝状细菌之间的不平衡引起的。

而在平衡促炎和抗炎倾向的研究中，一个突破口正在形成。

谁在维护人体内部和平？

数十年来，科学家们一直在寻找炎症性肠病的感染源。他们在密切关注一种被称为鸟型分枝杆菌类结核（Mycobacterium avium paratuberculosis）的类结核病。黏附在肠内的"黏性"大肠杆菌菌株看起来也有嫌疑。

但是当科罗拉多大学波尔德分校的丹尼尔·弗兰克（Daniel Frank）和诺曼·佩斯（Norman Pace）检查克罗恩病的活体组织时，使他们震惊的不是上述常见嫌疑犯的存在，而是两类细菌的极度匮乏状况。拟杆菌属和某些梭菌属物种都是人体常住民，但是在克罗恩病患者的肠道中，这些细菌的数量只有正常状态下的几百分之一。

这些细菌在克罗恩病患者肠道内难以置信的稀少，让柏林查瑞特医院的亚历山大·斯威辛斯基（Alexander Swidsinski）灵机一动，他提出可以利用这两种细胞的缺乏作为活动性克罗恩病的一种快速诊断方法。他认为，我们可以模仿气候学家从湖床提取沉积物岩芯使用的方法，钻取一个圆柱形粪便采样放在石蜡上面加以观察和分析，就可以快速准确地诊断炎症性肠病。在"粪便－黏液"之间的过渡区，这些细菌的缺乏就是炎症的表现。

法国科学家进一步调查了一种名为普拉梭菌（Faecalibacterium prausnitzii）的细菌物种。他们发现，接受手术治疗的克罗恩病患者复发的风险与这些细菌的数量成反比。如果患者在术后携带很多普拉梭菌，那么他的术后会比其他没有这种细菌的人好。与此同时，瑞典科学家研究发现，测量一对同卵双胞胎体内普拉梭菌的数量，携带较少细菌的那个人患克罗恩病的风险比另一个大。

不过尽管这些相关性令人信服，但是其中并没有显示出多少因果关系。证明这些细菌在维护人体肠道稳定中发挥积极作用的任务，落到了东京大学科学家新幸二（Koji Atarashi）和本田贤也（Kenya Honda）身上。他们采取循序渐进的方法，使用窄谱抗生素慢慢消减实验鼠体内的微生物群，等待它们的调节性 T 细胞数量出现崩溃的时刻。最终针对革兰氏阳性菌的万古毒素触发了调节性 T 细胞的崩溃。两位科学家将注意力集中于克罗恩病出现后变得枯竭的梭菌属细菌上面，普拉梭菌就是其中之一。现在他们正在努力尝试通过微生物群逆向工程使老鼠体内的调节性 T 细胞数量出现反弹。

他们设计了 46 种梭菌属菌株的混合物，将它们植入老鼠体内，老鼠的调节性 T 细胞出现了增加。老鼠经常吃同类的粪便，当科学家们把正常的老鼠与经过净化处理的老鼠（体内没有这些重要细菌）混养，这些过度干净的老鼠体内的调节性 T 细胞数量也出现了增加。这是一种可传染的免疫调节。

为了消除剩下的不确定性，两位科学家将含有梭菌群的微生物群植入了幼年老鼠体内。随着这些老鼠成年，它们携带的调节性 T 细胞增多。而这种控制炎症的强大能力赋予这些老鼠对试验诱导的结肠炎和过敏性疾病都有更好的抵抗力。一组细菌防止了由免疫失调引起的两种疾病。

让我们回到现实世界中。科学家们也注意到，人类生活中所携带的复杂微生物，当发生免疫介导疾病后会出现可预测的变化。2008 年，也是丹·利特曼发表了他关于分节丝状细菌的第一项研究结果的那一年，有芬兰科学家指出，在类风湿性关节炎发病之前，体内的微生物群落会发生变化。具有抗炎潜力的细菌，包括之前提到的哺乳类脆弱拟杆菌，以及本特·比约克斯滕和其他人发现的对防治过敏有重要作用的双歧杆菌，在关节的炎症加剧之前数月就开始出现数量上的下降。

同一时间，佛罗里达大学盖恩斯维尔分校的科学家开始追踪观察一群携带自身免疫性糖尿病基因变异但尚未发病的儿童。未发展出糖尿病的儿童在进入学步期时积累了越来越多样化而且稳定的微生物群，而后来患糖尿病的儿童在这一时期的微生物多样性较差并且不稳定，其中一些还会在疾病出现之前出现不正常的繁盛状况。是这种单调的微生物环境使他们更具发展 I 型糖尿病的倾向吗？

西班牙瓦伦西亚农业化学和食品技术研究所的科学家尤兰达·桑斯（Yolanda Sanz）在乳糜泻中观察到了类似的模式。由于未知原因，在一些人中，醇溶蛋白会引发致人衰弱的肠道炎症。长此以往，会导致骨质疏松，发育迟缓，甚至还伴有神经系统症状，严重的可导致死亡。好消息是，与其他自身免疫性疾病不同，乳糜泻可以通过避免接触小麦和其他含醇溶蛋白的谷物来加以控制。不过坏消息是，正如我们所见，从 20 世纪后期开始，这种疾病的患病率急剧增加。我们在一万年甚至更长时间里都能容忍这种食物的能力突然发生了退化。是什么改变致使了这种情况发生？

桑斯发现，乳糜泻患儿的微生物群发生了变化，革兰氏阳性菌比革兰氏阴性菌的数量少，双歧杆菌的数量较少，而且缺乏可以促进调节性 T 细胞的多种梭菌属细菌。这种情况同时出现在乳糜泻发病儿童和缓解期儿童身上。而这种微生物群落的改变并不是由无麦饮食导致。

为了测量这种改变的效果，桑斯将这种来自人体的乳糜泻条件下的微生物群落移植到无菌实验鼠身上。老鼠的肠道变得更具渗透性，肠道中的蛋白质和微生物通过肠壁的能力增强了。显然，肠道需要渗透性，否则生物无法吸收食物中的营养物质。但是，如果渗透性过强，就会导致一些本不合适的物质通过渗透进入人体内环境中。在乳糜泻的情况下，有害物质可能是麦醇溶蛋白，在透过肠壁之后引起更多炎症，使得肠道出现对蛋白质更为敏感等一系列问题，长此以往就会形成一个恶性循环。

有人认为，醇溶蛋白对于乳糜泻患者来说本来就是有毒的。然而桑斯发现，仅仅添加一种第三方微生物，即从健康的哺乳婴儿体内分离出来的双歧杆菌，就可能钝化醇溶蛋白对乳糜泻患者的毒性。在双歧杆菌存在的情况下，醇溶蛋白没有导致发炎。不仅如此，双歧杆菌还改变了其他微生物常住民的行为。在腹腔肠道模型中，一种原生的大肠杆菌能打开使其更具毒性的基因。但是在双歧杆菌存在的情况下，这种大肠杆菌则会变为整个微生物环境中的和谐一员。从博弈论的角度来说，大肠杆菌在这种情况下可以从合作策略中获得双赢或者多赢。而大量存在的第三方——双歧杆菌——促使大肠杆菌做出了合作的策略。

生态学家早就在外部生态系统中注意到了这种复杂而不可预测的相互作用。例如，在灰狼重新引入黄石地区之后，河边白杨树林的状况开始好转。而水域沿岸柳树的数量也增加了。小型鸟类和其他喜欢郁郁葱葱的河边栖息地的生物变得更加丰富。这和肉食性的灰狼有什么关系呢？科学家猜测，它们的存在迫使麋鹿群远离树林，使树木得以从过度放牧的压力下恢复过来。

微生物生态学家发现，我们内部的生态系统也遵循着类似的规则，而且也具有类似的不可预测的连锁反应倾向。当黄石地区没有灰狼的时候，杨树和柳树不过是麋鹿的食物而已。然而，当大型食肉动物重新回到这里以后，很多树林就成了麋鹿的禁区。在人类肠道中，当双歧杆菌消失时，大肠杆菌就会变得横行无忌。双歧杆菌的存在可以让大肠杆菌安分守己。

桑斯的研究重新将乳糜泻定义为微生物缺陷引发的问题。同时，对糖尿病微生物的观察则突出了微生物群落不稳定所能导致的危险。对炎症性肠病的研究表明，某些物种对维持宿主与其微生物居民之间的和谐关系至关重要，而这些微生物在人体中要么已经灭绝，要么已经迁出，正是马丁·布拉泽所担心的，我们体内核心的微生物多样性正快速持续的消失。一如我们在第六章所见，微生物匮乏可能从我们出生就开始了。

打乱母亲的微生物部署

会议的第二天，一位名叫格雷戈尔·里德（Gregor Reid）的科学家来到讲台，伴着 20 世纪 80 年代的一首名为“亚文化”乐曲，以痉挛般的舞步开始了他的演讲。当然，里德这样做显然是为了引起大家的注意，所以他也只是稍微表现了一下，而这个小小的表演与他的主题有关。里德以一个问题作为演讲的开篇：“什么是文化？”他用浓厚的苏格兰口音自问自答，“文化可以代代相传”。

演讲的题目是“阴道微生物对人类的作用”。从标题看，我一度以为他的演讲是半开玩笑半认真的，但是随着话题的继续深入，我明白了他的意思：里德认为，人类生殖行为的成功完全取决于居住于阴道的微生物。他不是在讨论感染，而是由人体微生物比例错误而引起的阴道疾病。这种不平衡可能对生殖过程造成严重破坏，从干扰怀孕到导致早产都有可能。（在第七章中，我们也看到这些微生物引起的低度炎症可能使发育中的胎儿产生哮喘倾向。）

“忽视阴道微生物群会让人类的存续面临重大危机。”里德在演讲中如此评论。听起来很夸张，不过仔细想想，这个观点——人类共生微生物影响着包括生殖在内的健康的方方面面——从人类生理的角度可以找到非常多的证明。

我们拿准妈妈作为例子。在怀孕后期，母亲的阴道分泌物会发生改变，变得富含淀粉样碳水化合物糖原。过量的糖原供给会让产生乳酸的细菌繁盛从而抑制其他种类的细菌。换句话说，在分娩之前，准妈妈选择了一个特定的微生物群落。它们产生的酸可以阻碍病原体出现在产道。而当宝宝出生时，也会在通过产道时全身涂抹上这种保护性的微酸性微生物涂层，这也是宝宝遇到的除母亲以外的第一个生命形式。

母亲身体上的其他变化显然也是为了给新生儿带来一个稳定的微生物群。双歧杆菌群落则在孕妇乳头深处萌芽，并通过母乳传给婴儿，这是其肠道的起始培养物。科学家们长久以来一直试图弄清这些与氧气大相径庭的细菌是如何到达乳腺的。终于在 2007 年，一个研究小组报告说，他们在老鼠体内发现，白细胞将双歧杆菌从富含它们的肠道运送到乳腺。这种微生物不是通过外部途径到达乳腺，他们有内部的 VIP 特权。两年后，芬兰的一个研究小组宣布，长期以来被认为是无菌的健康胎盘实际上被乳酸杆菌和双歧杆菌的 DNA 包裹着。

不仅如此，科学家发现，母乳也可以培养独特的微生物群落。母乳含有一些被称为低聚糖的物质，单位含量约为 200 个。这种糖婴儿不能消化，只有双歧杆菌才能代谢。所以母乳不仅能传播细菌，还能为它们提供食物。为什么要煞费苦心地确保双歧杆菌在婴儿体内的殖民？最简单的答案是，友好的共生生物可以防止潜在的有害细菌乘虚而入。而且双歧杆菌可以启动免疫系统，并帮助它走上健康发展的道路。

科学家以颇为保守的态度观察到，剖宫产出生的儿童（即规避掉母亲第一次微生物接种的儿童），特别是父母过敏的儿童，患过敏性疾病的风险上升。例如，在一项针对2800名挪威儿童的研究中，过敏母亲所产下的婴儿，因剖宫产而出现食物过敏的风险高出7倍。但是，对于非过敏母亲剖宫产生下的新生儿，过敏风险没有增加——这是一个关键的比较。父母中一人有过敏性疾病并且通过剖宫产生下的婴儿在长到8岁时，过敏的风险较普通情况增加86%。若父母双方都有过敏性疾病并且通过剖宫产生下的婴儿患哮喘的风险要增加将近两倍。

目前至少有一种自身免疫性疾病也遵循着相同的模式：在对20项研究的综合分析中我们发现，剖宫产婴儿与顺产婴儿相比，患I型糖尿病的风险增加了20%。

剖宫产对新生儿的微生物群落产生了怎样的影响？通过剖宫产诞下的芬兰婴儿一个月后体内的双歧杆菌和乳酸杆菌数量还不及顺产婴儿出生几天后体内菌群的数量。半年后，剖宫产婴儿体内的脆弱拟杆菌数量也不及顺产儿童体内的一半。另一项研究发现，剖宫产的婴儿体内的这种微生物群落差异会一直持续到7岁。出生方式会对人的微生物群落造成长期的影响。出生地点也是如此。

在荷兰，家中出生的孩子患过敏性疾病的风险是医院出生的孩子的一半。（与上面的情况类似，这种情况只适用于父母有过敏性疾病的孩子。）两者的主要区别是什么？医院里发生的艰难梭菌感染比家中更多，而这种细菌是一种病原体。

当然，剖宫产产下的孩子体内也不是一片荒芜，他们只是被不同的细菌寄生了而已。在委内瑞拉，顺产婴儿从母亲产道获得微生物的同时，剖宫产的婴儿则从医生和护士的皮肤上获得他们的第一批微生物常住民。显然，后者并没有实现进化本身的最初计划。

截至2007年，美国新生儿中有三分之一是通过剖宫产诞下的，比十年前增加了50%，这种不十分符合进化规范的行为规模已经非常庞大。不过，为了防止新生儿微生物群落变化，我们也不一定马上就坚决反对剖宫产。因为通过其他手段，我们还是可以得偿所愿。在这次会议上，我听到了一些传言（不过无法最终确认），说目前世界上一些地方的医生出于对新生儿微生物群落改变的担心，会用母亲的阴道分泌物全身涂抹于剖宫产婴儿。不管是真是假，我觉得这是一个很好的解决方案。

目前的普遍观点是，剖宫产并不是过敏流行的主要原因，虽然可能有所贡献。我们认识到，人类通过各种生理上的努力用某些特定细菌辅助新生儿，而干扰这种传输似乎就会造成问题。因此，我们可以说，任何扰乱我们微生物群落的行为都可能造成麻烦。而从这个角度出发，剖宫产显然不是罪魁祸首。

大规模杀伤微生物的武器

2004年，美国安阿伯密歇根大学的盖瑞·赫夫纳格尔（Gary Huffnagle）和博士后梅里·诺乌尔（Mairi Noverr）进行了不同寻常的试验。当时大部分科学家将肺部感染、污染、吸烟和过敏原视为哮喘的根本原因，但是赫夫纳格尔和诺乌尔怀疑这种自身免疫性疾病的主要起因来自于肠道。

你可能还记得在第六章我们提到，科学家们发现人体微生物群落的变化和过敏性疾病之间有十分明显的关联。当时至少有4项研究——以及后来的多项研究——表明生命早期使用抗生素和哮喘之间有着密切的联系。不过，这些研究没能证明抗生素是哮喘的诱因。有哮喘倾向的人可能会因为身体原因比其他人更多使用抗生素。另一个可能导致混淆的因素是：医生可能把哮喘引起的哮鸣当成一种细菌感染，并据此给哮喘儿童服用抗生素。当你回顾这一诊断链条——一个孩子服用了大量抗生素，之后被诊断为哮喘——你可能以为，你看到了前因后果，可实际上这其中并没有因果关系。

赫夫纳格尔和诺乌尔试图通过试验解决这些悬而未决的问题。他们用一种名为头孢哌酮（Cefoperazone）的抗菌剂治疗实验鼠。然后他们监控这些老鼠体内的一种叫作白色念珠菌（Candida albicans）的酵母，这种细菌是他们的重点监控对象。

酵母是人体天然微生物群落的正常组成部分，但是科学家逐渐意识到抗生素治疗后的酵母感染（这种共生生物在人体内过度繁殖）是一个值得重视的问题。赫夫纳格尔和诺乌尔使用的这种抗菌剂可以作用于白色念珠菌的竞争对手而不会对它造成损伤。这种细菌能够分泌一种强大的免疫调节激素——前列腺素，赫夫纳格尔和诺乌尔怀疑过量的这种激素可能将免疫反应推向过敏反应。

一般来说，老鼠的身体会抵抗这种人适应的酵母在身体里寄生。但是经过抗生素治疗后，它迅速在这些啮齿动物的肠道内生根发芽。而当携带白色念珠菌的老鼠后来接触到烟曲霉菌（Aspergillus fumigatus）——一种普通家庭中常见的霉菌，吸入的真菌孢子触发了老鼠的哮喘。抗生素使得肠道酵母过度生长，而过度生长改变了肺内部的敏感度。于是乎，一个普通的变量就能引起疾病。通过改变体内的微生物群落，抗生素就可能增加哮喘发生的风险。

现实世界中大量存在的过敏性疾病也支持两位研究者所谓的“微生物群落假说”。不使用抗生素的人群具有与众不同的微生物群落，并且患过敏性疾病的风险也较低。在瑞典，有一个被称为斯坦纳家族的人群，这些人遵循着由奥地利哲学家鲁道夫·斯坦纳（Rudolf Steiner）在一个世纪前提出的“人智学”哲学，只接种破伤风和小儿麻痹症疫苗，尽量不使用抗生素，并且食用大量的发酵食品。*

结果是，这群人更易患麻疹，不过却较少患过敏性疾病。相对于每 4 名瑞典过敏儿童，只有 3 名斯坦纳儿童过敏（继续进行剃度比较的话会发现，相对于每 3 名斯坦纳过敏儿童，只有两名瑞典农场儿童过敏）。斯坦纳儿童在婴儿期与普通瑞典儿童相比有着显著不同的微生物群落，前者有更多的生产乳酸的细菌和更好的微生物多样性，而微生物多样性与儿童是在家里还是在医院出生，以及是否服用抗生素相关。服用抗生素越少，婴儿体内的生态系统就越多样化。

一项针对 20 个研究的调查结果显示，生命中第一年就使用抗生素，会使哮喘风险增加 50%。大多数研究也发现了其中存在的剂量—患病风险规律，即年轻时使用的抗生素越多，之后哮喘的概率就越大。而且，如我们之前所看到的，丹麦的一项研究显示炎症性肠病也有相同模式。生命早期抗生素摄入量越大，患炎症性肠病的风险越高。

除了赫夫纳格尔的试验之外，其他早期研究也密切关注了抗生素对微生物群落的影响。结果表明，在自由生活的人类中，微生物群落水平可以在抗生素干扰结束后迅速恢复。但是随着科技的进步和科学家们观察的深入，他们发现了相当戏剧性的长期变化。在一个案例中，科学家在接受了一周的克林霉素（Clindamycin）治疗后，体内的微生物水平就已经和接受了两年治疗的病人体内的微生物水平差不多了。两者类杆菌物种的多样性都岌岌可危。还有一些人发现反复使用抗生素会造成累计效应。斯坦福大学的莱斯·德特雷福仁（Les Dethlefsen）和大卫·瑞尔曼（David Relman）指出，广谱抗生素环丙

---

* 人智学（anthroposophy）主张，人类可以通过内在的发展理解精神的世界，主张发展人的知觉想象、灵感和直觉方面的能力，希望能像自然科学了解物质世界那样精确透彻地了解人的精神体验。这一学说在农业、医学、建筑、艺术等诸多领域都多有实践者。——译注

沙星（Ciprofloxacin）在第一次使用的情况下只会稍微的改变微生物社群，但是在第二次使用之后，虽然整个社群仍能恢复稳定，不过结构会出现变化，有些物种完全消失。“就好像你的益生菌‘记得’它们所遭受过的不幸一样，”瑞尔曼说，“临床体征和症状可能只在最后才出现。”好比你砍伐了一片松树林，看着它慢慢重新生长，然后再一次砍伐干净，这一次丛栎长了出来，一棵松树的影子都见不到了。

还有一个因素对恢复很重要：去接触你失去的细菌。在被施用了抗生素混合物之后，老鼠体内的微生物多样性持续恶化。然而，如果科学家将未经处理的老鼠与处理过的老鼠放在同一个笼子中喂养，那么假以时日处理过的老鼠体内的多样性可以恢复。看起来，微生物多样性受到干扰后要想恢复，似乎取决于能否从环境中取得微生物后备供应。

这一发现引发了一系列的新的担忧。如果人类也和老鼠一样，在干扰后的恢复阶段需要依靠同胞重新获得失去的微生物的话，那么人类微生物多样性的普遍枯竭就会产生无法预料的后果。问题并不是一些人的微生物多样性恶化并可能永久地改变了自身的微生物社群，而是整个人类都在这条路上狂奔。“我认为抗生素在目前社会中的普遍存在，可能已经在免疫失调和紊乱中产生影响，”丹·利特曼告诉我，“我的猜测是，发达国家整个人口中的微生物群落已经因为抗生素而出现了改变。”

微生物杀手无处不在

第一种抗生素青霉素在过敏流行之前十到二十年的“二战”后开始被广泛使用。到 1992 年过敏流行的高峰期，儿童和青少年平均每年接受将近一个疗程的抗生素治疗，而感染症状往往都很轻微，如中耳炎之类，但其剂量只有1980年儿童使用的一半。当时，大量的广谱抗生素如头孢菌素（Cephalosporins）和氟喹诺酮（Fluoroquinolones）类药物投入使用，这种药物对于微生物群落来说不是手术刀，而是无情的大锤。

到2000年，因为担心产生抗药性，抗生素的处方使用下降了一半。（此时医生也已经意识到中耳炎是一种自我限制性炎症，并不是总需要使用抗生素。）这么说来，2000年以来过敏性疾病流行的趋势趋于平稳也许并非偶然。

可是，一个人尽皆知的秘密是绝大多数的抗生素根本不是为人类准备的。美国大约70%的抗生素是由动物而不是人消耗的。在某些情况下，抗生素用来对付一些动物感染，不过大部分情况下，人们使用低剂量的抗生素来加速动物生长。这些动物体内的抗生素残留能多大程度上摆上人们的餐桌，目前仍有待勘查。

现有的协议规定肉类和奶制品中不能含有抗生素。不过问题仍然存在，因为畜牧供应商会在屠宰前停止抗生素的施用。更糟的是，负责执行这些规定的美国农业部食品安全检验局也承认规定执行得“仍有明显不足”。

2010年总检察长办公室（OIG）的年度报告严厉地指出了一连串的失败：已知被污染的肉类仍然源源不断地流向食品供应链；抗生素使用惯犯对多重警告置若罔闻；而且监督者在牲畜饲养者、饲养场所有者和肉类经销商的复杂网络中无法辨别被抗生素污染的肉类到底是在哪个环节产生的。报告最后总结说，国家残留计划“并没有完成监测有害残留物食物供应的任务”。

就算吃素也不能拯救你跳出抗生素残留的火坑。在所有动物消耗的抗生素中，有一半到四分之三的抗生素会随着粪便和尿液排出。这些排泄物会作为种植农作物的肥料。辩护者称这些肥料没有什么所谓的抗生素残留，因为它们通常都会先储存到化粪池，而那里的微生物会迅速处理掉所有的残留物质。不幸的是，研究这个问题的科学家发现，抗生素能完整地熬过化粪池阶段最终到达农田，而农作物轻而易举地就吸收了它们。

在实验中，生菜从有残留物的肥土中吸收了氟苯尼考、左旋咪唑和三甲氧苄氨嘧啶。胡萝卜吸收二嗪农、恩诺沙星和氟苯尼考。而小麦、玉米、大麦和马铃薯等主要农作物会吸收土壤中存在的兽用抗生素。这些还只是冰山一角。

处理过的人类污水也会变成肥料。美国污水处理厂里将近一半的污水经过处理后流向了农田。人类粪便肥料含有比普通动物粪便多得多的药物成分——抗抑郁药、抗生素、芳香剂和肥皂的混合物、避孕药内的荷尔蒙——简而言之，都是你我日常所用之物的残留。而这些分子也会被农作物照单全收。施了人类粪肥的大豆很容易吸收抗生素三氯生和三氯卡班。水培卷心菜会吸收磺胺甲恶唑和甲氧苄啶这两种抗生素。

这些抗生素在环境中分布十分广泛。即使是在远离粪池和下水道排水口的水稻中也能找到它们的踪迹。在测试了分布于美国 30 个州的 139 个溪流后发现，四分之一以上被检测出含有微量甲氧苄啶。有五分之一的溪流含有红霉素、林可霉素和磺胺甲恶唑。最近一项针对净水厂的分析结果显示有 10 种抗生素已经广泛存在。与此同时，全美国的水道中，20 世纪 70 年代以来的沉积物中含有大量抗菌的三氯生，这是洗手液和牙膏中的常见成分。这种分子除了直接影响微生物群落外，还可能分解为二噁英，一种与激素受体结合的潜在毒性物质，在自然界存在于蜗牛、青蛙、鱼类和蚯蚓等生物体内。

简单总结一下我们现在面临的令人沮丧的事实吧：世界已经充满了人类一手造出的可以改变微生物群落的物质。唯一让人感到欣慰的是，这些物质的浓度尚且十分微小。例如，在实验中我们发现，胡萝卜皮中含有的可改变微生物群落的物质数量只有官方公布的成人每日最大摄入量的10%。在净水厂里这个数量更小，比需要治疗达到的水平低上好几个数量级。不过，这些药物产生的影响十分深远。人们已经在海鸥和鲨鱼体内发现了对抗生素有耐药性的细菌。

之前人们对抗生素的关注主要集中于抗生素耐药性上，但是鉴于人类内部微生物群落的一些成员对抗生素也十分敏感，我们有理由担心抗生素会对我们体内微生物群落也产生影响。由于这种影响，人类体内的一些重要盟友被驱逐出体外，从而导致体内生态系统失衡，并不是耸人听闻。科学家们已经通过实验证明了这一点。比如，让年幼老鼠摄入广谱抗生素，会增加它们对哮喘的易感性。之所以会这样，是因为它们体内重要的梭菌物种已经灭绝，而作为维和部队的调节性T细胞也已消失。

这种改变并不需要很高的抗生素剂量就可触发。纽约大学马丁·布拉泽实验室的科学家卓益盛（Ilseung Cho，音译）发现，给小白鼠治疗剂量十分之一的抗生素就可以改变其微生物群，使体内脂肪增加20%。换句话说，用接受了粪肥的胡萝卜中所含的那点抗生素就可以改变你对很多代谢综合征的易感性。

而且，这种紊乱已经发生，比较研究表明，后现代生活方式下的人群与前现代生活方式下的人群相比，体内微生物群落已有显著不同。

祖传微生物、变异和全球化

2010年，佛罗伦萨大学的卡洛塔·德·菲利波（Carlotta de Filippo）和保罗·里欧尼蒂（Paolo Lionetti）发表了一项有说服力的对比研究成果。他们把布基纳法索*乡村儿童的微生物与意大利佛罗伦萨儿童的微生物相比较，发现两者之间有很大不同。非洲的微生物群是农耕时代初期古老人类微生物群落的替代品，较之佛罗伦萨城市环境的微生物群落更为复杂，有数个专门消化在意大利本土已经完全消失的植物纤维的微生物品种。并且非洲微生物群落中拟杆菌门微生物占比很高，厚壁菌门微生物比例较小。

我们之前已经知道，拟杆菌类微生物在炎症性肠病的肠道中数量比较少。科学家推测，布基纳法索的微生物群落特别擅长抑制炎症。相比之下，在意大利发现的较高比例的厚壁菌门细菌则与肥胖症关系甚密。所以你现在可以很清晰地看到：在西欧，微生物群落促进体重增加，但在抑制炎症方面则没有多少贡献；而在非洲农村，微生物群落可以帮助人们消化坚韧的植物纤维，还能控制炎症的发展。

遗传学可以解释这些差异吗？美国圣路易斯市华盛顿大学的塔尼娅·亚兹年科（Tanya Yatsunenko）和杰弗里·戈登解决了这个问题。他们比较了居住在委内瑞拉亚马逊河流域的美洲印第安人，马拉维农村地区的非洲人和北美洲白人体内的微生物。尽管美洲印第安人与非洲人从时间和位置上来说已经分离了六万年，并且他们从非洲到欧洲、亚洲再到北美洲最终定居南美洲辗转迁徙，从功能上讲，两者的微生物群落相较于北美洲白人更为相近。非洲人和南美洲印第安人的微生物群落擅长降解复杂的植物碳水化合物。而北美洲白人的微生物群落在分解单糖方面表现出色。从进化的角度来看，似乎北美洲白人的微生物群落有那么一点不合群。

我们也发现了其他地区的一些差异。通过查看基因及其功能——这样我们可以确认观察对象体内的微生物群落整体上可以做什么，而

* 布基纳法索：Burkina Faso，非洲国家。——译注

且不仅仅局限于尚存的微生物——科学家们发现，日本的微生物具有独特的消化海藻的能力。《自然》杂志将其称为“寿司因子”。

细菌之间可以通过共享含有DNA的质粒以达到交换基因的目的。所以，并不是之前在海藻上生活的细菌直接搬家到了日本人的肠道中，而是在过去的某一时刻，日本人体内的细菌从生活在海藻上的细菌那里学到了如何分解海藻。贾斯汀·索南伯格说：“饮食中的文化差异可能部分地决定了我们肠道微生物能够消化的食物。”研究还间接地强调了食用含有活体微生物食物的重要性。不管怎么说，那些已经享用了你吃下去的食物的细菌，可以将如何消化这种食物的专业知识传授给你体内的尚不知如何处置的微生物。

更广泛地说，这个发现提出了一个被科学家称为“微生物群落的全球化”的议题：随着人类经验的融合，各地的饮食结构越来越趋同，人类的微生物群落也会遭受新城市主义者经常叹息的那种丧失个性的所谓“美国景观”的围攻，微生物“大商场化”和“连锁店化”无疑会对人类健康产生相应的影响。

简化生态系统的饮食

20世纪发达国家的最大变化是居民进食方式和饮食结构的转变。在工业革命之前，人们的主要食物是未经精细加工的谷物、块茎，少量的蔬菜，以及来自食草动物的一些奶制品和瘦肉。在工业革命的早期阶段（1815年），英格兰人平均每年消耗精制糖约6.8公斤。到2000年，这个数字已经膨胀到每人将近70公斤。在工业革命之前，大多数人的主要热量来源以未经细致加工的小麦、大麦和马铃薯为主；到2000年，美国人从精制糖、谷物、蔬菜、植物油和乳制品中获得四分之三的能量。从进化和生物学角度而言，这种膳食方案可以说是史无前例的。

纵观整个20世纪，富含不健康脂肪的植物油的消耗量增加了5倍。集中的饲养场取代了传统放牧的牧场，原本在天然生长的食草动物中很少存在的所谓大理石纹理的肉成为标准。而也许比起脂肪总消耗量更重要的是不同脂肪酸类型相互之间的比例变化。引起炎症的ω-6脂肪酸和饱和脂肪占脂肪总消耗量的比例越来越大。同时，抗炎的ω-3脂肪酸——来自绿叶蔬菜、坚果和吃这些绿叶蔬菜的动物——在膳食脂肪总消耗量中的比例不断下降。

长期以来，科学家将这些饮食模式与心血管疾病，Ⅱ型糖尿病，某些癌症甚至痴呆等所谓“文明病”的增加关联到一起。他们认为效果是直接的，其中一部分也是必然的。而当他们探究微生物时，他们发现饮食也改变了我们体内的微生物群落，而且这些变化本身也会导致疾病。事实证明，微生物群落位于饮食和免疫功能两者之间，也就是说，我们的微生物常住民将我们恶劣的饮食习惯转化为了肥胖和心血管疾病。

在一项研究中，科学家们让苗条的试验参与者进食垃圾食品，立刻发现厚壁菌门细菌显著增殖，而拟杆菌数量出现了下降——如果说进食垃圾食品前受试者体内的微生物环境和非洲农村人口差不多的话，进食之后的状况则比较接近意大利人的微生物群落状况。改变后的微生物群落提高了宿主摄取热量并将其储存为脂肪的能力。不消说，肥胖会增加代谢综合征的风险，这是包括胰岛素抵抗和易引发心血管疾病和癌症等诸多并发症的低度炎症在内的一系列症状。

很多人认为发炎只是这些更严重的综合征的一种症状，而不是原因，但是比利时布鲁塞尔鲁汶天主教大学的帕特里斯·卡尼（Patrice Cani）和娜塔莉·戴泽尼（Nathalie Delzenne）发现，这些炎症实际上也在驱动着综合征的发展，而被改变了的微生物群落促进了炎症。

他们将垃圾食物喂食给老鼠，发现在人体中出现的微生物群落改变也出现在了这些老鼠体内。随着微生物群落的改变，老鼠肠道的通透性增加，导致微生物及其副产品更容易渗透循环系统。随着更多的细菌产物通过肠道，低等级的炎症反应出现并成为一种常态。在这种低炎症状态下，体内的细胞无法对激素信号做出回应，从而产生了胰岛素抗性。这些老鼠开始变得暴饮暴食，进而变得肥胖。随着微生物群落继续变化，炎症状况加剧。这一循环还在自我加强。不仅如此，由于胰岛素抗性，身体细胞对胰岛素的需求急剧上升，最终使得产生这种激素的胰脏不堪重负。这些老鼠最后都患上了糖尿病（它们所患的不是自身免疫性的Ⅰ型糖尿病，而是由生活方式导致的Ⅱ型糖尿病）。

这是一个关于代谢综合征的新模型：快餐式的饮食方式改变了微生物群落，继而引起全身炎症，导致体内细胞出现胰岛素抗性，然后诱导暴饮暴食，如此循环往复越来越糟。作为对照组的无菌老鼠进食高脂肪饮食却没有导致体重增加，而且也没有出现低度炎症反应。只有带有细菌的老鼠在进食油脂和糖的时候才会出现代谢综合征，证明它们体内的微生物常住民才是代谢综合征出现的关键。

令人惊讶的是，这种恶性循环也可以被打破，卡尼和戴泽尼向垃圾食物中添加植物纤维，其中含有只有双歧杆菌才能消化的低聚果糖，成功阻止了状况恶化。事实证明，喂养那些至关重要的菌群，确保它们在肠道生态系统中可以保持强壮，有助于保持肠道屏障完好，预防全身炎症，并能够将来势汹汹的糖尿病拒之门外。

这种技巧不仅对老鼠有效，对人类亦然。纽约州立大学布法罗分校的帕莱什·丹多纳（Paresh Dandona）为身材瘦削的男子准备了一份典型的快餐早餐菜单：鸡蛋松饼、香肠和两块土豆饼，并观察到当人开始食用这种食物，全身炎症几乎就会立刻呈现出加剧的态势。不过只要在菜单上加入橙汁，就会使系统性炎症消失，因为这正是给我们体内保护性细菌的食物。

我们从这些事例中得到的启发是，食物可以通过改变我们体内的微生物群落来影响免疫功能。现代高度精致高热量的饮食不能喂养我们体内微生物群落中至关重要的一些常住民。吃快餐无异于将污水倾倒于珊瑚礁上：水草因而茂盛，真正有价值的珊瑚却因此而凋零。引入精制制品导致复杂生态系统简化。也有科学家把这种现象比喻为农业废水冲刷下的密西西比河。富含氮和磷的农业污水每年汇入密西西比河一路南下，在墨西哥湾创造了一块新泽西州大小的死亡地带。过度的营养矛盾地制造出了一片死地。

通过生态镜头观察微生物群落，为我们提供了一些简单的干预措施——不仅仅是益生菌，还有益生元，供养体内微生物常住民的食物可以让你更健康。斯坦福大学的莱斯·德特雷福仁（Les Dethlefsen）说："若想你体内的微生物伙计得到妥善照料，你要确保给他们大量的植物纤维，富含植物物质的食物，还有一些未经烹煮的食物，并尽量避免白面粉和谷物。"

还有一种关键因素会极大地影响你体内的微生物群落：你的基因。

错综复杂：微生物控制基因 vs 基因选择微生物

一个本来看上去很快乐的微生物怎么说翻脸就翻脸导致炎症性肠病的？它又是怎么做到的？带着这两个问题，美国哈佛大学公共卫生学院的温蒂·加勒特（Wendy Garrett）从老鼠体内移除了叫作 T-bet（一个微生物与宿主间交流的主要通道）的重要基因，使得老鼠的免疫系统出现了障碍。随着这条交流通道的切断，被基因编辑过的老鼠变得无法忍受它们体内的原生微生物群落。当这些老鼠被细菌寄生的时候，全部出现了炎症反应，并迅速发展出了结肠炎。

这些发生了突变的老鼠，其后代也会得结肠炎，造成这种局面的原因不难理解，毕竟它们有着相同的基因缺陷。然而，令人感到惊讶的是，与这些结肠炎易感老鼠饲养在一起的正常老鼠也出现了结肠炎病例。虽然它们没有遗传缺陷，但是暴露于“发炎的”微生物中，看来也足以刺激到它们的肠道。不过结肠炎并不难以治疗，当加勒特将T-bet基因编辑回老鼠体内的时候，炎症随即消失。引入双歧杆菌也能药到病除。

加勒特的试验让我们注意到了在微生物群落研究中似乎违反直觉但又非常重要的一点——宿主的遗传信息“选择”自身的微生物群落，反过来，微生物群落也可以改变宿主的基因表达方式。也就是说，宿主与其微生物群落之间的交流和影响是双向的。

其他试验也证明了这一事实。在其中的一项试验中，科学家移除了老鼠免疫系统中被称为Toll样受体5的先天性免疫传感器。Toll样受体5的作用是检测体内的鞭毛细菌。这个传感器的缺失使得老鼠体内的微生物群落结构发生了变化，而这个新的微生物群落使这些老鼠变得暴饮暴食起来，它们快速增肥，进而发展成低级全身炎症和代谢综合征。当科学家们将这些突变肥胖型老鼠的微生物群落转移到正常老鼠——具有完全功能的Toll样受体5的老鼠——体内时，这些正常的老鼠同样也产生了代谢性疾病。

再一次，免疫缺陷塑造了一个微生物群落；疾病随之而来；当被移植后，安家于没有原发性免疫缺陷的宿主体内的“病变”微生物群落同样能引发与之前相同的综合征。微生物群落可能会引发宿主的疾病，不过招募了异常微生物群落的基因也不是那么身家清白。

以上这些研究提出了关于如何引发自身免疫性疾病链式反应的有趣问题。我们自己的基因在这其中到底是如何作用的？遗传变异是通过直接改变我们的免疫系统使我们患病，还是通过类似加勒特的实验中那样，通过培养一种紊乱的炎症性微生物来增加患病的概率？

科学家丹尼尔·弗兰克注意到，在炎症性肠病患者中，维和细菌的缺失非常明显，于是他决定进行调查。遗传学家已经确认了一种名为NOD2的基因，其作用是为微生物传感器提供编码，这个基因的一个变体移导致炎症性肠病易感。弗兰克发现，携带这种基因变异的人拥有一个发生过剧烈变化的微生物群落，无论这些人是否有明显的疾病都是如此。显而易见，这个东拼西凑的微生物社群中抗炎微生物十分稀少。

尤兰达·桑斯在乳糜泻中也观察到了类似的情况。携带乳糜泻相关基因变异的婴儿，其微生物群落会发生改变，而这种改变早在实际疾病出现之前就已经发生。如果把人体内的微生物群落比作一个花园的话，这些基因变异下培育出的花园往往是混乱不堪、虫害频繁并且杂草丛生的。我们的微生物传感器的变异使得我们积累了越来越多的炎症性微生物，最终一步一步将我们推向了炎症性疾病。

然而，虽然基因可能会选择某些微生物，但是基因如何表达却可以通过微生物暴露等因素发生明显改变。正如我们在第七章中所见，表观遗传修饰可能取决于胎儿发育时母亲的免疫状态，以及母亲怀孕时遭遇的微生物。这就将我们引向了宿主与微生物之间相互作用最复杂的地方：如果这种相互作用从一开始就不是单向的因果关系链的话，那么两者之前的关系到底是如何实现稳定的呢？

在生态系统科学定义中，关键物种（keystone species）指的是那些在生物群落中可以产生超大影响力，并很大程度上决定生态系统走向的参与者。例如，非洲平原上的大象就是非洲生态中的关键物种，它们践踏延伸的灌木，从而塑造了草原地貌，为这片土地上其他的食草动物保存了赖以生存的牧场。而在北美，海狸修造的大坝创造了沼泽环境，并广泛影响着大范围的溪流流量，为爱好湿地的驼鹿提供草料，还能在旱季保持鳟鱼池的水量。

很明显，在人类这种超级有机体中，人类作为宿主就是一个关键物种，因为他/她是容纳所有体内生物群落的培养瓶。在肠道内，其他关键物种也能起到类似的稳定作用。马兹曼尼亚和利特曼的研究表明，关键微生物可以为免疫功能设定工作基调。还有其他一些微生物也是这一生态的关键物种的有力候选人，比如幽门螺杆菌，这种细菌特立独行地居住在结肠上游很远的胃部，生活在酸性环境中，而且也是我们体内体形相对较大的微生物菌种。事实上，美国安阿伯市密歇根大学的文森特·杨（Vincent Young）发现，老鼠感染鼠适应钩虫可以引起感染附近抗炎细菌数量增加，而且变得更加活跃。像非洲草原的大象一样，寄生虫可以改变周围的生态环境。据推测，这些寄生虫要么分泌培养抗炎微生物的物质（毕竟太多的炎症也会伤害到寄生虫），要么直接改变了局部免疫反应，主动选择了对自己友善的细菌。不论哪种情况，杨的实验都为乔尔·温斯托克最初的假设（杨是温斯托克的共同作者）增加了一个新的复杂层次：蠕虫有能力影响宿主的免疫反应，部分原因可能来自于其招募和培养的某些微生物。

站在更高的角度，微生物在我们的健康中可能发挥如此重要的作用，这一点令人振奋。想象一下我们可以治疗的疾病，从肥胖症、抑郁症到癌症和过敏性疾病，我们不必使用什么基因靶向的药物，而是通过操纵体内的微生物群落就可以实现治愈——换言之，这种治疗手段不用对我们本身的基因组进行修改，而仅仅修改我们体内的环境基因组，就足够了。

一次性恢复生态系统：粪便移植

2008年，美国明尼阿波利斯市的明尼苏达大学的胃肠病专家亚历山大·寇拉斯（Alexander Khoruts）迎来了一名 61 岁的慢性腹泻患者，她已经罹患此病八个月，整个人形容枯槁。这种由艰难梭菌引起的疾病出现于她某次服用抗生素之后，为了根除这种细菌，患者服用了更多抗生素，但无济于事。每次在治疗过程中症状会有所改善，但治疗一结束就会复发。

现在这位女士虚弱得必须要依靠轮椅。由于经常无法控制排便，她不得不带着尿不湿。在疾病的折磨下，她的体重下降了 27 公斤。寇拉斯知道，如果不能快速将艰难梭菌感染消除，她可能会因此失去生命。

寇拉斯尝试过几种不同的抗生素，但是艰难梭菌对抗生素具有抗性，而且病情会在用药好转后很快复发。他尝试了益生菌疗法，很快也宣告失败。眼看着无计可施，寇拉斯选择了一种新出现的治疗方法，这种方法尚未推广，不过据说效果显著：粪便移植。

理论上来说，这种疗法就是用一个平衡的微生物群落（外来粪便）取代一个明显有缺陷的微生物群落（患者体内）。具体来说，寇拉斯需要从与患者结婚四十四年的丈夫那里获得粪便样本，与少量盐溶液混合后，植入患者的结肠。

移植两天后，患者自患病数月以来第一次排出了固体粪便。寇拉斯继续监测患者，对其微生物群落进行定期抽样。他注意到，此前患者体内近乎灭绝的拟杆菌属细菌的数量有所回升并夺回了主动权。移植大约两周后，患者体内的微生物群已经与她丈夫体内的十分相似。一个月后，患者的微生物群落发生了变化，变得更加个性化，不过仍然保留着她丈夫微生物群落的一些特征。半年以后，患者腹泻症状没有再次出现，她痊愈了。“我根本没想到这种疗法会如此成功，这个治疗项目让我大开眼界。”负责该患者微生物群落 DNA 分析的珍妮特·詹森（Janet Jansson）这样告诉《纽约时报》。

艰难梭菌与持续腹泻现象向我们说明了扰乱体内微生物群落所能带来的危险。在美国，由艰难梭菌引起的死亡案例在1999～2004年间翻了两番。在每年50万的艰难梭菌感染病例中，有1.5万～2万人死亡。6%的患者在患病后三个月内就会离世。在80岁以上的患病人群中，死亡率要高出一倍多——13.5%。

一半以上的健康新生儿和2%的健康成年人体内天然存在该细菌。这种细菌通常仅在服用抗生素或住院之后才导致疾病。患者通常都是在无知觉的情况下染病。

没人知道为什么这种细菌在最近几十年变得更加致命，但是菌群的大量损耗可能要负一部分责任。一项前瞻性研究发现，因艰难梭菌引起腹泻而入住加拿大蒙特利尔医院的患者，首先出现的变化是其体内的微生物群落发生了一些改变——厚壁菌数量增加而拟杆菌数量减少。你想必还记得，之前我们提到过，意大利和非洲的微生物群落之间的对比表明，西方化的微生物群落实际上正好朝着这个方向转移——菌群配置更易受艰难梭菌入侵。

寇拉斯使用粪便移植恢复整个生态系统的方法，已经成为艰难梭菌相关性腹泻最有前景的治疗方法之一。对仅包含一项小型的、未经对照的研究进行的综合分析表明，粪便移植可以治愈十分之九的病例，而且这种移植没有显示出副作用。

鉴于微生物群落在免疫和代谢功能方面的重要性，科学家们想知道寇拉斯所说的“微生物移植”是否也能治疗其他一些疾病。澳大利亚的波兰裔科学家托马斯·波罗蒂（Thomas Borody）在20世纪90年代率先使用了“粪便疗法”，成功地治疗了炎症性肠病患者。通过使用含有来自健康供体的“人类益生菌灌肠剂”，6名炎症性肠病患者成功地进入病情缓解期，而且十三年后仍然没有再次发病。现在，波罗蒂正在进行治疗帕金森病的试验。

最近，荷兰科学家尝试使用粪便移植治疗代谢综合征。在一项带有安慰剂对照组的双盲研究中，他们将较瘦个体的粪便移植给 18 名最近被诊断为肥胖症的肥胖男性（对照组移植的是自己的粪便）。移植接受者没有出现体重下降，但是确实发生了一些良性的改变：他们血液中的不健康脂肪水平下降，胰岛素抗性也降低了。

粪便疗法：未来的济世良药？

也许未来的某一天，我们会回顾这些试验并认为它们太过原始。届时我们或许已经更好地了解基因型与微生物群落之间错综复杂的相互作用了。我们将可以利用窄谱抗生素和益生元来塑造微生物——增加或减去某些物种，以平衡整个社群。为了实现这一目标，那时我们很可能已经开发出了我们现在正在研究的粪便微生物混合物。然而，这一切并不会一帆风顺。一项针对四个国家人类微生物群落的研究发现，我们的粪便型与我们的血型差不多——至少有三种。换句话说，我们不能将任意微生物群落随便扔进某人的肠道并期待奇迹发生。微生物群落可能必须与个体情况相匹配才行。

尽管如此，不论效果如何，这些移植试验和紧随其后的一些试验，无疑将作为通过调整我们体内的常驻微生物来治疗人类疾病的先行者而为人称颂。还有很多事情是我们目前仍不清楚的：驱除导致功能失调的微生物并植入健康微生物群的最佳方法是什么？再者，随着我们越来越清楚地意识到微生物是具有种群特异性的——例如老鼠和鸡的乳酸杆菌与人乳酸杆菌属于不同种类——我们将如何保护人适应微生物免于灭绝？

正如比较布基纳法索和意大利儿童体内微生物群落的科学家里欧尼蒂和德·菲利波所言，我们已经看到，一个致力于拯救人类微生物群落的保护运动正在兴起——从“保存全球范围内古老农村社区里的宝贵的微生物群落多样性”开始。鉴于人们对遍布人类社会各处的微生物群落普遍紊乱的担忧，我们甚至可以想象“粪便猎人”即将掀起的“淘粪热”——科学家们将赶往仍旧以传统方式生活的地方，例如亚马逊或者非洲的农村地区——力争收集、编目并试图保护人类世代祖传下来的微生物群落，使其免遭从世界上消失的命运。

同时，我们也必须对养宠物、拥有兄弟姐妹、日托中心和农场效应等有更深的了解——如果这些效应是由我们肠道中的微生物群落进行介导的话。防止过敏的宠物，同时也增加了家庭微生物的多样性。大家庭拥挤的环境通常有利于微生物的传播。正如我们在第六章中看到的那样，兄弟姐妹中年龄较小的孩子往往更少过敏，并且在较早的年龄段就有更成熟更多样的微生物群落。

科学家们也知道，人类微生物群落的多样性比食草动物的微生物多样性要小得多。从功能上来讲，越是食肉的动物，肠道微生物群落的构成就越简单，所以也许正是与食草动物的亲密接触使得农妇能够在体内形成更复杂、更稳定、更有利于健康的微生物生态系统，科学家把这种生态系统称为顶尖社区。无意识地与动物饲料的接触可以确保益生元的稳定流动。同样，一些人怀疑生牛奶也能起到益生元的功能，在肠道中培养健康的微生物。发育良好的农场微生物群落对发育中的胎儿大有裨益。农场环境下的孩子降生后，随即就会继承这个强大的微生物群落。

当然，以上都是基于科学调查得出的推论。到目前为止，很少有研究直接关注农场环境的微生物群落。有趣的是，有一项研究发现，在农民的内部微生物群落中，乳酸杆菌居于主导地位，这与饲养在室外的猪体内的微生物情况十分类似。通常来说，微生物多样性越复杂就越好。但是在这项研究中，农民作为发达国家所有人群中最不易患上过敏症的人群（同时也是最不易感染炎症性肠病的人群）却有着相对简单的微生物群落。科学家们据此推测，也许，拥有正确的关键物种——在这个案例中就是乳酸杆菌——可能比多样性更加重要。他们与动物的密切接触，使得自己得以保留了那些重要的关键微生物。

显然，并非巴伐利亚牛舍中所有的微生物都可以在人类肠道中生存和繁殖，但是益生菌试验表明，微生物不一定通过寄生才能改变微生物社群，只要它们通过肠道就足以改变一些事情。顺便提及一个值得注意的事情，有些人群早就知道粪便具有药用和营养价值。贝都因人是中东地区的一个游牧民族，他们偶尔会吃骆驼粪来治疗胃病。而北极地区的因纽特人经常食用旅鼠粪便和驯鹿反刍出来的半消化的植物残渣。

同时，某些根深蒂固的人类行为似乎正是以增加微生物接触为目的而存在的。当我写这篇文章的时候，我正惊叹于我 8 个月大的女儿试图把一切能到手的东西塞到嘴里这件事。很难想象，这种具有显而易见的危险性——比如摄入致命的病原体——的本能行为能带来什么好处。早期暴露于某些不良微生物，如脊髓灰质炎病毒或甲型肝炎病毒，显然要比成年后接触更合适，这可能是口唇抚慰的一个原因。早期感染幽门螺杆菌也比年纪更大时感染要有利。不过诸如痢疾之类的潜在接触者，仍然是全球婴儿的主要杀手。什么样的益处会让婴儿冒着感染痢疾的风险持续地向自己的小嘴里塞东西呢？

难道这么做的目的是为了获得一个强大的微生物系统？幼年时获得的微生物为体内微生物群落的建设和免疫功能的发展提供良好的基调。那么驱动我女儿口唇抚慰的一部分原因是不是为了获得一个健康的微生物群落？

我们已经知道为了避免寄生虫的侵扰，动物的行为会受到怎样的影响，如梳理、迁徙，甚至是种群规模上都会有所体现。生物进化学家迈克尔·隆巴多（Michael Lombardo）认为，获得正确微生物的必要性可能也解释了一些动物的社会行为。当寄生虫驱使我们分开时，对我们有益的微生物可能会将我们重新聚到一起。白蚁会舔舐它们父母的肛门来获得微生物，没有这些微生物它们将不能消化木质材料，进而饿死。可能是出于类似的原因，幼年鬣蜥会吃掉它们父母的粪便。幼年裸鼹鼠有一种特别的叫声，用来要求父母的便便，以便自己食用。很多鸟类都用反刍食物喂养幼鸟。对于这当中的某些生物——如白蚁——而言，获得正确的微生物是生死攸关的问题。那么人类是不是也需要某些来自于别人的微生物呢？隆巴多猜测，也许灵长类动物的亲吻习惯就是为了获取微生物而进化来的一种方式。

这引起了我的一些担忧。在没多久之前，凡是被我的女儿热情啃过的玩具、水果、扶手、毯子和其他物体上，都会带有一层非常特殊的生物膜——这层膜来自其他家庭成员，来自我们养的宠物，来自外面的灰尘等。这层生物膜里也充满着微生物，但是根据农场家庭与非农场家庭微生物群落的比较研究，以及俄罗斯与芬兰卡累利阿的对比研究来看，我们家里的这层生物薄膜里含有的微生物数量要少很多，而且可能完全是错误的种类。也就是说，我女儿通过口唇抚慰所累积的微生物群落至多只会和她先天获得的一样好，而她先天获得的微生物群无疑已经脱离了进化规范（想想我有的这些过敏）。所以当我看着她吮吸扶手或者嚼书时，我担心的并不是我的公寓有多脏，也不是它会不会太干净，而是它是不是以正确的方式脏。

对农场猪的后续研究也表明我的烦恼并不是毫无根据的。这一次，科学家们让新生的小猪在外面与自己的妈妈共度两天，然后就将它们放入隔离室。尽管这些小猪从母亲那里获得了所有必需的微生物——算是新手上路工具包——然而因为后续没有持续的接触，这些小猪的微生物群落远未成熟。这个群落从未达到户外那些猪体内群落的巅峰状态。而且，如果缺乏那些可以增加维和细胞的关键微生物，隔离室内的小猪的免疫系统就会引起炎症。断奶后，这些小猪的免疫系统会对食物蛋白质做出反应，并且毫无根据地变得凶狠——这一点相当于21世纪的某些过敏儿童，他们的免疫系统对花生和其他食物中的蛋白质也莫名其妙地过敏。通过推断我们可以说，我们不仅要求获得正确的微生物——像这里说的就是从我们的同类、土壤以及更大的农场环境中来获得，我们还需要在婴儿和幼儿时期不断地获取，以保证微生物群落的成长。

鉴于后现代免疫系统已经丧失了一些消除炎症的能力，一个随之而来的问题就是，这种能力的萎缩有多少来自现代微生物群落？一种观点认为，微生物有机体在宿主体内的作用是为宿主免疫系统提供一条炎症参考基准线。一旦"良性"的炎症成功抵抗了病原体或修复了组织之后，体内微生物群落的基础刺激就为免疫系统提供了回调炎症水平的一个标准。而西方化的微生物群落，起步时数量就不足，再被抗生素大量消耗，还被富含糖分的高卡路里饮食进一步改变，可能已经将基准线提高了一个档次。因此，当代人类更容易出现免疫功能障碍。

人类超级有机体还有一个更重要的组成部分，当然，它也是我们免疫功能的最后一个参与者：人类病毒组。

第十章

多发性硬化症：从未到来的蠕虫、缓慢的病毒以及退化的大脑

Multiple Sclerosis: Worms That Never Come, a Tardy Virus, and a Brain That Degenerates

如果想要生命之树比喻在未来依然成立的话，我们就必须记住，病毒一直以来，而且仍然是生命之树的根和茎中的必要因素。

——路易斯·P. 维拉里尔*

21 世纪初，当乔尔·温斯托克在爱荷华州试验他的猪鞭虫时，命运以经济崩溃的形式将蠕虫试验交到了另一位阿根廷神经学家的手中。

通常，我们认为卫生条件的发展是单向的。人们有了下水道、自来水和垃圾收集系统，从此步入现代化。一旦形成，便不会倒退。然而，

* 路易斯·P. 维拉里尔（Louis P. Villareal）：分子生物学家。——译注

倒退是可能发生的。千禧年到来之际的布宜诺斯艾利斯就发生了这样的事情，并且持续了几年之久。

当时，阿根廷经济崩溃，比索在货币市场出现了自由落体式下跌。国内通货膨胀激增，国民失业率飙升至24%。抗议者拥上街头，数十人于暴乱中丧生。两位总统先后辞职。由于阿根廷政府禁止国民去银行提款——且暴跌的货币根本让人无法确定价值——许多阿根廷人开始转向以物易物的原始交换形式。约有三四万人开始收集纸板，并且将其卖给回收商谋生。他们被称为“纸板人”（cartoneros）。

对于布宜诺斯艾利斯市劳尔·卡雷拉博士神经研究所的神经学家豪尔赫·科雷亚莱（Jorge Correale）来说，这场骚乱是以新型感染的方式到来的。研究所为该市的经济弱势群体提供免费医疗服务。而来自城市贫困地区的一些多发性硬化症患者开始出现嗜酸性粒细胞增多的症状，具体表现为体内一种被称为嗜酸性粒细胞的白细胞数量上升。这种细胞数量增加通常表示发生了过敏或者寄生虫感染。然而，出现这种症状的所有病人都没有过敏史，所以当科雷亚莱在病人的粪便样本中发现了好几种蠕虫的时候，丝毫没有觉得惊讶：有一种是原寄生在老鼠身上的微小膜壳绦虫（Hymenolepis nana），还有人适应鞭虫、巨型蛔虫和蛲虫。

城市中一些地区的卫生状况明显恶化，这一点令人不安。然而在这次风波中，熟悉温斯托克研究的科雷亚莱发现了一个难得的机会。这些自然获得的蠕虫感染将如何影响这些患者的自身免疫性疾病？只有一种方法可以找出答案。于是，科雷亚莱坐下来为他的病人解释温斯托克的假说：蠕虫感染可以抑制动物的过敏和自身免疫性疾病；有人认为它们在人类身上也有如此效果。他向病人们提到了温斯托克的猪鞭虫研究，并且建议：在密切监控下，患者或许应该保留他们体内的蠕虫。这些寄生虫也许能够缓解这些人的多发性硬化症。

科雷亚莱通过核磁共振成像（简称 MRI）来记录病情的任何变化。只要他们愿意，他们可以很轻易地用驱虫药清除这些寄生虫。共有 12 名患者报名参加了这项实验。于是，一项调查研究就这样启动了，这项研究可能对治疗一种可怕并且顽固的自身免疫性疾病——髓磷脂从神经元中不可逆转地逐渐剥离，带来漫长的痛苦，并最终导致瘫痪的多发性硬化——提供一种开创性思路。

多发性硬化症是何时出现的？

六百多年前，一名 15 岁的荷兰女孩在滑冰时摔倒，折断了肋骨。她的名字叫利德维娜，这次摔倒是一种慢性终身疾病的第一个征兆。此后，她不得不忍受长时间的反复头晕、四肢无力和视力模糊。到了 19 岁那年，她的双腿开始不听使唤。根据记载，这个姑娘不时出现皮肤脱落、出血，甚至会掉出一段肠子。最终，她几乎完全瘫痪，35 岁去世时，唯一还能移动的只有她的左手。

自利德维娜的那次摔倒过去了五百年，19 世纪后期，教会将她封为斯希丹的圣利德维娜，滑冰者的守护圣徒。当她还活着的时候，一位牧师曾说她的痛苦来自上帝，她所承受的苦难自有其神圣的目的。然而，神经学家却因为其他原因记住了这个不幸的女孩。从她疾病发展的描述来看，利德维娜是有历史记载的第一位多发性硬化症患者。

这样看来，多发性硬化症显然不是一种新出现的疾病。然而，如同花粉症和炎症性肠病一样，多发性硬化症的发病率从 19 世纪开始增加。1822 年，英国国王乔治三世的一个私生孙子奥古斯塔斯·德艾斯蒂（Augustus d’Esté）突然出现了失明的症状。当时他 28 岁。他的视力问题后来好转了，但是腿部无力、夜间痉挛和失禁困扰着他整个余生。他 54 岁时死去。从他留下来的精心保存的日记中，科学家们相信德艾斯蒂是第一个多发性硬化症的研究案例。

从生物学的角度来讲，最早关于这种疾病的描述出现于 1838 年。当时苏格兰插图画家罗伯特·卡斯威尔（Robert Carswell）画下了一名死于瘫痪的女性的大脑和脑干解剖图。在画中，棕色的病变和疤痕遍布整个样本。几年后，法国解剖学家让·克吕韦耶（Jean Cruveilhier）注意到了两名患有四肢无力、视力模糊并瘫痪的女性的大脑和脊髓也有类似的损伤。卡斯威尔和克吕韦耶在看过很多患者的大脑，特别是梅毒患者的大脑之后，认为这些损伤和疤痕十分"神秘"和"奇特"。

法国神经学家让－马丁·沙可（Jean-Martin Charcot）被认为是最先定义多发性硬化症症状的人。1868 年，他描述了一种被他称之为"sclérose en plaques"的疾病：没有明显原因的炎症，致使脂肪髓磷脂从神经元上剥落。这种退行性疾病导致言语不清，视力模糊和协调问题。值得庆幸的是，当时这种疾病非常罕见：在他整个职业生涯中，他只遇到了不足 40 个案例。

但是在 19 世纪后半期，时髦的度假村迎来了一批又一批患有花粉症的上流人士，而炎症性肠病的第一波高潮让英国医生感到困扰，此时，越来越多的多发性硬化症病例开始在英格兰、加拿大和美国出现。1921 年，神经精神疾病研究学会在伦敦集会讨论"非传染性瘫痪"，十年之后，他们又在纽约召开了一个类似的会议，来探讨这种中枢神经系统疾病，该疾病正在变得越来越常见，这一点着实令人担忧。

虽然我们不清楚多发性硬化症在工业革命之前的实际发病率到底如何，不过在 20 世纪期间，这种自身免疫性疾病在工业化国家的发病率确实是上升了。从一开始，其发病的流行趋势就让科学家们感到困惑。一般来说，离赤道越远，发病率越高。即便在一个国家，如美国，北方人患多发性硬化的概率也比南方人高，至少在20世纪早期如此。鉴于其患病流行趋势的纬度梯度，这一问题也许与维生素D有关。但是来自最高纬度地区的人——比如斯堪的纳维亚半岛北部的萨米人，居住在北美洲和格陵兰岛冰冻河流区域的因纽特人，甚至是新西兰的毛利人——几乎不会患上这种顽疾，这又与已有认知不符。当冷战落下帷幕，科学家们也发现，东欧人远比居住在同一纬度上的西欧人患多发性硬化的概率要低。

也许种族差异可以解释这种奇怪的流行模式。发病率最高的国家和地区在一千年前要么是维京人的发源地，要么就是他们的殖民地，比如挪威和苏格兰。而且苏格兰人居住或移民的地方，多发性硬化症发病率就相对较高，比如北爱尔兰就是如此。或许是维京人的某个基因出现了问题。这也能解释因纽特人和萨米人在面对这种疾病时为何却能刀枪不入。

不过随着20世纪的推进，这一推论也渐渐站不住脚了。英国来自南亚地区的移民与本地人相比，患多发性硬化的概率较低，但是他们的孩子——肯定不是维京人——却有着与英国本土人相同的患病风险。更重要的是，同卵双胞胎研究向我们展示了这种疾病在双胞胎中极低的一致性——一项研究得出的数据是31%，另一项是24%。看起来多发性硬化症是一种由环境决定的疾病。

从20世纪中叶开始，科学家将多发性硬化症与卫生状况联系起来。在以色列，多发性硬化症的患病风险与一个人10岁时所使用的卫生设施的情况成正比。使用自来水，冲水马桶，住在少于两个人的房间中都会增加之后对多发性硬化症的易感性。另一方面，如果小时候使用屋外厕所，饮用雨水，房间里有超过两个成员，成年时几乎就不会受到这种疾病的影响。在大卫·斯特罗恩提出过敏性疾病的“卫生假说”的二十年前，科学家尤里·莱布尼茨（Uri Leibowit）就已将这种状况命名为“环境卫生假说”（sanitation hypothesis）。

其他科学家则将社会经济地位与传染性风险和多发性硬化症联系在一起。在南非，祖籍荷兰的南非白人患多发性硬化症的风险是北欧或英国移民的十分之一。另一方面，南非出生的英国移民后代患病风险则在前面两者之间。他们比说荷兰话的同胞患多发性硬化症的概率要高出 3.5 倍，但这个比例还是比新近的欧洲移民患病概率要低。

我们再来看看南非本土的班图人，他们对于多发性硬化症的抵御几乎是无懈可击的。“南非的大城市中有良好的班图族医院和训练有素的神经科医生……不过目前为止，在南非的 1500 万班图人中尚未发现任何一例多发性硬化症病例。”1971 年，一位研究这一现象的医生乔弗里·迪恩（Geoffrey Dean）写到，“这种疾病确实会发生在有色人种——有着混合血统的人——和亚洲南非人中，但是极其罕见。”

这种患病模式与麻痹型脊髓灰质炎相类似。与其他由于种族和阶级不同导致生活条件差异很大的地区一样，南非黑人生活在更拥挤的环境中，并且在幼年阶段更容易接触到粪口途径感染，他们往往不会像南非的白人上层阶级那样频繁遭遇小儿麻痹症。

这种差距与他们避免接触脊髓灰质炎病毒无甚关系。相反，黑人会更频繁且在生命更早的早期接触到这种病毒。但在这种情况下，婴儿期暴露于病毒之下会转化为相对良性的症状——轻微的发烧，甚至根本什么症状都没有。婴儿时期感染脊髓灰质炎病毒可以很大程度上避免在儿童、青少年时期和成年之后患上这种恶疾。

所以很明显，在南非，并不是所有的白人面对小儿麻痹症都不堪一击。更不易患多发性硬化症的南非本地白人也会得小儿麻痹症，不过患病率只有欧洲移民的一半左右。迪恩将这一观察结果应用于多发性硬化症。他推测南非荷兰人的生活方式使他们获得了一定优势。他们经营农场，拥有大家庭，并与班图族的管家和保姆住在一起。与说英语的同胞相比，南非荷兰人大概更早而且更多地接触了一系列的感染，包括脊髓灰质炎病毒。就算有多发性硬化症病毒的话，他们也可能很早就接触过了。

多发性硬化症与寄生虫

抛开病毒，如果这些模式听起来让你觉得很熟悉，那是因为这与乔尔·温斯托克关于 20 世纪炎症性肠病和蠕虫流行的研究有着惊人的相似之处。一种疾病与另一种疾病的发病率互为反比。尽管美国炎症性肠病最集中的地方在纽约，但美国多发性硬化症患病率最高的地方是明尼苏达州的奥姆斯特德县（Olmsted County）。一个世纪以来的记录显示，这里比美国其他地方都更早地出现了大量的多发性硬化症病例。一般来说，多发应硬化症与炎症性肠病一样，在 20 世纪初，北方人的患病率比南方人更高。但是自 20 世纪下半叶开始，情况开始发生变化，首先是南方白人与北方白人之间，然后是白人和非裔美国人之间，患病率的差距都在缩小。无论地理位置如何，城市出生和生于社会上层，都增加了患多发性硬化症的风险。

最终，加拿大科学家将这两种分别发生在肠道和中枢神经系统的炎症联系起来进行观察。他在加拿大曼尼托巴省首府温尼伯市进行了逐区分析，发现患多发性硬化症的人患炎症性肠病的风险也大大增加。较高的社会经济地位同时会增加患这两种疾病的风险。另一方面，有过粪口途径感染则会降低患病的概率。所以尽管美洲原住民（即印第安人，加拿大称其为先民）与白人毗邻而居，但他们更不易患多发性硬化症和炎症性肠病。也许并非巧合，绝大多数原住民还都是幽门螺杆菌携带者。

遗传学是否能解释这种差距？加拿大先民是否先天具有免疫能力？答案似乎是否定的。即使在原住民社区内，患病风险也会根据人们的居住地而有所不同。那些居住在印第安人保留地的人与居住在城市的先民相比，发生克罗恩病的概率只有后者的十分之一。不仅如此，这些疾病的最强决定因素似乎是环境，并且与卫生条件有关。

在2000年代中期，美国麦迪逊威斯康星大学的神经学家约翰·弗莱明为准备一次答辩，将一种蠕虫——人适应鞭虫的流行与世界各地多发性硬化症的发病率进行了对照。当鞭虫流行率下降到10%以下的时候，他发现该地区的多发性硬化症患病率会上升。这其中没有过渡阶段，多发性硬化症患病率不会随着蠕虫流行率下降而缓慢升高。而是你一旦通过了一些社会卫生的门槛，多发性硬化症的发病率就会陡然增加。

事实上，弗莱明观察到，蠕虫流行率是比纬度更好的预测多发性硬化症患病率的指标。例如，耶路撒冷的犹太人患多发性硬化症的概率是同一城市的阿拉伯人聚居区居民的两倍多，这与两个相邻社区的蠕虫流行率相反。直到20世纪末，高纬度地区的东亚国家中，蠕虫感染仍比较常见，但多发性硬化症则比较罕见。举例说，20世纪70年代的时候，每6名韩国学龄儿童中就有5名携带寄生虫。而大洋彼岸的加拿大在20世纪大部分时间里的蠕虫感染率为0，但这里却是世界上多发性硬化症患病率最高的国家之一。

不过，阻止多发性硬化症的蠕虫是一回事，能治疗已经确诊的多发性硬化症的寄生虫就是另一回事了。弗莱明的注意力转向了豪尔赫·科雷亚莱正在阿根廷进行的研究。蠕虫真的能阻止多发性硬化症发展吗？

阿根廷奇迹

虽然阿根廷参与研究的病人总体都出现了好转的趋势，但多发性硬化症症状却会日复一日时好时坏。他们会突然头晕和口齿不清，也会突然感到身体麻痹，这些症状并不持久，很快会消失。为了确定这些病人的蠕虫感染是否真的对病人有帮助，豪尔赫·科雷亚莱知道自己需要长时间的观察。他整整观察了五年，定期为病人抽血，测量出现了什么样的白细胞，以及这些白细胞对免疫应激会做何反应。每隔六个月，科雷亚莱都会用核磁共振扫描这些患者的大脑。随着时间的推移，呈现在他眼前的变化——或者说看到的不变化——令人震惊。

在核磁共振成像中，健康的大脑应该有褶皱，蜿蜒的折痕和清晰的轮廓。多发性硬化症患者的大脑病变特征表现为在这些复杂结构中会出现黯淡的侵蚀孔洞，代表了这一区域的神经元已不再发出信号。随着疾病的发展，新的病变点会不断出现，而旧的病变会逐渐扩大。

与未感染蠕虫的多发性硬化症患者对照组的成像相比，感染了蠕虫的病人的病情发展几乎完全停止了。现有的病变不再扩大；新的病灶不再出现。总而言之，与未感染蠕虫的对照组相比，12 位感染了蠕虫的多发性硬化症患者的病情发展速度减缓了 90% 以上。

2007 年，科雷亚莱在《神经学年鉴》上发表了他的研究结果。虽然约翰·弗莱明并没有参与这个项目，但他认为这一结果“非常重要”。当然，这项研究只是一个小规模的观察研究，从科学的角度来看，病人感染蠕虫的方式并未实现可控，这一点令人遗憾。尽管如此，弗莱明说，“在多发性硬化症的研究中，我们还从来没有得到过这样的结果，甚至没有与之接近的成果”。他补充说，研究中呈现出的改善比目前市场上任何一种药物治疗的效果都要好。这项研究促使弗莱明在威斯康星大学使用乔尔·温斯托克的猪鞭虫开始了自己的试验。

与此同时，普通民众也注意到了科雷亚莱的这项研究。

自己的病自己治

2004年10月的一个早上，丹·M.醒来发现自己身体左侧感到麻痹。“我才28岁，居然中风了。”他这样想到，“真是荒唐。”

然而，这并不是中风。经过一个月的检查，神经科医生告诉他，他患上了多发性硬化症。当时还住在加州圣芭芭拉市的丹很震惊。“我想象了一下自己坐在轮椅里的画面。”他说。他开始使用一系列免疫抑制类固醇来控制病情。作为一项长期策略，他还隔天注射一种叫利比（Rebif）* 的药物。没人知道这种药物具体是怎样治疗多发性硬化症的，但是试验表明它确实有效。而且，丹的麻痹退去了。

但是当他六个月后进行核磁共振检测时，又发现了新的病变。丹一直试图控制这种顽疾，然而疾病还是稳步发展。他开始使用另一种叫作克帕松（Copaxone）的药物，这种药物的有效成分是一种可以模拟髓磷脂蛋白的分子。克帕松如何延缓多发性硬化症进程也是一个谜——也许是为狩猎髓磷脂蛋白的自身免疫细胞提供了一种诱饵，或者通过将这些自主细胞转化为调节性T细胞——但从测试来看，这种药物是有效的。

几年过去了，看起来一切顺利：没有更多恶化症状出现；病灶也大多停止了扩张。但是在丹31岁的时候，他的多发性硬化症复发了，

---

* 这里说到的药物是一种干扰素，全名是 Interferon beta-1a，干扰素家族中的一种细胞激素，用哺乳动物细胞制作而成，据说能够减少18%～38%的多发性硬化症复发率。这种干扰素有多个不同品牌的药物，Rebif是其中之一，在全球多个国家都获得了使用许可，是一种注射剂。——译注

这一次症状前所未有的严重。他的左侧身体再一次感到麻痹，不仅如此，他还丧失了运动控制能力，无法用左手做出精确的动作，行走也出现了困难。

他回到了常规的治疗方案上：用强效的免疫抑制类固醇在短期内控制病情爆发，同时持续使用克帕松。但这一次，他的左侧身体再没有完全恢复正常。

丹说："这一次，我是真的被吓到了。"

丹开始在互联网上寻找替代性的长期疗法。他阅读了关于避免麸质，各种过敏原以及不吃奶制品的相关资料。然后他遇到了一种叫作"蠕虫疗法"的东西：一个名叫贾斯伯·劳伦斯（Jasper Lawrence）的家伙在出售钩虫来治疗自身免疫性疾病和过敏性疾病（关于劳伦斯的详细情况我们稍后再谈）。

丹学过生态学，这种方法吸引了他。他认为这种疗法的要点是恢复生态系统——重建我们和寄生虫的古老关系。而且科雷亚莱 2007 年发表的论文也让他更加倾向于尝试蠕虫疗法。但是当丹向神经科医生提出这个想法时，他们都表现出了不屑一顾的态度。相反，这些医生敦促丹考虑使用一种叫作"那他珠单抗"（Tysabri）的新型多发性硬化症药物。这种药物从静脉注入使人获得抗体，从而干扰免疫系统的自主攻击。但是丹拒绝了。有报道称有一种致命的脑部感染可能和该药物有关（报道出现以后，美国食品及药物管理局在这种药物外包装上加了一个关于感染的警告标签，这种感染叫作进行性多发脑白质病变，progressive multifocal leukoencephalopathy）。

2009 年，在妻子的支持下，避开了神经科医生，丹从贾斯伯·劳伦斯那里订购了一套钩虫自我感染工具包。不久之后，他将一条表面上有 35 只肉眼不可见的钩虫幼虫的绷带压在了自己的胳膊上。几分钟后，他感到有点痒。

感染完毕。

过了几周，他的季节性过敏就消失了。“好像我现在直接去嗅花粉，也什么都不会发生了，”他说，“而且自此之后我也没再发生任何过敏。”这几周里，丹有过几次剧烈的闹肚子，但基本上没什么别的副作用。

不仅如此，从那以后他再也没有出现多发性硬化症的突发症状。

2010 年 5 月，丹进行了核磁共振检查，这是三年以来的第一次。检查之后，他的神经科医生给他发来一封激动人心的电子邮件。有一个病灶缩小了，还有一个已经完全消失。其他病灶也都保持稳定。“情况确实好转，而且没有发现新的病变！”他的医生在邮件中写到，“这真是个天大的好消息！”

此时，已经移居俄勒冈州波特兰市的丹提高了他体内的蠕虫数量——又增加了 65 个钩虫和 1000 个人适应鞭虫虫卵。在经受多发性硬化症折磨期间，丹从未停止使用克帕松。他完全清楚也许是这种药物对他的病情有所帮助，而不是蠕虫在起作用——然而之前药物并未能成功阻止病情爆发。又或者，他只是走了狗屎运，正在经历一个所有自身免疫性疾病都有的病情反复，只是时间异常的长而已。但是我们不能否认，在使用钩虫而不是克帕松之后，丹的左臂和左腿的活动能力几乎完全恢复了正常。

不仅如此，我们还有其他令人信服的理由，丹的寄生虫感染帮助他治疗了自己的多发性硬化症。

从细胞层面看病情缓解

在布宜诺斯艾利斯，豪尔赫·科雷亚莱不断地记录着寄生虫感染对多发性硬化症患者的影响。他们免疫系统的进程发生了改变。寻找髓磷脂（神经元上的脂肪隔离物）的白细胞是多发性硬化症的一个标志，但是在感染蠕虫的患者体内，这些自反应细胞发生了改变。当遇到髓磷脂的时候，它们喷出的不再是促炎分子，而是抗炎分子。白细胞变得容忍这些蛋白质，而不再攻击它们。

从更一般的角度来看，循环中的调节性T细胞数量有所增加——调节性B细胞也是如此，这种细胞是一个新近发现的免疫组成员。这个增强了的调节组合共同阻止了驱动多发性硬化症的炎症。科雷亚莱目睹了实时发生的对自身免疫性疾病的抑制。这些观察结果还回答了两个更大的问题。首先，在我们的进化过程中，当有寄生虫存在的时候，导致多发性硬化症的免疫系统自我攻击是否还会出现？显然不会。其次，温斯托克的研究表明，蠕虫可能影响它们的直接环境，肠道。但是离肠道更远的地方，比如大脑呢？“对于我们来说，这才是最令人兴奋的事情，”科雷亚莱告诉我，“即使寄生虫只存在于肠道中，你也能看到全身都获得系统性保护是可能的。”

尽管如此，蠕虫在多发性硬化症的故事中似乎只是主要角色之一，虽然可能是最重要的那一个。在温斯托克的第一次试验到科雷亚莱五年持续观测感染了寄生虫的患者的这十年中，科学家们已经开始将目标集中在多发性硬化症的一种假定性触发因素上，他们怀疑是一种病毒触发了大脑的缓慢崩塌。

剥离髓磷脂的寄生病毒

1941年，时值第二次世界大战初期，英国军队在法罗群岛登陆，这是一个位于冰岛和挪威之间，常年遭受风吹雨打的北大西洋群岛。几年后，多发性硬化症病例首次出现在了法罗群岛。在英国占领这个群岛期间，随后又有数波多发性硬化症病例出现。

在英国人到达之前，这个丹麦人统治下的群岛从未出现过多发性硬化症。至少这是四十年后调查这种明显带有感染性的多发性硬化症的科学家们的结论。他们认为，英国人带来了一些病毒，而那些居住在海中孤岛上的居民对其没有免疫力。再一次，我们可以用小儿麻痹症的模式来解释：如果你幼年时期感染了脊髓灰质炎病毒，可能都不会注意到感染的发生；但是若你长大些才遭遇这种病毒，各种折磨将接踵而至。英国人带来了这种病毒，而之前群岛上根本没有这种东西，由于法罗群岛成年居民的免疫系统以前没有接触过这种病毒，所以导致了此种退行性疾病的发生。

其他科学家对此结论提出了异议。多发性硬化症的观察结果是否准确？都考虑到了哪些因素，哪些没有考虑到？是否之前的多发性硬化症病例因为去丹麦大陆寻求治疗，所以在本地医疗记录中没有体现？到目前为止，关于法罗群岛上的“传染性多发性硬化症”的争论从未停歇。但是病毒感染可能引发多发性硬化症的想法已经取得了共识。一种新的病毒走进了我们的视野。

爱泼斯坦－巴尔病毒（简称 EBV，EB 病毒）是以其发现者迈克尔·安东尼·爱泼斯坦和伊芳·巴尔的名字命名。几乎世界各地的成年人都携带这种病毒。看到这里，你可能对这种病毒与自身免疫性疾病联系起来产生了疑问：为什么几乎所有人都会携带这种病毒以及它是如何导致退行性疾病的呢？而且，为什么为数不多的患病的人都来自世界最发达国家最北端的最富裕人群呢？答案就是：关键在于时机。

EB 病毒通过唾液传播，而且和脊髓灰质炎病毒一样，如果你在生命早期就感染了它，这种病毒几乎不会对你造成任何影响。但是与病毒的接触若是发生在青春期或者成年以后，那么你染上美国青少年所说的“接吻病”，亦即医生所指的“传染性单核细胞增多症”的概率就会上升。这种疾病的症状可能包括长期疲劳，轻微发热和淋巴结肿大。广义而言，单核细胞增多症的流行病学原理与多发性硬化症相似。在发展中国家，儿童通常在婴儿期感染 EB 病毒——通过无意间与其他人，哥哥姐姐或者父母发生唾液接触——这些地方两种疾病都不常见。而相比之下，在发达国家，所有儿童有一半在 10 岁前都没有感染过 EB 病毒。

20 世纪 90 年代中期，丹麦科学家收集了 6800 名在 20 世纪六七十年代患有传染性单核细胞增多症的青少年的档案，并在国家多发性硬化症数据库中搜索他们的名字。那些青少年时期被诊断患有单核细胞增多症的人，在成年后患多发性硬化症的概率比没有患过病的人高出三倍。其他科学家也很快证实了这种联系。在英国，单核细胞增多症使患者十年后出现多发性硬化症的概率翻了两番。在美国，自 20 世纪 70 年代以来，科学家们一直在追踪一群护士的数据，其中患有单核细胞增多症的人患多发性硬化症的风险升高了两倍。最值得注意的是，与少数不知何故逃脱了 EB 病毒感染的人相比，单核细胞增多症患者患多发性硬化症的风险比前者高 20 倍。看起来，如果没有感染 EB 病毒，就不会患多发性硬化症。

这种强烈的相关性之所以令人担忧，其中有很多原因。首先，我们没有 EB 病毒疫苗。其次，如果较晚感染病毒增加了多发性硬化症的发病风险，那么随着现代家庭规模越来越小，个人空间的概念越来越大，整体卫生状况的持续改善，多发性硬化症的易感人群将不断增加。例如，超过三分之一的丹麦青少年在青春期后仍然没有感染 EB 病毒。最起码，晚感染 EB 病毒部分解释了多发性硬化症的发病率与种族和社会经济地位的正比关系。例如，在英国，单核细胞增多症的患病率（以及多发性硬化症的患病率）与社会阶层呈正相关：相较于英国南部人，北部人组成更单一，富裕人更多，本地人比外来移民多。这里存在一个明显的难题：想要一个社会更加平等自由，即社会中的每一分子都能享有生活条件的改善，也可能严重造成更多的传染性单核细胞增多症——以及多发性硬化症病例的发生。

小病毒引发大灾难？

关于自身免疫性疾病有一个古老的说法，认为入侵人体的病毒和细菌将自己伪装成人体组织，以躲过免疫系统的监视。但是，魔高一尺道高一丈，你的免疫系统有能力解决这些病毒和细菌……然后，就像一只不知疲倦地追逐自己尾巴的狗一样，免疫系统意外地开始追逐我们身体的某些组织。这是对病毒在多发性硬化症中的作用的一种解释，但是当科学家试图从病灶中分离出病毒蛋白质时，他们却得出了自相矛盾的结果。一些人声称他们已经分离出了病毒粒子，还有人则表示没有发现病毒。

还有一个更微妙的理论认为，病毒导致免疫系统失衡。毕竟，自我介导的白细胞——也就是自身免疫细胞——就像我们知道的那样，是天然存在且有益的。他们帮助捕获流窜的癌细胞，修复组织，并捍卫我们的身体。调节性 T 细胞处理器通常将这些白细胞控制在需要的地方，也许是病毒扰乱了这种平衡。事实上，EB 病毒也与其他自身免疫性疾病有关，比如风湿性关节炎，这种疾病会让关节疼痛；以及引起自身免疫崩溃的系统性全身红斑狼疮。如果病毒真的打破了免疫系统的平衡，这几种自身免疫性疾病应该也会随之而来。

不仅如此，EB 病毒与免疫系统的接口颇具挑衅意味。这种病毒属于疱疹家族。在希腊语中，疱疹（herpes）这个词的意思是“毛骨悚然的”“缓慢爬行的”。与引起水痘的水痘带状疱疹病毒和引起感冒疹的单纯疱疹病毒一样，作为家族的一员，EB 病毒的感染也是终身的。但是，水痘隐藏在与皮肤相连的感觉神经中，单纯疱疹病毒静静地占据了嘴部和生殖器周围黏膜表面的神经细胞。而EB病毒则一头扎入了免疫系统的中心。

EB病毒会入侵B细胞，即制造抗体的淋巴细胞。它在这种细胞的一个亚种（即“记忆B细胞”）身上建立殖民地。这种记忆B细胞通常可以在我们接种疫苗后为我们提供终生保护。它们记得老对手，并在它们重新出现时击败对方。EB病毒躲藏在这些长寿的哨兵身上，改变它们的结构，以免这些细胞自我毁灭。然后，其他免疫细胞紧张地徘徊，意识到有些事情正在发生，但是它们无法查明原因，病毒却变得安静下来——几十年来基本保持沉默。

你可以看到这种入侵免疫系统核心的行为是如何破坏了大的平衡。但是严格来说，并不能据此模式就将EB病毒指认为自身免疫性疾病生成的原因。病毒并没有造出这些自反应细胞（尽管也有人认为它们是这样做的）。倒不如说，病毒扩大、加强或者以某种方式改变了这些细胞。这是一个重要的区别。虽然蠕虫和其他“老朋友”加强了免疫系统的监管，EB病毒则似乎加强了免疫系统的攻击倾向。

正如你所预料的那样，这一观察结果促使一些人开始怀疑这是否也是一种共生关系。疱疹病毒具有很高的宿主特异性，而在我们的祖先离开非洲之前，EB病毒很可能就已经与我们在一起了。它感染了全球超过95%以上的人口（在35岁之前）。这种在时间和空间跨度上均普遍存在的病毒（发达国家的青少年和儿童除外），是否会以某种方式使我们受益呢？

启动免疫系统

到了千禧年之际，大多数科学家已经不再认为传统的童年感染——麻疹、腮腺炎和各种呼吸道病毒等——能够解释“卫生假说”，而这是来自对后出生的有哥哥姐姐并且送到日托的孩子更不容易过敏这一现象的观察结果。普遍的共识是急性感染特别是呼吸道病毒感染事实上增加了患过敏性疾病的风险。到了21世纪初，人们把注意力转移到了牛棚，拥挤的公寓或者日托中心的非致病微生物身上。随后他们也发现有证据表明寄生虫可以防治过敏。

当然，我们也与一系列的病毒颇有渊源。2000年代中期，瑞典卡罗林斯卡医学院的卡洛琳·尼尔森（Caroline Nilsson）及其同事指出，生命早期感染EB病毒的儿童与未感染的相比，其过敏风险约为后者的三分之一。这种关联性强大到了不容忽视的程度，于是尼尔森开始了一项前瞻性研究。她和她的同事追踪了219名刚出生的儿童，一直追踪到5岁。目标是确定他们的免疫系统是如何改变，并且是何时染上EB病毒的。

到5岁时，有将近五分之二的人感染了EB病毒，这也就是说大多数人此时还没有接触到这种病毒。科学家们控制了母乳喂养、日托、家庭过敏史以及其他与过敏反应有关的变量之后，得出了同样的结论：如前面所述，在两岁之前感染EB病毒的儿童与未感染此种病毒的儿童相比，5岁时发生过敏的风险要低三分之二。尼尔森的前瞻性研究表明了病毒感染的另一个显著方面：如果孩子在两岁以后感染了病毒，他们发生过敏的风险一下子增加了五倍。学步期后期和儿童时期才感染EB病毒会显著增加患过敏性疾病的风险。

人们总是争辩说，EB病毒并不是什么重要的角色，只是唾液传播家族里的普通一员罢了。但是尼尔森也指出，感染EB病毒后免疫功能确实发生了改变。它似乎尝试管理病毒。这样的结果导致调节循环始终保持忙碌。尼尔森推测，它既可以预防也可能促进过敏性疾病，这取决于免疫系统何时经历入侵。对于免疫系统尚未开始记录尘螨和其他过敏原的幼儿，病毒刺激可以防止记忆形成。但是对于那些免疫系统已经记录了环境中蛋白质的稍大些的儿童来说，病毒会加深这种记忆。借用马丁·布拉泽的术语来说（他本人则是从 20 世纪中期的细菌学家西奥多·罗斯伯里［Theodor Rosebury］那借来的），EB 病毒是“两栖的”：它既可以帮助我们，也可以伤害我们，完全取决于我们何时与它相遇。

目前还有待观察的是，5 岁以后的儿童过敏性疾病的风险如何改变——例如，那些较晚感染 EB 病毒的人到青少年时期是否仍有较高的过敏风险——但是尼尔森的发现仍然令人惊叹，因为它暗示了过敏是如何在发达国家崛起的。在我们人类的进化过程中，婴儿在生命早期很可能从母亲、哥哥姐姐和父亲那里获得经唾液传播的病毒。但是随着家庭规模的萎缩，母亲们不再给婴儿喂食预先咀嚼过的食物，卫生状况在各地也得到改善，EB 病毒很可能在较晚的时间，也许是孩子青春期甚至成年后才能抵达。那么这种较晚的感染时机在多大程度上阻碍了免疫系统的成熟，又在多大程度上促进了过敏性疾病的发展，并引发了更多的多发性硬化症呢？

欢迎来到病毒组

科学家们估计，在动物界普遍存在的疱疹病毒至少有四亿年的历史，甚至可能更长。它们感染哺乳动物、鸟类、爬行动物、鱼类和一些软体动物。并且它们具有宿主专一性。人类有八种原生疱疹病毒，这些病毒都在人体内找到了长期居住地，虽然偶尔与癌症和水疱扯上关系，但是大多数疱疹感染并不会惹出什么大麻烦。这种寄生模式让病毒学家感到困惑。它们到达人体，然后立即休眠，数十年保持潜伏状态。我们可能会觉得这是一种特别为一小群人量身定制的寄生策略——来自旧石器时代的策略。而且，当寄生虫学家对大型多细胞寄生虫开始深入研究的时候，一些勇敢的病毒学家则开始探求这些“无声的共生体”是否对它们的寄主有什么好处。

大自然为我们提供了一些可供参考的例子。病毒可以作为生物战争的中介，为其宿主的利益工作。例如，美国灰松鼠由人工引入不列颠群岛，这种松鼠身上携带有某种痘病毒。这种病毒对美国灰松鼠没有什么影响，但是却对不列颠本土的红松鼠颇为致命。美国灰松鼠在英国各地大杀四方，它们随身携带的小马仔多少也有些贡献，本土红松鼠现在只能蜷缩在怀特岛这样的避难所中苟延残喘。

这种模式与欧洲人抵达美洲之后的模式有些相似。据估计，90%的美洲原住民因为欧洲人带来的疾病而死亡，因为他们对这些疾病完全没有抵抗力。用达尔文的术语来说，一旦旧世界疾病成为新世界的一部分，欧洲人就建立起了相对原始的美洲原住民的竞争优势。一位科学家把尼安德特人的消失也归因于这种无意间发生的生物战。刚刚从非洲迁徙而来的智人携带着一些病毒或细菌，而这些小东西对智人的表亲尼安德特人是致命的。

这种状况还能推动同一物种的各个亚种分离并踏上各自不同的进化轨迹。譬如，非洲和亚洲的大象各自携带一种天然的疱疹病毒。每个种类都可以充分容忍自己携带的病毒。但是有一天，动物园管理人员发现非洲大象的疱疹病毒对于亚洲象而言是致命的，可能反之亦然。这样，即使印度次大陆突然冲进非洲板块，两种大象也不能重新融合。他们各自携带的病毒确保了两个种群的独立。

但是，除了杀死潜在的竞争对手之外，病毒共生体有什么其他直接的好处——若它们真称得上是共生体的话——可以提供给宿主？

病毒学家埃里克·巴顿（Erik Barton）通过实验解决了这个问题。他用两种疱疹病毒，鼠适应的巨细胞病毒和 EB 病毒，分别感染了实验鼠，因为他怀疑EB病毒感染后出现的高强度抗菌防御可能会帮助宿主抵御第三方病原体。所以他使用了一些细菌来挑战这些感染了疱疹病毒的老鼠。结果表明，已经携带EB病毒的老鼠确实出现了非常好的抵抗力，它们更好地打击了引起鼠疫的耶尔森氏鼠疫杆菌（Yersinia pestis）和一种名为李斯特菌（Listeria monocytogenes）的细菌，后者通常与食物中毒有关。而且由于统计了入侵者的大致数量，巴顿得以量化了这种相对保护的程度。在入侵细胞的数量上，没有疱疹病毒感染的对照组比感染病毒的老鼠多100～1000倍。然而，这种病毒只有在进入潜伏期时——也就是当它看起来什么都不做的这个阶段——才会改善宿主的防御能力。这意味着，把生物作为一个超级有机体来看的话，这些病毒确实做了一些事情：它加强了宿主的防御工事。

病毒通常声誉不佳。许多人认为它们比有害的遗传基因好不了多少。有人说，病毒都说不上是真正的生物。它们的外表也是在帮倒忙：电子显微镜下的图像显示它们就好像是长长脚的投机分子，有着怪异几何形状的外星人，攀附在无辜的大细胞上的破坏者。

所以，2007年当巴顿将自己的研究成果发表在《自然》杂志上时，引发了一些争议。一些同事给他转发了一封来自EB病毒疫苗开发者的愤怒的电子邮件。发邮件的人指责巴顿行事不负责任，他的研究将不可避免地引发反疫苗的热潮。但是巴顿本人有更大的担忧：如果三十年后人们普遍接种了EB病毒疫苗的时候，我们才意识到被灭绝了的疱疹病毒其实是给我们提供了一些不可或缺的好处的，到时我们该怎么办？那时，我们将会为消灭这些病毒之前没有好好研究其中的细微差别而自责不已。巴顿这样告诉我："如果在生物学上果真如此的话，我们至少应该先了解它。"

还有一个科研小组也得出了和巴顿的研究同样的结果，但他们发现这种病毒提供的保护仅持续了六个月。他们在撰写的书中表示，这个时间还不够长，不足以证明其作为共生生物的地位。对于巴顿来说，这种解释忽视了时机的关键所在。鉴于老鼠的寿命长短，六个月的老鼠已经相当于人到中年。换句话说，病毒很好地保护了这些老鼠直到其生育阶段。在他看来，生命早期的保护很可能是哺乳动物与病毒之间互利共生的最重要方面。

巴顿解释说，在现代化之前的人类中，尤其是为孩子预先咀嚼食物的母亲身上，病毒会在一断奶的时候就到达婴儿体内。那正是母乳中的抗体所传递出的被动保护减弱的时候，而且婴儿正暴露于越来越多的病原体。巴顿认为，这个特定时间出现的入口并非偶然。病毒就在婴儿最脆弱的时候为其增强了免疫防御能力——或者如巴顿所说的那样，病毒"在最需要的时候成为了好似青霉素一样的救命良方"。巴顿进一步推测，其他疱疹病毒都作为人类体内的终身居民，隐藏在邻近对微生物入侵者有利的地方——口腔和生殖器的黏膜区域，可能并非出于偶然。他说，疱疹病毒加强了我们最脆弱部位的防御能力。

虽然巴顿的思想在一些领域里被当作异端邪说，但在另一些领域，却是救命稻草。甚至有人期待着这种关联能为治疗某些感染起到指引的作用。例如，携带庚型肝炎病毒和 HIV-I 病毒这两种病毒的人比不携带这种肝炎病毒的人发展为晚期艾滋病的速度要慢。肝炎病毒显然可以提高 HIV 病毒免疫力。所以，艾滋病治疗是否应该效仿庚型肝炎感染的效果呢?

先前感染过人适应巨细胞病毒（另一种疱疹病毒）也可以抑制 HIV-I 病毒的复制。而且甲型肝炎可以抵御让人更加衰弱、造成肝脏疤痕并导致肝癌的丙型肝炎感染。

对于某些遗传学家来说，这些互惠共生关系似乎并不令人意外。2001 年出版的第一版《人类基因组的解码》给我们的一个主要启示，就是我们 8% 的遗传物质由已经整合到我们 DNA 中的病毒组成。科学家最初认为这些病毒小花絮不过是它们过去入侵人类时留下的垃圾，但是十多年后的研究越发明显地表明，这些插入的病毒推进人类实现了几个重要的进化飞跃。

以我们的适应性免疫系统为例，白细胞在我们的一生中都在学习识别敌友。这种能力的核心是形成能识别任何东西的受体。我们如何从有限的基因组中产生几乎无尽的可能性？通过重新筛选一套有限的指令，直到组合稳定。科学家们认为，这种天赋是一种溜进我们基因组中的病毒给予的。

又比如胎盘，这是哺乳动物得以在体内孕育下一代的器官。胎盘有很多功能，其中包括把胎儿在母亲的免疫系统面前隐藏起来。科学家们认为，病毒整合也使得这种隐藏能力成为可能。整合的病毒有助于颠覆母亲的免疫反应。

虽然上述例子很有趣，但是对于我们手头的问题没有多大帮助：如果我们与 EB 病毒共生，并且它比病原体对我们更有利，那么为什么这种病毒会引发多发性硬化症呢？感染推迟可能会改变病毒对宿主的影响，但单凭这一点无法解释世界各地多发性硬化症发病率的巨大差异。如同以往的情况一样，更大范围意义的超级有机体——还有什么是存在或者缺失的——或许决定了病毒对更大整体的根本贡献。

过去，EB 病毒可能会很早就到达人体——也许就在婴儿断奶的时候（在发展中国家仍是如此），幽门螺杆菌也同时抵达。童年一开始你就会遇到某些蠕虫。饮食习惯和不断暴露于微生物丰富的环境会让你得到一个非常不同的微生物群落，我们可以想见这个群落不会带来多少炎症。当你在子宫里时，来自妈妈的信号也会带来一些不同。从你降生于这个世界的那一刻起，你肯定会比之前有更多的循环调节性 T 细胞。现在，问题是：在这种情况下，EB 病毒所带来的炎症反应增加，带来的是否全都是好处且无须任何代价，即面对入侵行为而能给予全方位保护且不会有自身免疫问题。

我向巴顿请教了这个问题，他以十分科学家的方式回答我说，尚未有人能通过试验来解决这个问题。“还差着十万八千里呢！”他说。

事实上，与 EB 病毒相关的其他疾病的不同患病率表明，同时感染在确定病毒造成怎样的损害方面至关重要。在多发性硬化症非常罕见的地区——非洲和南亚——EB 病毒与继发感染引起的可怕癌症相关。以这些作为引导，我们可以设计出一些非常粗略的公式：比如，疟疾加上 EB 病毒容易引发白细胞的癌症，偶尔也会在下巴上发病，称为波吉特淋巴瘤；同样导致免疫系统失衡的艾滋病病毒加上 EB 病毒，也会增加患淋巴瘤的风险。与这些 EB 病毒相关的恶性肿瘤和另一个 EB 病毒相关的高纬度问题（感染性单核细胞增多症和多发性硬化症）连在一起看，我们就可以定义一个超级有机体的“最优配置”。这个配置包括病毒及早到达，能起到抚慰作用的微生物群落，环境微生物持续提供合理的微生物压力，以及少数参与调节回路的寄生虫。在这套监管系统中，蠕虫并不孤单。

寄生细菌能够抵挡多发性硬化症吗？

正如我们在第三章所讲，在 20 世纪 90 年代后期，意大利科学家通过将一种弱化的母牛分枝杆菌（即通常用于接种预防结核病的卡介苗）注射进多发性硬化症患者体内，取得了出乎意料的效果。这个测试的范围很小，只有 12 人。但是通过核磁共振扫描，结果表明疾病的进展减缓了 60%。也许是因为没有人能理解这是如何发生的，这项研究被埋没了。没有人继续下去，至少没有人在人类身上继续研究。

但是美国麦迪孙威斯康辛大学的茹然瑙·法布里（Zsuzsanna Fabry）下决心弄清这个免疫学难题。她在20世纪90年代后期与乔尔·温斯托克合作，研究了蠕虫阻止老鼠患多发性硬化症的能力。她发现，预先感染牛分枝杆菌的老鼠对于多发性硬化症也有100%的免疫能力——但是只对那些引入该自身免疫性疾病时就已经携带这种细菌的老鼠才有效。

这是如何运作的？寄生的分枝杆菌能入侵到吞噬它们的巨噬细胞。这些细菌将我们的卫士变成了它们自己的安全屋。当然，免疫系统并不是完全不知道这种情况，数量众多的淋巴细胞聚集在被劫持的巨噬细胞外，并打破了它的层层护盾。这种令人担忧的情况就是潜在分枝杆菌感染的典型表征。被围困的入侵者不能传播，但是免疫系统也无法完全消灭它们。随之而来的就是长时间的僵局。法布里发现，这个僵局不知怎的也净化了淋巴细胞，否则这些免疫细胞就会引起自身免疫性疾病。

这说明了什么？

一百五十年前，几乎每个人体内都有潜伏性肺结核——当然，那些已经发病的不在其列。科学家们也知道一些分枝杆菌菌株不会引起疾病，它们是无害的。所以如果法布里在老鼠身上的发现转移到人类身上，这暗示着，在过去，友军误伤从而引起中枢神经系统损伤几乎是不可能发生的。只要存在分枝杆菌，自我介导的淋巴细胞就会按兵不动。

现在，大约三分之一的世界中仍然活跃着结核分枝杆菌，大多数都是多发性硬化症很罕见的地方。即使在发达国家，这种反向关系也是成立的。1981年的一项研究发现，丹麦儿童如果在7岁前检测出肺结核阳性，那么他们以后患多发性硬化症的风险就会大大降低。然而，如果他们在患上这种自身免疫性疾病以后才感染结核病，就不会受到保护。

这将我们带回到手头上的问题。EB 病毒是否真能够引起多发性硬化症，或者是 EB 病毒加上其他一些因素，如缺少寄生虫，没有感染分枝杆菌的后现代免疫系统——才会导致多发性硬化症的发生？

许多证据表明，即使在成年后，多发性硬化症易感性也可以上升或降低。在 20 世纪中叶，从北方搬到南方居住的成年人患多发性硬化症的风险比他之前的北方邻居会有所降低。他们很可能已经感染了 EB 病毒。那么他们是如何降低了患病风险的呢？相反，来自发展中国家的成年人可能已经在其原籍国感染了 EB 病毒，但只要在多发性硬化症高发地区居住足够长的时间也会稍微增加罹患此病的风险。

比如，马提尼克岛和瓜德罗普岛*多发性硬化症病例急剧增加。在 20 世纪 90 年代之前，加勒比群岛上的多发性硬化症极为罕见。但是从 20 世纪 90 年代末开始，患病率从几乎为 0 突然蹿升到每 10 万人中 15 人患病。调查这一增长的科学家发现，在法国城市生活了数十年之后，一系列的反向迁移（即迁出者回归）推动了这一增长。

平均而言，与留守者相比，返回者的患病风险增加一倍。但其中的可能性并不一致。那些在 15 岁之前离开的人与稍后才移民的人相比，患病风险增加了 4 倍。这是由于法国 EB 病毒的感染时间更晚吗？这似乎并不能解释这个差异。因为如果法属西印度群岛与其他发展中地区一样，迁徙者会在婴儿时期或童年时期就感染了 EB 病毒的话，他们离开这片土地时就应该已经携带了这种病毒。

不仅如此，多发性硬化症的患病风险随着个人成年后在法国度过时间的增加而增加。如果你在法国度过的时间少于五年，与留在家乡

* 马提尼克岛和瓜德罗普岛：法国海外属地，位于美洲加勒比海地区。——译注

的人相比，患多发性硬化症的风险只有轻微的升高。但是如果你在法国度过了十多年，你的患病风险就是你的老乡的 3 倍多。也许维生素 D 匮乏可以作为一种解释——在高纬度地区，深色皮肤要花更长的时间来合成这种维生素。但是非裔美国人同样皮肤黝黑，也生活在阳光不太明媚的纬度，却也一度被认为对多发性硬化症有免疫力。在 20 世纪中期，他们的患病比例比白种人少得多——尽管他们可能更多地患有维生素 D 缺乏症。

一定还有其他因素在起作用。

20 世纪 50 年代，当这两个岛屿的居民开始离开，岛上的寄生虫无处不在。最常见的是血吸虫，这种寄生虫可以对免疫系统造成强大的抑制作用。直到 20 世纪 70 年代，5～15 岁的儿童体内也至少携带一种寄生虫（二十年后，它们大部分都消失了）。换句话说，科学家们可能观测到的是随着移民在法国生活时间增加而逐渐弱化的免疫监管网络，这跟过去瑞典的非过敏移民发生的情况十分相像，随着时间的流逝，这些人在他们的新家园逐渐出现了过敏症状。随着“老朋友”刺激的消失，免疫失调乘虚而入。

持续刺激对维持免疫系统均衡的重要性无疑是豪尔赫·科雷亚莱在布宜诺斯艾利斯研究最后阶段的一个重点。

为阿根廷受试者除虫

在观察多发性硬化症患者超过五年后，豪尔赫·科雷亚莱从相反的方向进行了试验。四名患者开始遭受与蠕虫寄生有关的副作用（发烧、腹泻以及贫血等），这几个人要求进行除虫。在之前那项观察偶发现象的研究中，人们总是怀疑推测的原因（蠕虫）是否能对观察到的效应（病情缓解）负责。这是不是那些没提到的环境因素——不洁净的水、住房条件，甚至安慰剂效应——在发生作用呢？现在，就像在加蓬共和国的驱虫研究一样，科雷亚莱可以通过留意观察蠕虫消失后的情况来确定蠕虫的贡献。

在携带蠕虫63个月后，4名多发性硬化症患者服用了抗寄生虫药物。变化出现得很快，并且很有戏剧性。仅仅三个月后，原来观察到所有的保护性免疫变化均出现了逆转。促炎反应开始过度回弹，抗炎信号下降，多发性硬化症又开始张牙舞爪。

当科雷亚莱将这些免疫功能的变化与来自健康对照组和未感染蠕虫的多发性硬化症患者进行对比后，数据颇具说服力。在驱除寄生虫后，免疫情况从几乎与健康对照组完全一致，恶化到了接近未感染蠕虫的多发性硬化症患者的水平。

更早时约翰·弗莱明的来自5位多发性硬化症患者的结果也出现了相同的现象。在服用温斯托克的猪鞭虫三个月后——每周服用2500个鞭虫卵——新病灶出现的数量下降了超过三分之二。抗炎白细胞介素-10增加了。但是在停止治疗后不久，这些保护性变化逆转，并且新病灶出现的速度再次加快。

我写作本书的时候，诺丁汉大学正在对多发性硬化症进行钩虫测试。科学家们正在使用25条钩虫——而不是他们尝试治疗哮喘时的10条——进行试验。假设这个试验有效，就可以证明寄生虫是治疗这种退行性疾病的一种简单而又经济的方法。当然，这么做并不会让这种疾病痊愈。充其量只是让病情发展停滞。但是，如果预防是最终目标，假设多发性硬化症和EB病毒之间的联系依然存在，那么EB病毒疫苗就可以彻底根除多发性硬化症，更不用说相关的癌症。

当然，这种方法完全忽略了埃里克·巴顿的关注点，即病毒在人类这个超级有机体中扮演着不可或缺的角色。就像要强调巴顿的观点一样，在他和尼尔森关于EB病毒的研究之后，纽约的科学家们已经注意到，8岁之前感染水痘带状疱疹病毒——如果你还有印象，它与EB病毒一样，是疱疹家族的一员——会让人在后来对哮喘和湿疹产生抵抗力。然而，自1995年以来已经可用的低毒性水痘疫苗并不能提供类似保护作用。这与巴顿最糟糕的猜想类似：疫苗可能很快就会导致“野生”病毒灭绝——另一个潜在的“老伙计”也将从不断变短的名单中被抹去。

在一个理想的世界中—— 一个允许细微差别存在的世界——我们将能利用EB病毒的优势，同时最大程度减小其致命的方面。即使在现实世界中，我们也不能忽视这一点，在暂时没有EB病毒疫苗的情况下，降低患多发性硬化症风险最简单的方法或许就是在幼年时有意接种这种病毒。无论如何，我们都注定要与它为伴。有意感染可能会让我们得以领先感染性单核细胞增多症和多发性硬化症一个身位。在两岁之前感染该病毒也可能抑制过敏性疾病。如果巴顿是正确的，它可以提高我们对抗病原体的防御能力，那这就是一石四鸟。

“如果我知道他们中的任何一个是EB病毒阴性的话，我可能会考虑给我的孩子接种这种病毒，”巴顿在一封电子邮件中告诉我，“当然前提是如果我有机会获得EB病毒样本。”

这项研究带给我们更大的教训是：超级有机体的零星拆解改变了其余成员的相互作用关系。消除蠕虫（以及分枝杆菌，也许还要算上幽门螺杆菌），延后共生病毒的感染时间，就会有新的奇怪故障冒出来。目前我们仍不清楚每个部件的相对贡献。但是科雷亚莱、弗莱明和法布里的研究突出了寄生虫所能提供的稳定能力，这些生物强化了我们的监管回路。它们不仅能对付已经出现的多发性硬化症，而且还能够防患于未然。至少，它们为我们的药物开发提供了一个新的起点——与这些源自我们进化过程的寄生虫相比，药物显得不值一提。

正如科雷亚莱指出的，他的研究工作还表明，肠道寄生虫的影响遍及整个人类有机体，一直延伸到我们的中枢神经系统。这一点对于下一章我们所要讨论的现代性发育障碍——自闭症，也至关重要。

第十一章

现代发育障碍：自闭症与超级有机体

Modernity's Developmental Disorder: Autism and the Superorganism

我们必须要理解，免疫系统的作用不仅仅是防御微生物，它也是负责通知大脑的一个感觉器官。

——贝蒂·戴尔蒙德*

那是2005年夏天，斯图尔特·约翰逊（Stewart Johnson），一个自闭症少年的父亲，接到了一个电话，还没接通他便已经忧心忡忡。他的儿子劳伦斯每年夏天都会参加一个夏令营，电话那头正是夏令营的工作人员。约翰逊和他的妻子玛乔丽（Marjorie）深爱他们的儿子，不过在他去夏令营的这几个星期里，夫

* 贝蒂·戴尔蒙德（Betty Diamond）：美国医生，科学家，生于1948年。她也是美国诺斯维尔健康网络范斯坦医学研究所自身免疫与肌肉骨骼疾病中心的负责人。——译注

妇俩也期待着能过上一段平静的生活。每年的这段时光能让他们保持理智，并在一定程度上维持着他们的婚姻。拿着电话，约翰逊的脑海中浮现出了一些糟糕的画面：劳伦斯是不是在夏令营又变得狂躁？是不是又用头捶地了？是不是已经到了需要使用拘束带的程度？工作人员这个时候来电话是不是希望我提前去接儿子回来，因为他在那边已经完全失控了？

事实上，这些情况都没有出现。劳伦斯在夏令营一切都好——甚至可以说比期待的还要好。在电话里，工作人员告诉约翰逊，他的儿子积极地参加各项活动，十分乐于社交。基于他的良好表现，现在劳伦斯已经获准可以在没有人陪伴的情况下自由地在营地里探索。这次来电主要是因为夏令营的人想弄清楚到底约翰逊夫妇采用了什么新疗法，因为对于自闭症儿童来说，这样的转变堪称奇迹。

"你确定你没看错？"约翰逊记得当时他这样回答。他告诉工作人员他们没有使用任何新疗法。而且他也不怎么相信电话那头关于他儿子的描述。结束通话后，他很快就把这通电话忘在了脑后。

但是几天之后，当约翰逊去夏令营接劳伦斯回家的时候，他亲眼见到了奇迹。小劳伦斯主动拥抱了他的父亲，这在以前基本不可能。他带着约翰逊参观整个营区，平静地介绍他们都做了什么，这些行为都是约翰逊想都不敢想的。要说这都不算什么的话，在开车回家的路上，劳伦斯的改变则已经非常明显。在这次夏令营以前，带着劳伦斯旅行总是举步维艰。任何一点差池——一个不同的高速路出口或者一点点绕路——都能直接引爆劳伦斯。事实上，这次送劳伦斯参加夏令营的时候，整个路上他都处于狂怒状态。但是你看现在，从纽约北部的营地到布鲁克林的家开车要花将近三个小时，而劳伦斯始终泰然自若，非常平静。

约翰逊原本担心这种超乎寻常的改变可能在任意时刻突然消失。

但是这种情况并未发生，他开始变得好奇。最终，他决定主动测试一下：他将劳伦斯带到了布鲁克林一个十分热闹的烧烤餐厅。劳伦斯已经很多年没有在家以外的地方用过餐了。而这边的用餐环境——烧烤餐厅，你懂的，摩肩接踵，吵吵闹闹，盘子碰撞叮当作响，中间还夹杂着婴儿的哭闹声——在从前，这会直接让劳伦斯崩溃。但是现在他似乎不再被这一片喧嚣所困扰，即使服务生上菜超级慢也未能改变他的好心情。

“我和儿子在一间餐厅等餐等了四十五分钟，这在以前简直太离谱了，就好像是另一个星球才会发生的事情。”约翰逊说，“所以我当时完全傻掉了，太不可思议了。”

什么让他的儿子发生了如此巨变？约翰逊摸不着头脑。一直到帮劳伦斯脱衣睡觉时，他注意到劳伦斯的身上有叮咬的痕迹。从短裤的下缘直到袜子线，数百个红色的、挠破和结痂的恙螨咬痕遍布劳伦斯的双腿。

恙螨是一种螨虫，幼虫阶段以寄生方式生存。在炎热潮湿的夏季，这种小虫子在草地等候受害者的到来。当受害者经过时，肉眼不可见的幼虫就会咬住宿主，并将消化酶注入宿主的皮肤，形成一个空腔，四壁硬化结痂形成一个管道。然后幼虫就通过这个管道吸食预消化的皮肤细胞。吸食完毕后，这种小寄生虫就会脱落，继续素食者的生活。但是对于宿主来说，在被叮咬后的很长一段时间里，身体都会对恙螨留下的一片狼藉产生强烈的免疫反应。如同劳伦斯腿上的痕迹一样——我们会经历难熬的瘙痒和肿胀。

约翰逊是在劳伦斯睡着后从互联网了解到的这一切。他开始觉得是恙螨引起的强烈的免疫反应让他的孩子的自闭症获得了如此巨大的改善。这个推测还有一部分来源于他和妻子之前发现的另一个事实：每当劳伦斯发烧时，他的自闭症中最为糟糕的情绪狂躁和突发暴力行为就会减少。他们两口子曾半开玩笑地说，要么故意让劳伦斯生病来治疗吧（正如很多自闭症儿童的父母所知，几年以后，约翰·霍普金斯大学的科学家们才开始正式研究这种现象）。而现在，与发烧时的情形相类似，恙螨的叮咬同样也使得劳伦斯的自闭症情况得以好转。约翰逊觉得，免疫反应是其中重要的线索。

不出所料，在接下来的两个星期里，叮咬痕迹逐渐消失，而劳伦斯的病情开始变糟。眼看着他的儿子回到从前那种狂躁的状态，约翰逊意识到他可能偶然间发现了一些十分重要的东西。如果能通过伪造恙螨叮咬来诱导类似的免疫反应，天知道他儿子的自闭症会获得怎样的改善？

从那时起，约翰逊，这位父亲踏上了拯救儿子的征程。白天，他是一名投资经理；晚上，他把闲暇时间都用来进行研究。他对卫生假说可以说十分了解，因为他本人就是一名自身免疫性疾病患者——患有重症肌无力。他的免疫系统攻击了与肌肉相连的神经。在这种情况下，约翰逊有一只转动不是很灵光的左眼。所以当他看到乔尔·温斯托克用蠕虫治疗炎症性肠病的研究，并且得知有公司制造猪鞭虫卵的时候，他为劳伦斯订购了一些。

在拿自己做过人体测试并确认没有其他任何副作用之后，约翰逊每两个星期就让他的儿子摄入 1000 个猪鞭虫卵，这个剂量不到爱荷华大学研究中使用的一半。情况没有什么变化，于是他把剂量增加到了 2500 个。八个星期后，劳伦斯，这个曾经如此狂躁以至于让他的父母想要忏悔自己罪过的小男孩，开始好转。他变得平静，可以回答约翰逊的问题。微笑开始在他脸上浮现。

约翰逊给劳伦斯的主治医师，纽约西奈山医院的神经学家埃里克·霍兰德尔（Eric Hollander）打了个电话。“你必须来看看。”在电话里他这样说。而当霍兰德尔见到劳伦斯的时候，他感到非常震惊。

多年来，为了治好这个小男孩，霍兰德尔尝试了所有可能的方法——行为疗法、抗精神病药物、抗抑郁药等等。有一两种治疗方法似乎在短期内起效了，但是随着时间推移，最终都宣告失败。霍兰德尔把劳伦斯的自闭症形容为“顽症”：任何治疗手段似乎都于事无补。

所以在他见到劳伦斯的改善时才会如此震惊。如果你所知道的自闭症就是各种异常行为的组合——例如沟通困难、社交障碍、情绪激动、强迫行为等——那你就会明白劳伦斯改善的部分也恰恰是自闭症最难治愈的部分。

“他的破坏性和重复性的行为几乎完全改善了。”霍兰德尔现在就职于纽约布朗克斯的阿尔布特·爱因斯坦医学院，谈及此事时，他说：“这非常了不起。”

自闭症的起源

近些年来，由于与疫苗的相关性（这一点尚未有真凭实据），自闭症已经到了某种文化冲突上的临界点。实际上，自闭症早在疫苗普及之前就出现了。1943 年，奥地利出生的精神病学家里奥·康纳尔（Leo Kanner）描述了“十一个孩子的病情与迄今为止我们所知的任何一种疾病都有显著并且独特的差别”。这十一个孩子分别是八个男孩和三个女孩，都有“极好的”机械记忆能力，但是非常容易被“较大的声音和移动的物体”惊吓。他们会陷入一种单调的重复模式，表达出对“保持单调性的极度强迫的欲望”。

康纳尔当时就职于巴尔的摩的约翰·霍普金斯大学，他深谙诸如精神分裂症以及各种神经衰弱和歇斯底里等精神疾病。但是这些孩子的症状组合似乎非常独特。他把这种症状称为“婴儿期自闭症”，自闭症的词源是希腊语“autos”，意思是“自己”。这群孩子似乎把自我囚禁了起来。虽然康纳尔后来改变了看法，不过最初他将这些孩子的病情归咎于他们冷漠的双亲——并说他们就跟“被冷冻过”似的。

一年以后，一名叫汉斯·阿斯伯格（Hans Asperger）的精神病学家在维也纳也描述了类似的情况。这次的案例是四个男孩，实际上，这几个孩子很乐意在自己感兴趣的方面滔滔不绝，但他们在理解感情和交友方面都遇到了困难。阿斯伯格本人可能患有阿斯伯格综合征*，将这几个孩子称为“小教授”。

第四版《精神障碍诊断和统计手册》（*Diagnostic and Statistical Manual of Mental Disorders*，DSM-Ⅳ）中收录了五种“自闭症谱系障碍”**。其核心症状包括社交障碍、强迫症、重复性行为以及幼年发病。其中雷特综合征（Rett's syndrome）显然是遗传性的，由于X染色体突变所导致。然而，其他四种自闭症与任何单一的基因突变并没有明确的对应关系。而且它们的发病方式也有明显的区别。一些被诊断为自闭症的儿童从出生起就有明显的障碍。其他大约40%的患者在出生时表现正常，但在一到两岁之间开始发病。由于目前尚不可知的原因，75%的自闭症患者为男孩。

令人担忧的是，自从七十年前康纳尔首次诊断自闭症以来，被确诊为自闭症患者的儿童数量出现了爆发性的增长。20世纪70年代时，只有三万分之一的儿童被诊断患有这种疾病。到了21世纪初，这个比例激增到了一百五十分之一。而在2009年，美国疾病预防控制中

---

* 阿斯伯格综合征（Asperger's syndrome）属于自闭症谱系障碍（ASD）或广泛性发育障碍（PDD），具有与自闭症同样的社交障碍，局限的兴趣和重复、刻板的活动方式。在分类上与自闭症同属于自闭症谱系障碍或广泛性发育障碍，与自闭症的区别在于这种疾病没有明显的语言和智力障碍。——译注

** 五种常见的自闭症分别为自闭症、阿斯伯格综合征、雷特综合征、儿童期分裂障碍以及不确定弥散性发展障碍。——译注

心（CDC）将修正后的估值提升到了一百一十分之一。截至本书撰写时也就是 2012 年初，患病率已经达到了八十八分之一。自闭症儿童给他们的父母和整个社会都带来了非常沉重的经济压力——每个自闭症患者一生要花费大约 320 万美元用于治疗，为此整个美国社会每年要为此支出 350 亿美元的费用。

科学家们还在为患病增长率是否准确而争论不休。《精神障碍诊断和统计手册》1980 年才收录了自闭症的诊断标准。而且此后这个标准反复更新，时紧时松（目前即将更新的第五版手册将进一步收紧诊断标准）。一些研究发现，按照目前使用的最新标准，许多以前接受过不同诊断的儿童现在都会被确诊为自闭症。但是在加州，一项综合考量了所有相关因素并加以控制的谨慎研究表明，自闭症患病率在 1990～2006 年间仍然有所上升。在未考量这些综合因素时的增长率大约是 7～8 倍，而综合考虑的话则不到这一比率的一半。在科学家之间谈到这一点时，他们通常会同意这样一个比例：一半的诊断是准确的，另一半则是误诊。当然，无论怎样，在短短十五年内，任何一种患病率都几乎翻了两番，更不用说自闭症是一种令人如此虚弱的疾病，这种情况还是十分令人震惊的。

到底发生了什么？

疫苗崩溃

1998 年，英国科学家提出了一个颇具挑衅性的论点，其影响到现在仍余威犹在。在著名的《柳叶刀》杂志上，由安德鲁·维克菲尔德（Andrew Wakefield）领衔的作者团认为，麻疹、腮腺炎和风疹三合一疫苗——被称为 MMR，麻风腮三联疫苗——可以引起一种炎症性肠病和自闭症。英国当局在本土推出这种三联疫苗的时间是在

1988 年。所以乍一看，时间线似乎是匹配的。不仅如此，维克菲尔德还声称在自闭症儿童的肠道中发现了活体麻疹病毒。他指责说，这种三联疫苗通常在婴儿 18 个月大的时候接种，而这一时间与父母收到孩子自闭症诊断的时间恰巧吻合，正是这个疫苗导致了自闭症。

第二年，美国食品和药品管理局（Food and Drug Administration, FDA）进一步激发了大众对疫苗的担忧，但原因与上面不同。一种叫作硫柳汞的疫苗防腐剂含有乙基汞，一种神经毒素。美国食品和药品管理局宣布，按计划接种疫苗的儿童可能接触到了比美国环保部认可的安全标准要多的汞。他们建议逐步停止使用硫柳汞。

以上两个事件将疫苗与两种令人担忧的东西结合了起来——一种是弱毒性的病毒，另一种则是有毒元素汞——结果引起了恐慌。在英国伦敦以及其他地区，接种疫苗的儿童下降到了 74%，令人担忧的是这个比例低于群体免疫功能所需的 95%。小麻疹开始迅速传播。到 2006 年，英国的新增病例创了二十年以来的最高纪录。在此之后，英国的疫苗接种水平直到 2011 年才恢复到 90%。

但与此同时，科学家们既无法复制安德鲁·维克菲尔德论文的核心发现，即自闭症儿童携带来自 MMR 疫苗的病毒这一事实，也无法证明 MMR 疫苗或任何疫苗与儿童自闭症相关联。在美国加利福尼亚州，自闭症患者病例在 1980～1994 年间几乎翻了两番，而免疫接种率只上升了 14%。在日本，由于担心下一代患上脑膜炎，1993 年当局停止使用 MMR 疫苗，并开始分别接种每个疫苗，但自闭症的发病率却继续稳步上升。波兰在 2004 年施行过强制接种 MMR 疫苗，不过接种疫苗和未接种疫苗的儿童却都有可能患自闭症。而从整体来看，即使在制药公司从绝大多数疫苗中淘汰了硫柳汞之后，自闭症发病率仍然继续上升。

维克菲尔德和他的共同作者感到了来自各方的压力。2004 年，

10 名当时维克菲尔德的合著者发表了一个“撤回论文所述论点”的联合声明。“我们希望在此表明，在论文中，由于数据不足，并不能证明 MMR 疫苗与自闭症之间的因果关系成立。”英国医疗委员会也开始对此事进行职业道德调查。2010 年，医疗委员会在判决中将维克菲尔德形容为一个“冷酷无情”、“不道德”和“不诚实”的人，并指控他曾对自闭症儿童进行无谓而危险的腰椎穿刺。他应为这种无耻的行为付出血的代价。《英国医学杂志》后来进行的一项调查指控说，维克菲尔德篡改了数据以便更好地符合他提出的爆炸性论点。该杂志把他的工作称为“精心设计的欺诈”。

最终《柳叶刀》撤回了这篇发表于 1998 年的论文，当局也剥夺了维克菲尔德在英国的医生执照。在此之前，维克菲尔德辞去了皇家自由医院和伦敦医学院的职位，跑去美国得克萨斯州奥斯丁市的体贴儿童中心主持工作，后来也从这里辞了职。他坚持认为疫苗制造商发起了一系列诋毁他的运动。不过从各个层面上来讲，科学界都不支持他的这一说辞。诚然，疫苗确实与某些高热或癫痫发作有所关联，偶尔也会引发与多发性硬化症类似的脱髓鞘病——但是全世界的科学家们进行的大量研究都未能将疫苗与自闭症的流行联系起来。

这就将我们带回了问题的原点：20 世纪后期的自闭症大爆发到底是由什么引起的？

自闭症和自身免疫：四十年的纠葛

1971 年，约翰·霍普金斯大学的精神病学家约翰·曼尼（John Money）描述了一例特殊的婴儿自闭症。一名名叫汤米的小男孩在两岁半因严重的腮腺炎感染而住院治疗后，停止了一切情绪表达，“在玩耍中变得非常小心翼翼”，并且出现了发育退化。让曼尼感到震惊的不光是汤米的病情，还有他的家庭背景。汤米的两个哥哥患有甲状腺功能减退、艾迪生氏病、全身性脱发和自身免疫性糖尿病。他的母亲则患有溃疡性结肠炎。

当时很多人仍然认为自闭症是一个心理问题——换句话说，成长经历才是致病的罪魁祸首。曼尼也遵循了这样的思路，把汤米的自闭症病情归结为这个孩子在生活环境中不断面对的“濒临死亡的威胁”。但是考虑到汤米的直系亲属中猖獗的自身免疫性疾病，他也推断自闭症有可能是由于“自身抗体的结构影响到了中枢神经系统”而导致。也就是说，汤米的免疫系统可能已经在攻击他的大脑和脊髓。

三十多年后，约翰·霍普金斯大学的科学家安妮·科米（Anne Comi）展开了一项对自闭症儿童家庭状况的正式调查。她发现，近一半的自闭症儿童家庭中有两名或更多的亲属患有自身免疫性疾病，相比之下，对照组家庭中只有四分之一出现这种情况。家庭成员中患自身免疫性疾病的人越多，孩子患自闭症的概率就越大。如果一个家庭成员患有自身免疫性疾病，孩子患自闭症的概率将比普通家庭高出一倍。当有三名家庭成员患有自身免疫性疾病的时候，这个家庭中有自闭症儿童的概率比普通家庭高出 6 倍。在这其中，母亲的自身免疫性疾病情况至关重要。如果母亲本身患有自身免疫性疾病，那么她的孩子患自闭症的概率比普通家庭高出 9 倍。

这项研究的规模很小，仅涉及 61 名自闭症患者和 46 人的对照组，而且研究数据都是通过问卷调查获得的，这显然也不那么严谨，不过，正是这样一项小小的研究引起了科学界对于自闭症和自身免疫性疾病之间关系的兴趣。之后，规模更大、手段更严谨的研究项目不断找出了二者之间的联系。迄今为止，最权威的研究来自丹麦。科学家们解析了 1993～2004 年出生的所有儿童的记录——总共 69.8 万人。这其中，医生诊断患有自闭症谱系障碍的有 3300 人。通过分析比对科学家们发现，自闭症儿童的母亲与对照组中的普通母亲相比，患有类风湿性关节炎和乳糜泻的比例更大。前者使自闭症的出现概率增加了三分之二以上；后者则直接把这个概率增加了3倍。父亲对孩子的影响虽然没有母亲这么大，不过也不能忽视——患有Ⅰ型糖尿病的父亲会使得自己孩子患自闭症的概率增加三分之一。

不过，以上这些情况对于美国犹他州立大学的遗传学家们来说，都不算什么新鲜事。自20世纪80年代末，这里的科学家们就已经注意到自闭症儿童本身的免疫异常，以及自闭症儿童及其直系亲属中存在的与自身免疫性疾病相关的多种基因变异。同样，母亲的基因变异至关重要，因此，一项观察将注意力着重放在了母亲—胎儿交互界面上。自闭症是不是由于母亲与胎儿之间免疫休战机能的崩溃而导致的呢？与其说母亲的自身免疫性疾病是造成孩子发生自闭症的原因，不如说母亲的自身免疫性疾病是更深层免疫调节异常的一种表现形式，而免疫调节异常增加了母体免疫系统对发育中的胎儿进行攻击的概率。这种“友军炮火”才是导致自闭症的真凶。

事实上，科学家们已经发现了自闭症儿童的母亲携带的特异性抗体，这种抗体会对未出生胎儿神经系统中的蛋白质发起针对性的攻击。加州大学戴维斯分校MIND研究所的研究人员发现，母亲携带这种特异性抗体会使其产下的胎儿患退化性自闭症的风险提高将近6倍。为了确证这种因果关系，科学家们将自闭症儿童的母亲所携带的针对性攻击胎儿的免疫球蛋白分离出来，并注射到四只怀孕的恒河猴体内。对照组的猴子则接受了来自正常儿童的母亲体内的抗体。结果不出所料，那些接受“自闭症”抗体的母猴产下的猴崽出现了行为问题。这些猴崽比普通同伴更为多动，伴有类似强迫症一样的重复行为，甚至在与种群中的其他猴子进行互动时会遇到麻烦。

自闭症的大脑什么样？

随着婴儿的发育，就像园丁修剪树枝引导植物生长一样，婴儿自己也会修剪不必要的神经元。十年来，科学家们注意到自闭症儿童在生命早期几乎拥有比平均水平更大的头部尺寸。有人认为这是由于自闭症导致这些儿童未能修剪自己的神经元所致。未经修剪的大脑变成了一个杂乱无章、野草丛生的丛林。

但是在追踪自闭症儿童，标记他们的成长轨迹，并与健康儿童进行比较后，美国圣地亚哥大学的埃里克·科奇斯尼（Eric Courchesne）认为，自闭症的问题不是神经元无法修剪，而是过度生长。患自闭症的孩子在出生时并没有过大的大脑，而是在出生后立即进入一种疯狂的大脑扩张状态。在这些儿童2～4岁之间出现退化行为的时候，他们的大脑和小脑等脑部区域与正常发育的对照组相比分别大了18%和39%。

不过在扩张高峰期之后不久，这种疯长的势头就会减缓，逐渐变慢至远低于大脑正常发育的速度。到7岁时，自闭症患者的大脑大小与普通7岁儿童大脑大小差不多。此后，正常发育的大脑开始超过自闭症大脑。一些证据表明，自闭症患者的大脑在青春期开始出现萎缩。如果大脑发育是一场马拉松，自闭症患者的大脑起跑后冲刺太猛，结果在中途就崩溃了。

不仅如此，患有自闭症的幼儿大脑内的特定区域也是畸形的。杏仁核除了负责“战/逃”反应之外，在社交互动中也有重要的作用，如果你经常感到恐慌，那么你永远也交不到朋友，而自闭症儿童的杏仁核变得过大了。放大程度与该名儿童受到的损伤直接相关。

我们目前仍然以行为标准定义的功能障碍作为大脑异常的主要判定标准。但是有一个关键问题仍没有答案：这些特点是原因，还是症状？正如哈佛大学的玛莎·赫伯特（Martha Herber）所说，自闭症是“一种脑部疾病，还是一种影响大脑的疾病”？

发炎的大脑

在这方面，美国霍普金斯大学的科学家们取得了突破性的进展。早期进行自闭症家族自身免疫研究的共同作者安德鲁·齐默尔曼（Andrew Zimmerman），根据自己多年在田纳西州诺克斯维尔及周边地区当儿科医生的经验，相信免疫调节异常会导致自闭症。田纳西州东部谷地过敏现象猖獗，花粉不是唯一的罪魁祸首。燃煤发电厂产生的烟霾顺风而来，而东部的大雾山阻止了这片烟霾向西飘移，于是烟霾凝聚在这片土地，这里成为全美国空气质量最差的地区。他认为过敏性疾病的高发病率和他所见过的自闭症必须联系起来，但是他不清楚免疫激活（可能是由烟霾和花粉引起）是如何导致行为障碍的。因此，他咨询了约翰·霍普金斯大学的一位研究神经疾病的同僚，卡洛斯·帕尔多（Carlos Pardo）。

帕尔多告诉齐默尔曼：“如果免疫系统确实在做些什么，那么肯定是在大脑中。”他们需要直接检查自闭症患者的脑组织。终于，两位科学家从10～15岁的死亡患者中收集到了11个样本。事实上，帕尔多发现自闭症大脑显示出了持续炎症的显著证据。与多发性硬化症出现的髓磷脂退化不同，这种状况是由于自我攻击导致的。它更像是一个在热炉子上放了太久的平底锅。

大脑有自己常驻的免疫细胞，称为小胶质细胞和星形胶质细胞。它们环抱着更大的神经元，起着维和人员的作用，并保持它们良好的形状。在自闭症患者的大脑中，这些辅助细胞在长期激活状态下体形明显增大。

当科学家们检查自闭症患者的活体脊髓液时，也观察到了炎症标记物的升高。虽然没有明显的中枢神经系统感染，但是自闭症患者的免疫系统似乎出现了慢性低度激活。帕尔多警告说不要过分从字面意义解读研究成果。炎症可能不会导致这种疾病，而是表明免疫系统正在尝试纠正一些持续功能障碍—— 一种持续“开启”的治愈反应。他告诉我：“并不是所有炎症反应都是坏的，其中也有一些是有好处的。”

然而，证据表明，炎症是因果关系而不是次递关系，并且这种炎症始于子宫内，会不断累积。约翰·霍普金斯大学的科学家哈维·辛格通过实验再现了这种脑部炎症。他给怀孕的老鼠注射了自闭症儿童母亲的抗体。接受注射的老鼠的后代缺乏好奇心，不太善于交际，并且有着很强的惊恐反应——就像接受相同抗体的猴子出现的变化一样。当他直接观察这些动物的大脑时，他注意到了活化的免疫细胞沐浴在类似于帕尔多在自闭症患者脑组织中观察到的促炎信号分子中。

在这一点上，让我们做个深呼吸并开始冥想。我们知道哺乳动物的生殖成功完全取决于母亲容忍胎儿的能力。母亲在怀孕期间若是带有那些指向“自闭的”胎儿脑部的定向抗体的话，说明母亲对胎儿的耐受已经崩溃。为什么？自闭症和自身免疫性疾病之间的联系表明，在这两种疾病中免疫调节异常的核心影响都是无法阻止发炎过程。如果你无法容忍自己，那么你也有可能无法容忍你的胎儿。但是有几件事情需要我们注意：首先，那些倾向于导致自身免疫性疾病和自闭症谱系障碍的基因变异，并不是从开始出现就能引起像今天这样的疾病。其次，我们可以合理地假设，在过去，这些变异有一个目的，这个目的涉及加强对病原体的防御。

我们在第三章讨论的这个规则，在那些生活在岛屿上的绵羊繁殖成功的例子中起到了很大作用。在一个高传染性、高微生物压力的环境中，具有产生自我定向抗体倾向的绵羊具有生存优势。但是即使这样，这种能力也要付出代价——当然不是自闭症，而是生殖成功率下降。具有“自身免疫”抗体的绵羊后代较少。我们还看到，具有先天自身免疫趋势的人，比如布基纳法索的富拉尼人，可以更好地排斥疟疾等病原体。

让我们回忆一下人类进化过程中盛行的免疫学背景。过去，免疫系统的监管机制可能比今天强得多。不针对病原体、寄生虫或其他有益进程的炎症会迅速减弱。因此，如果母亲对发育中的胎儿的异常免疫反应触发了胎儿的自闭症，并且持续的炎症维持了它，那么过去的母亲也会倾向于出现这种恶性循环吗？孕期妇女如果接受了来自环境微生物的“舒缓信号”，并且其监管回路高度发展的话，是否也会出现类似的错误？

更广泛地说，我们是否可以将自闭症与过敏性疾病或自身免疫性疾病归于一类呢？此三者具有明显不同的趋势：自我攻击（自身免疫性疾病），肆意攻击外来蛋白质（过敏），攻击发育中的胎儿（自闭症）——我们是否能说，导致所有这些症状的都是因为无法消除不适当的炎症呢？

美国国家卫生研究所的遗传学家凯文·贝克尔（Kevin Becker）认为正是如此。在 2007 年的一篇论文中，他指出自闭症领域目前误导性地强调了遗传在这当中的作用，他认为，从广义上讲，自闭症遵循着与哮喘相同的流行病学模式。这种疾病在城市中比在农村中更为普遍（在那些免费提供医疗服务的国家确实如此，因为每个人都有机会获得医疗服务，从而生成医疗统计数据）。

男孩患自闭症的概率是女孩的 4 倍。很少有人知道，男孩在儿童时期也更容易患哮喘，他们患哮喘的概率是女孩的两倍。尽管成年女性患自身免疫性疾病的概率是成年男性的 4 倍，但如果自身免疫性疾病在青春期前发生——在免疫抑制性睾丸激素起作用之前——那么还是男性患病率高于女性。

事实证明，这种男性易感有一种有趣并且合理的解释。研究胎儿健康的科学家们观察到男性胎儿的适应能力普遍低于女性胎儿。如果妈妈处于压力、有传染性或其他状态下，男性胎儿更容易出现自发堕胎或者早产。男性胎儿的免疫系统也对免疫印记更敏感。如果妈妈在怀孕时发炎，那么她的儿子比女儿更容易表现出促炎倾向。因此，如果自闭症起源于某种产前免疫调节异常，这些观察结果大大解释了为什么它不成比例地袭击男性。因为男孩对母亲的免疫失衡比女孩更加敏感。

自闭症的流行病学模式也契合卫生假说的其他模式。来自美国、澳大利亚和英国的研究发现，与弟弟妹妹相比，一家之中的长子更有可能患自闭症。多年来，科学家们已经记录了自闭症儿童身上的许多免疫异常状况（关于这一点后面有更多记述）。

"环境正在导致自闭症的兴起，"贝克尔告诉我，"这种情况似乎与哮喘和自身免疫性疾病相吻合。"卫生假说中有关于我们的"老朋友"教育免疫系统的概念——如果没有它们，免疫系统就会功能失常——在他看来，这与自闭症流行直接相关。免疫失衡的后果在这个情况下要稍微严重一些——不是让你打喷嚏或者气喘，而是改变了你的神经回路。

与劳伦斯·约翰逊会面

斯图尔特·约翰逊眉毛斑白，脸上经常带着不易察觉的苦笑。他是土生土长的纽约客，在西村区长大，说话时有着纽约人特有的活力。藏在他眼镜后面的左眼有点稍微向外倾斜，这是他自身免疫性重症肌无力带来的后果。不过这种不对称使得他的脸上有一种来之不易的智慧感，就像长时间工作的人脸上的那种满足的疲惫。

在一个阳光明媚的春日，我在布鲁克林区波轮山的一家咖啡馆外见到了约翰逊，他就住在附近。街道上的樱桃树开满了粉红色的花朵，在微风下轻轻地摇曳。

当我询问是否可以见一见他的儿子劳伦斯时，约翰逊事先告诫我说，劳伦斯已经 20 岁，丝毫没有痊愈的迹象。“他永远无法独立生活。”劳伦斯最无法控制的症状——躁动和自我攻击——超出了约翰逊最糟糕的想象。这一点很重要。约翰逊已经看到了失控的自闭症患者的下场：管制，拘束，带上拳击手套和橄榄球头盔，以防止他们挖出自己的眼睛，并毁伤自己的脸。事实上，就在那个命运般的恙螨叮咬的夏天之前，约翰逊和他的妻子已经决定把劳伦斯送往专门接收自闭症儿童的寄宿学校。那时劳伦斯还是一个十几岁的年轻人，对于约翰逊来说，他已经开始变得过于强壮而难以控制了。抛开劳伦斯的自毁行为，夫妻俩还担心他可能会伤害他的妹妹（实际上他从未伤害过她）。

约翰逊夫妇至今仍对这个艰难的决定心有余悸。一方面，他们对将唯一的儿子送走的想法感到十分不安。另一方面，如约翰逊所说：“这已经不再是如何选择的问题了，这关乎一家人的生存，已经到了没有办法这样生活下去的地步了。”

当约翰逊和我说完这些时，他补充了一句，声音微微颤抖：“如果上帝告诉我说，‘墙上有个按钮，你按下去，劳伦斯就会从你们的生活中和记忆中消失得无影无踪’。我觉得我肯定会一掌按下去的。”所以，乔尔·温斯托克的猪鞭虫卵对约翰逊一家来说意义非凡。没有这种治疗，这个家将支离破碎。

我看着约翰逊和劳伦斯从街上向我这边走来。劳伦斯穿着连帽衫和蓝色牛仔裤，跟在父亲身后。他有着一头棕色的头发，还有一对孩子般的门牙，步态有点拖沓，还有点不平衡。我们彼此介绍时，他给了我一个拥抱。劳伦斯似乎很高兴见到我。

当我介绍完我自己，他问我是否愿意听他讲一个笑话。

我回答："好的。"

"为什么鸡要过马路？"

"我不知道。"

"为了到马路对面去。"他说。

我笑了。

劳伦斯对我说："你没有笑哦。"

我明白他的意思：我在假笑。我做出了笑的表情，但我的笑声没有任何兴奋。劳伦斯经常会提出类似这样的可能会令人不安的见解。约翰逊告诉我，他对人们声音的情感基调把握得非常精确。

我们前往街上的早餐摊，坐在店面后面的院子里。劳伦斯点了法式吐司。附近教堂的钟声响起，劳伦斯跟着模仿起来。约翰逊告诉我，劳伦斯的音准非常好，他总是能准确地判断声音（后来我读书时发现里奥·坎纳尔［Leo Kanner］在他的原始案例研究中也提到了这种极强的乐感）。

"这个钟声在什么调上？"约翰逊问劳伦斯。

"悲伤调——像昨日的那种悲伤。"劳伦斯回答。约翰逊向我解释：劳伦斯指的是披头士的那首《昨日》（*Yesterday*），有着伤感的旋律。

法式吐司配山核桃端了上来。

"劳伦斯曾经对坚果严重过敏，"约翰逊说，"劳伦斯，你还记得吗，过去你的脸常常肿得像个球。"

劳伦斯哼了一声。在接受猪鞭虫治疗之后，这些坚果过敏症状消失了。约翰逊是偶然发现了这种改善：有一天劳伦斯吃了一个含有坚果的糖果棒，并且安然无恙。

我们的谈话内容转向劳伦斯的崩溃——过去最糟糕的情况。劳伦斯全部都记得，他也能回忆起每次出现状况时他正在吃的东西。在联合广场下面的保龄球馆那次，他正在吃玉米片，并把它扔到了地上。约翰逊说，那次他还打了自己的鼻子，让他们的保龄球道血迹斑斑。

在宜家那次，劳伦斯突然脾气爆发跳进了一个球池，当时他正在吃肉桂面包。还有一次是在巴尔的摩的肯尼迪克瑞格研究所——当时他正在那里接受评估——他在吃一个汉堡王的皇堡，随后又把它丢到了地上。

在我们谈论这些爆发时，我向劳伦斯询问从他的角度他是怎么看待这些爆发的，他的回答惊人且充满诗意："我在球道里呜咽。"这是指保龄球馆那次。还有一次，当他们正在穿过荷兰隧道时，劳伦斯爆发，他是这么回忆的："我在隧道灯下哭泣。"

"我在一片泪海上哭泣。"这是指开车经过韦拉扎诺桥时发生的事情。

"我缩在车子的座位上痛哭。"他补充道。

"我必须喝掉座位上的眼泪。"

"我已经被淹没了。"

而当我问劳伦斯他是否记得为什么当时会那么沮丧时，他直接忽略了这个问题，就好像这个问题毫无意义一样。

约翰逊告诉我："我尝试问这个'为什么'的问题十年了，从来没有得到过答案。"

这个问题其实对于自闭症谱系障碍也是如此。数十年来，饱受痛苦的父母们一直在问"为什么？"，而他们找不到任何有意义的答案。有一段时间，疫苗充当了替罪羊，但是从未盖棺定论。只有当科学家们开始了解疾病的产前起源时，才会有可能的答案出现。现代发育障碍始于子宫内的炎症。

发炎的子宫

就在1969年风疹疫苗上市前的几年，这种病毒席卷全美。1964年，大约有200万名孕妇感染了该病毒。许多人出现了轻微的症状——发烧，起红疹子，卧床几天，但是这种流行病带来了一些深远的后果。随后，2万～3万名新生儿自出生起就患有先天性风疹综合征，包括耳聋、白内障和智力迟钝等。后来的分析发现，这些患儿中，有十分之一的孩子患有自闭症。据估计，母亲孕期感染风疹，会使其腹中胎儿患自闭症的风险增加200倍。

风疹不是唯一的罪魁祸首。其他的母体感染，包括梅毒、水痘和腮腺炎，都可能导致未出生儿童的发育问题。即使是轻微的病毒感染，例如疱疹感染都有可能引发胎儿问题。多年来，没有人真正了解母体感染如何或为什么会导致问题。但有一个合乎逻辑的假设是，感染因子直接干扰了胎儿发育。

这个假设持续了很长时间，直到美国加州理工学院的神经生物学家保罗·帕特森（Paul Patterson）发现，即使是从未接近过胎儿的病毒也会干扰到胎儿的大脑发育。怀孕的老鼠感染流感病毒后，病毒仅存在于老鼠的肺部，但是后代会出现行为问题：没有探索欲望；极力避免社交；好奇心不足（这也是精神分裂症的特征）。在这种情况下，时机导致了巨大的差异。只有妊娠中期感染病毒的老鼠后代出现了行为异常，后来感染病毒的老鼠后代没有任何问题。

帕特森认为母亲的炎症反应产生了这种结果。为了证明这一论断，他重复了这个实验，不过这次他没有使用活体病毒，而是用了病毒 RNA。虽然 RNA 是惰性的，但是免疫系统会将该物质识别为入侵物，并做出反应。帕特森知道，无论发生什么样的变化，都纯粹是由炎症引起的。再一次，这些老鼠的后代出现了相同的行为问题。然后，为了确证这种干扰纯粹来自母体免疫激活，帕特森将白细胞介素-6（IL-6），一种促炎信号分子注入老鼠体内。实验回到了之前相同的结果。怀孕期间的急性炎症可能会干扰胎儿大脑发育，并在产后引起幼儿的类自闭症行为。

与此同时，其他人的研究则实在印证了产前感染与另一种精神疾病——精神分裂症的联系。哥伦比亚大学的艾伦·布朗（Alan Brown）发现，如果母亲在妊娠早期感染了流感，会使孩子患精神分裂症的风险增加 7 倍。他通过分析 1959～1966 年收集的孕妇血清得出了这一结论。布朗经过计算得出，所有精神分裂症病例中有三分之一是由于母亲孕期感染所致，因此理论上来说，这三分之一是可以预防的。

那么精神分裂症与自闭症又有什么样的关系呢？两者有一些类似的症状——强迫行为、情绪过激和攻击性——但是其发病年龄不同。精神分裂症通常出现在成年期，而自闭症在婴儿蹒跚学步甚至更早的时候就会出现。尽管如此，这两者都与产前感染有关。共同的线索都是母体感染。

这与我们在第七章探讨的过敏和哮喘的产前起源如出一辙。是的，产前感染会导致自闭症。但是在 20 世纪后期，产前感染的概率已经大幅度下降，而自闭症患病率却呈抬头趋势。这与流行病学趋势不匹配。当然，随着城市化加剧，人们比以往任何时候都更容易接触到某种病毒，如流感病毒。这可能有一定的道理。不同的生活条件支持不同的病原体，而我们从来没有像今天这样以城市为中心。现在，全世界半数以上的人口生活在城镇中，出生于城市确实是自闭症和精神分裂症的一个风险因素。

但一般来说，20世纪后期的孕期母亲比20世纪早期或19世纪时的孕期母亲更容易感染病毒这一说法是不够准确的。第一章中，让-弗朗西斯科·巴赫那张描述传染病减少而过敏性疾病与自身免疫性疾病增多的著名图表提醒我们，事实恰恰相反。大体而言，我们现在比历史上任何一个时候都更不易感染。尽管20世纪中期有过风疹流行，但是这些感染不大可能导致自闭症流行。无论如何，如我们所见，现代人群更倾向于慢性发炎。此外，自闭症与家族自身免疫之间的密切关系表明，免疫调节异常是两种疾病的基础。事实上，美国加利福尼亚州的科学家们已经注意到，若母亲在孕期被诊断为哮喘或过敏症，其产下的宝宝患自闭症的风险会增加一倍多。若母亲患银屑病，风险则会增加3倍。

帕特森说："自身免疫性疾病和过敏症之间的联系告诉了我们一些很重要的信息。"同样，这个重要信息与其说是母亲的哮喘或银屑病会导致孩子的自闭症，不如说是母亲身上未得到足够控制的炎症反应也会导致孩子患上自闭症。事实上，科学家们发现，若一个母亲患有代谢综合征，即使其症状表现为慢性低度炎症，还是一样会增加未出生宝宝患自闭症的风险。胎儿的健康发育依赖于母亲平衡的免疫系统。

有两项研究分别从观察和实验的角度，为我们展示了这个机制到底是如何运作的。还记得那些指向胎儿脑部的"自闭症"抗体吗？美国加利福尼亚州的一个科研小组提出这样一个问题：带有这种抗体的母亲和没有这种抗体的母亲，区别在哪里？他们一共观察了365位母亲，其中202位母亲的孩子患有自闭症。这个科研小组还识别出了这些自闭症儿童的母亲当中大概率携带的一种基因变异。该基因被称为MET，这个基因的这种变异型倾向于降低抗炎信号分子白细胞介素-10的水平。携带该基因变异的母亲容易产生强烈的炎症反应。她们更难以抑制炎症过程。她们的免疫系统也更容易出现耐受崩溃。

瑞士科学家乌尔斯·麦耶（Urs Meyer）和约兰·菲尔顿（Joram Feldon）的研究证明了抗炎信号在孕期的重要作用。科学家们通过遗传方法对老鼠进行了遗传编程，使其巨噬细胞（如你所记得的，一种吞噬入侵者的白细胞）总是对刺激做出反应并产生抗炎白细胞介素-10。你可以无休无止地欺负这些细胞，然而它们总是保持冷静。科学家们重复了保罗·帕特森的实验：在老鼠妊娠早期和中期为其注射病毒 RNA。

与普通的老鼠不同，这些怀孕老鼠立即开始镇压炎症。当小鼠出生时，它们发育正常——没有自闭症或精神分裂症的迹象。但是如果这些经过基因编程的老鼠在孕期从未经历过任何促炎刺激，而任由抗炎信号主宰整个免疫活动的话，它们的后代就会遇到其他问题。结论：消灭炎症可以保护胎儿，但是胎儿需要抗炎和促炎两种信号来促进发育。帕特森说："孕期的免疫平衡十分关键。"

炎症和发育过度的大脑

美国麦迪逊威斯康星大学解开了另一个关于自闭症的谜题。克里斯·科伊（Chris Coe）及其同事复制了帕特森的研究以探究恒河猴病毒感染的效果。他们证实，和老鼠一样，孕期感染流感病毒的母猴也会产下有精神分裂症迹象的后代。

现在，为了更好地控制炎症——自我复制的病毒所带来的炎症变量巨大——科学家们只用了细菌物质内毒素作为促炎剂。他们知道，太多的内毒素会导致自然流产，所以在开始的时候只是用最小剂量——纳克，而不是其他实验中用于老鼠身上的微克或毫克。为了进一步降低流产风险，他们每个剂量分两天而不是一天注射。

令科学家们惊讶的是，在这种方式下母猴产下的小猴没有精神分裂症症状，而是带有自闭症迹象。猴宝宝哭得更多。在八九个月大的时候，它们开始像自闭症儿童那样蜷缩起来。当小猴一岁时，科学家们通过脑部核磁共振扫描发现，与流感实验中小猴的大脑稍微萎缩——一种近似人类精神分裂症患者的神经结构——相比，这些小猴的大脑变大了。科学家们意外地创造了一个大脑，从广义上讲，与科其斯尼在自闭症儿童那里观察到的情况相似：它过度发育了。也就是说，急性炎症不会促使大脑过度生长，导致过度生长的是慢性炎症。

“这是矛盾的，”科伊说，“同样的刺激产生了不同结果。”所以我们来整理一下出现过的情况：慢性低度炎症引起自闭症，强度较高的急性炎症导致精神分裂症。孕期发炎类型的不同导致最终结果不同。事实上，这正是麦耶和菲尔顿的观点。而且这种解释提供了一个预测：如果感染性疾病易导致精神分裂症，而免疫失调对应的是自闭症的话，随着发达国家传染性疾病的减少，你会看到精神分裂症患者的减少和自闭症患者的增加。

尽管要我们现在就接受这个观点有点困难，但是的确有人认为精神分裂症已经不那么常见了。1981 年，一位科学家问道：“精神分裂症患者都到哪儿去了？”接着另一位科学家在 1990 年问：“精神分裂症是否已经消失了？”在 1999 年的一项研究中，芬兰科学家明确地论证了这种联系。随着 1954 年脊髓灰质炎疫苗的问世，这种疾病的患病率开始下降，与此同时，他们发现精神分裂症的诊断病例也出现了下降。

从我们关注的角度来看，还有一个重要的问题：接受了“老朋友”适当教育的免疫系统是否不易干扰胎儿发育？母亲是否会在受到来自谷仓微生物的“舒缓信号”——如我们所见到的那样，一直延伸到胎盘的信号——之后，产下自闭症儿童的概率就会降低？

麦耶的实验表明，控制炎症并且消除它的能力决定了胎儿对自闭症的易感程度。但是，在他利用基因编程来加强抗炎反应的时候，我们很希望有一次实验能从进化角度解答这个问题。一个天然携带寄生虫的怀孕动物—— 一只下水道里的老鼠，或者一头泥里打滚的猪——其产下的幼崽会和帕特森的实验结果一致，还是与科伊的实验结果吻合呢？科学家们已经知道这些免疫系统的工作方式大相径庭，那么它们是否都会在胎儿大脑发育的时候关闭炎症反应呢？

我把我的想法告诉了科伊。他对我说："听起来像是一个伟大的实验，你想申请项目经费支持吗？"

我问保罗·帕特森，如果科学家们更好地理解了这些即将导致麻烦的迹象——或许是孕期炎症标记物升高——是否会有一种简单的方法，就像让母亲摄入益生菌那样阻止自闭症吗？"这是一个非常有趣的问题，"他回答，"我认为我们了解得还不够。"考虑到可能出现的更加恶化的结果，他现在并不急于对孕期母亲做什么。就当下而言，他说："重要的是我们知道免疫干扰出现得很早，并且具有持续性。"

发烧平息疯狂

回到约翰·霍普金斯大学，安德鲁·齐默尔曼和流行病学家劳拉·科伦（Laura Curran）正式调查了有关发烧改善自闭症儿童症状的案例。事实证明，文献中有很多素材。1980 年，病毒感染了美国纽约市贝尔维尤精神病医院病房中患有自闭症的儿童之后，感染了病毒儿童的自闭症症状得到了改善，但是随着病毒逐渐衰退，他们的症状死灰复燃。一位科学家估计，在比正常体温高出 1.5～2.5 摄氏度范围内的"中度发烧"可以使自闭症儿童"显示出明显更正常的行为模式"。1999 年，田纳西大学的心理学家加里·布朗（Gary Brown）描述了一位“有时候就像自己儿子一样”的自闭症男孩。

“当然，所有孩子在生病时都会安静下来，”他写道，“但是自闭症儿童身上发生的变化更为戏剧性——更像是一种从自闭症儿童突然切换到了几乎正常的儿童。”

齐默尔曼和科伦向30对自闭症儿童的父母发放了问卷。如果他们的孩子发烧，这些父母需要填写问卷。当问卷收集回来时，他们发现了十分明确的模式：自闭症儿童父母最难以应付的症状——易怒、多动、重复行为和易冲动——都在体温升高时得到了改善。而且，这种改善与发烧相关的嗜睡无关。发烧结束后，这些孩子的症状又卷土重来。

这项研究因为是通过对自闭症儿童父母进行调查这一明显弱点而受到影响。其实，科学家们并没有事先告知这些父母他们的假设。因此，父母并不认为发烧是治疗性的。结合早先的观察，结果暗示这些父母心中小小的期望可能实际上是真的：“这个观察的结果表明，很多孩子的状况其实基本完好。”齐默尔曼说。埋在重重功能障碍之下的，可能是一个正常的孩子。

事实证明，发烧作为治疗精神疾病的手段历史悠久。在19世纪后期，维也纳精神病学家朱利叶斯·瓦格纳－贾雷格（Julius Wagner-Jauregg）注意到，精神病患者和妄想症患者在感染时病情会减轻。他随后探索了故意诱发患者发烧的方法。最初他尝试为病人注射结核细菌蛋白质，但是最终使用了从疟疾患者的血液中抽取的含有疟原虫的血浆。这种方法奏效了——在某种程度上。9名患者中有1名死于发烧，但是有6名患者成功摆脱了晚期梅毒带来的疯狂症。瓦格纳－贾雷格因其在“发热疗法”中的贡献获得了1927年的诺贝尔奖。其他利用该方法的人也获得了好处。在感染疟疾之后，英国的一些紧张症患者开始阅读、写信并看望亲友。不过他们的病情总是会在发烧褪去后的几个月内复发。治疗效果只是暂时的。

科学家们现在才开始了解发热疗法的工作原理，以及这个原理意味着什么。在梅毒引起的疯狂症病例中，强烈的炎症反应可能清除了之前的持续感染。但是在其他情况下，情况的改善可能源于重新让不平衡的免疫系统趋于平衡。认知问题可能直接来自于功能失调的免疫系统，这一认知已经越来越明显地被看到。

美国夏洛茨维尔的弗吉尼亚大学的神经科学家乔纳森·基普尼斯（Jonathan Kipnis）在研究中发现了中枢神经系统和免疫系统之间存在着一些意想不到的重叠。他发现使老鼠的T细胞失去功能会搅乱它们的大脑。如果没有这些白细胞，这些老鼠连普通的迷宫都无法解决，而且它们在许多认知测试中会表现不佳。当他放回这些细胞时，老鼠的智力似乎也跟着回来了。当他清除一种免疫信号分子——白细胞介素-4（IL-4）时，老鼠表现出了明显的认知缺陷。（基普尼斯在发烧时构想了这些研究，因为他发现发烧时他可以更清楚地思考。）

基普尼斯的研究可能解释了为什么诸如艾滋病病毒往往会导致患者痴呆。因为这种病毒会消耗T细胞，而根据他的研究，T细胞有助于记忆的形成和检索。总之，功能失调的免疫系统对脑功能有着重大影响。MIND学院的科学家们记录了出现在自闭症儿童身上的多重免疫异常。这些孩子有着更多的肿瘤坏死因子α，这种细胞因子对于对抗感染性微生物十分重要。他们还有一种称为瘦蛋白的激素水平偏高，这种激素参与食欲调节，但也会促进炎症。当受到内毒素刺激时，这些孩子体内的白细胞做出了强烈反应。他们有着较少的抗炎型转化生长因子-β，这种因子会随着他们病情的恶化而持续变少。不仅如此，这些孩子的循环调节性T细胞也比较少。有了以上这些因素，这些孩子的免疫系统促炎能力超出群伦，你可能以为他们会成为自我防御的大师。但是实际上，自闭症患者的免疫系统在清除感染方面的效果反而较差。

尽管我们已经知道了帕尔多之前的警告（他认为自闭症中的炎症可能是来自更深层次的问题），不过自身免疫性疾病的标准治疗也适用于自闭症。在小型研究中，科学家报告说用免疫抑制类固醇治疗自闭症儿童效果良好。但是不能无限期地使用它们。静脉注射免疫球蛋白治疗也有利于自闭症儿童。如其字面意思，这种注射药物用供体提供的人类抗体组成。虽然没有人理解个中机理，但是这种抗体药物确实抑制了脑部炎症，并增加了调节性 T 细胞。这种疗法目前的缺点是成本过高且供应有限，但是它的效果显示——又一次与帕尔多的观点相反——正在进行的炎症会促进自闭症，而关闭炎症就可以抑制这种疾病。

蠕虫也在这里掺和了进来。

经过艰难的分娩，2003 年 6 月，雪莱·舒尔茨（Shelley Schulz）通过剖宫产诞下了她的儿子，他 3.1 公斤重，属于新生儿的平均水平，有轻微黄疸，并从一开始就遇到了吸食母乳的困难。“他不能做出吸吮动作，”舒尔茨说，“直到今天，他都无法在不吐口水的情况下吹灭蜡烛。”

我们叫这个男孩里奥（Leo）吧，他在 9 个月的时候就学会了走路。从一开始，他的注意力就着魔似的集中。他从不像其他孩子那样指指点点，也没有喋喋不休。他在两岁的时候才会讲话。当他最终说话时，也很难将单词串成句子，每次只能艰难地蹦出一个单词。他还有肠道问题，他的大便似乎有毒性。直到今天，舒尔茨说，她的儿子的屁股上还有早期“有毒便便”留下的“灼烧痕迹”。

随着里奥的发育迟缓变得愈加明显，舒尔茨开始寻求答案。他没有暴力倾向，但是经常崩溃——大约每天 8 次。当她最终拿到自闭症诊断时，里奥三岁半。生产前是一位对冲基金分析师的舒尔茨决定尝试任何可能有助于儿子的事情。特殊定制的碳水化合物饮食似乎缓和了里奥的过度活跃（许多自闭症儿童的父母报告说，这种避免精制糖和淀粉，用瘦肉、坚果、蔬菜和低糖水果来模拟想象中的旧石器时代饮食方式对他们的孩子有帮助。但是科学家们普遍不相信这种效果）。后来她发现泼尼松（prednisone）这种免疫抑制剂，大大改善了里奥的烦躁情绪，但是这种激素药物并不能无限期地使用下去。

然后有一天，在基斯科山健康食品商店的停车场，舒尔茨遇到一名叫朱迪·齐尼茨（Judy Chinitz）的熟人。

营养师齐尼茨也有一个患自闭症的儿子。他患病大约18个月，不说话、不玩耍，容易变得异常激动。他还患上了小儿炎症性肠病——爆发性腹泻、肠道疼痛和胃胀气。尽管临床医师坚持认为自闭症患者存在肠道问题，但是齐尼茨怀疑是肠道问题导致自闭症症状的出现。因此，为了治疗儿子的炎症性肠病，齐尼茨尝试了乔尔·温斯托克开发的猪鞭虫。结果不仅炎症性肠病褪去了，孩子的行为也有所改善。他不再容易激动，更少发脾气。这个男孩走出了自己的“自闭症迷雾”，不再“神经质”，而是一个可以沟通和社交的人了。

在听到齐尼茨的故事后，舒尔茨也从温斯托克那里订购了鞭虫卵。在2008年的春天，她让里奥摄入了2500个剂量的虫卵。但里奥的多动症出现了恶化。舒尔茨将剂量降至2000个虫卵，改善出现了。“他突然开始阅读，”舒尔茨说，“他不知怎的一下子就获得了一定的认知水平。”但是里奥仍然过度活跃。在那个时候，齐尼茨开始转向使用钩虫。一方面，鞭虫卵太过昂贵。另一方面，你只需要摄入一次钩虫，就可以度过几年的时间。她带着孩子去了提华纳进行接种，发现钩虫的治疗效果完全不逊于鞭虫卵治疗。（齐尼茨患有一种甲状腺自身免疫性疾病，名叫桥本病*，也给自己感染了钩虫。随后她手上作

---

* 桥本病（Hashimoto's disease）：慢性淋巴细胞性甲状腺炎，又称自身免疫性甲状腺炎，是一种以自身甲状腺组织为抗原的慢性自身免疫性疾病。日本九州大学的桥本首先（1912年）在德国医学杂志上报道了4例这一炎症，故又被命名为桥本甲状腺炎，为临床中最常见的甲状腺炎症。——译注

为桥本病症状的结节消失了。)

舒尔茨跟随了齐尼茨的脚步。她先用三只钩虫感染了里奥。在大约五个月后，里奥的崩溃症状开始消失。生活虽然仍像过山车一样惊心动魄，但是好日子的数量在稳步增加，直到最后，糟糕的日子完全消失了。“我很难让自己相信这些虫子不是进到了我的脑袋里，”舒尔茨说。

其他人也注意到了这些变化。里奥之前在特殊需求幼儿园的第一学年过得很艰难。他的特殊教育老师克里斯汀·拉加佐（Kristen Ragazzo）回忆说，里奥一直在“高速运转”。他的记忆力超群，学习能力也不错，但是很难进行社交，会避免目光接触，从不交朋友。拉加佐把里奥的这种行为模式称为“行为顽固”，这是一种典型的自闭症症状。一旦什么事情——课堂上分配的任务，或者上课的教室——发生改变时，里奥就会变得很烦恼。而消防演习会让他直接陷入一种捶胸顿足式的狂怒。

然而在幼儿园到小学一年级的时间里（正好是里奥开始使用钩虫治疗的这段时间），一切都发生了变化。拉加佐认为这种变化是渐进的，而不是突然发生，是一种“螺旋式的上升”。常规的变化越来越少地让里奥感到不安。他开始变得有幽默感。当一些意想不到的事情发生时，他会这样通报：“拉加佐女士，我表现得很灵活。”最重要的是，之前里奥只顾他自己，而现在他开始对别人产生了兴趣。他交到了一个朋友，拉加佐如是说。

“我们很高兴地看到他和其他孩子成为真正的朋友，”她说，“自闭症最重要的一个特点就是社交障碍。”

在六年的特殊教育生涯中，拉加佐从未见过像里奥这样可以恢复到这种程度的孩子。由于不知道舒尔茨的尝试，而且谦虚地认为自己的努力并没有起到什么效果，拉加佐把里奥的康复归功于他的妈妈不断探索，并最终找到了一个行之有效的方法。

里奥明年就要上三年级了，他将离开特需班，加入普通班。他不再需要特殊看护了。

“这些孩子还有希望，”拉加佐说，“他是否还有自闭症？是的。他古怪吗？是的。但是不要放弃希望。我们只需要找到正确的组合就能帮助这个孩子。”

肠道—大脑轴线

近七十年前，当里奥·坎纳尔描述第一个自闭症案例时，他也注意到了这些孩子同时存在肠胃问题。其中一个男孩有“大而扁平的扁桃体”，另一个男孩呕吐过度。还有一个女孩已经完全停止进食。为了避免她饿死，一段时间内医生不得不为她插上饲管。

从那以后，儿科医生和家长都注意到自闭症儿童的肠道问题。根据一次统计，40% 的退化性自闭症儿童排便不正常。对于有自身免疫性疾病家族史的人来说，这个数字几乎翻了一番，达到 78%。还有一些人注意到自闭症儿童中食物过敏和小麦不耐受的也很多。

不过，总有观点对此有异议，认为肠道问题只是自闭症的一个确定特征。这种观点出现的部分原因可能源于自闭症谱系疾病旗下众多的不同分支。当讨论自闭症的时候，很多情况下大家讨论的都不是同一种具体疾病。实际上，退化性自闭症似乎与肠道问题的联系最为紧密。

争论出现还有一个原因：安德鲁·维克菲尔德在 1998 年发表的那篇现如今已恶名昭彰的论文中，声称自己已经发现了自闭症性炎症性肠病，或者叫“小肠结肠炎”。上面的观点可能就是受到了他的蛊惑。当然早在维克菲尔德大肆宣扬之前，医生早就观察到了自闭症儿童的肠道问题。尽管如此，2010 年关于自闭症肠道问题的共识报告也仅仅是得出一个含糊的结论，即目前很多东西尚未确定，需要更多研究。27 位作者和该领域的所有专家都表示：“（自闭症谱系障碍）患者的问题行为可能是其根本身体状况的首要或唯一症状，其中包括一些胃肠道疾病。”换句话说，他们认为肠道问题可能导致行为问题。

那又怎么样呢？

我们有两个脑，其中一个以一束神经元的形式存在于肠道附近，负责照料寄生虫等问题，而我们头部那个较大的脑认为自己才是“真正的脑”。从进化的角度来说，前者可能是先发展起来的，但是两个脑仍然以科学家们还没有完全理解的方式存在着千丝万缕的联系。双方通过迷走神经连接，这种神经可以理解为从肠道到头部的生物学“纤维光缆”，而且两者也通过更加流动的介质即免疫系统联系在一起。科学家们已经数次观察到肠道问题可以表现为精神障碍。疯狂可以从肚子里开始。

文献中有很多这样的案例。在一个案例中，一名 14 岁的男孩出现了疑似精神分裂。症状包括失眠和攻击性行为。但是抗精神病药物对他没有效果。一年后，这名男孩开始呕吐和便血。医生们检查了他的结肠，发现他患上了炎症性肠病。在接受免疫抑制剂治疗后，这名男孩变得“基本正常”。不幸的是，医生们注意到，随着抗生素的使用，这名男孩又开始出现问题。最终医生确定，这回他没有精神病，而是他的肠子发炎了。

在另一个案例中，一名被诊断有自闭症的 5 岁男孩患有乳糜泻。当他食用无麸质食物时，他的自闭症状况也得到改善，口头表达能力恢复，对母亲表现出喜爱之情，行为基本恢复正常。这个案例提出了一个棘手的问题。根据推测，肠道炎症感染了这个男孩的认知，也许影响了他的大脑发育。在 5 岁时发现并及时治疗可以让这个孩子回到正常的发育轨道，但是如果医生在他 20 岁时才注意到乳糜泻的话，可能一切为时已晚。慢性肠道炎症可能会永久地改变他的大脑。

在意大利，科学家也大胆地将自闭症与肠道问题联系起来。在那里，肠道疾病尤其是乳糜泻似乎在自闭症儿童中更为普遍。而且他们找到了另一个与肠道有关的发现：自闭症儿童体内的内毒素含量更高，这是一种在血液中循环的细菌产物，会引起炎症。内毒素越多，身体内的低度炎症越严重，这些孩子的自闭症症状也相应加重。内毒素来自肠道内的常住微生物。为什么这种微生物产品能穿过肠道呢？答案是，可能由于自闭症患者的肠道出现了功能障碍。

之前我们已经知道有三种条件可以调高肠道渗透性，它们彼此之间互不排斥：垃圾食品，产前炎症，以及一个失控的微生物群落。

探索自闭症下的微生物群落

20 世纪 90 年代后期，芝加哥儿科医生理查德·桑德勒（Richard Sandler）越来越多地从自闭症儿童的父母口中听到同一个故事，导致他无法将之视为一种巧合。叙述通常是这样的：这些父母的孩子出现了一些轻微的感染，可能是在耳朵上。医生为他们开了一个广谱抗生素的处方，当时这也是标准做法。在完成治疗之后，孩子出现了严重的腹泻，并逐渐转化为慢性腹泻。然后孩子就停止说话和玩耍，失去了与其他人交往的兴趣。慌乱抓狂的父母将孩子带到一个又一个专家那里求医问药，最后拿到了一纸退化性自闭症的诊断书。

在当时，自闭症被认为是一种发育障碍，即不论发生了什么样的缺陷或功能障碍，都是发生在大脑中。然而，这一连串的事件与另一种令人不安的感染有着惊人的相似之处——不是在大脑，而是在肠道。在全国各地的医院中，抗生素免疫的艰难梭菌已经成为一种祸害。在抗生素扰乱了肠道内的微生物群落后，这种细菌大举入侵。它会带来令人虚弱的腹泻，甚至引起死亡。而且，很少有人知道这一点——这种细菌通过严重的肠道炎症，可以引起表层神经系统的病症：精神错乱，幻觉，甚至是重复性强迫症行为。

桑德勒想知道：类似艰难梭菌一样的机会主义者在人服用抗生素后入侵肠胃生态系统，是否会导致退化性自闭症？

为了验证这个想法，他用广谱抗生素万古霉素*治疗了10名自闭症儿童。通过口服给药，药物不会进入血液，所以任何观察到的变化都会由微生物群落改变而产生。

奇迹般地，10名接受治疗的儿童中有8名得到了改善。他们开始直视父母的眼睛，并开始讲话。但是，这些改善只是暂时的，治疗结束8周以后，这些孩子出现了症状反复。桑德勒认为，这是一个线索。无论是什么导致了自闭症——可能是一种产生神经毒素的物种，如引起破伤风的破伤风梭菌——它显然对抗生素有耐药性。

又或者根本没有什么特定病原体能引起自闭症。也许是因为整个生态系统都乱套了。

接下来的十年，美国加州洛杉矶退伍军人管理局医学中心的微生物学家西德尼·芬戈尔德（Sydney Finegold）与这项早期研究的共同作者继续这个课题。他发现，与正常的对照组相比，退化性自闭症儿童的微生物群落存在明显不同。

这当中或许最值得一提的是，自闭症儿童可能携带一种叫作脱硫弧菌（Desulfovibrio）的非常见细菌。这种细菌通常生活在油田附近，能产生硫化氢副产物。在足够的浓度下，硫化氢可以腐蚀钢材。

---

* 万古霉素（vancomycin）是一种3级抗生素，杀菌能力较强又不易引起抗药性，被作为对抗艰难梭菌以及一些抗药性较强的细菌的一种特效药。——译注

脱硫弧菌对抗生素也具有很强的耐药性。如果你治疗普通的耳朵感染，可能会消灭大量的良性细菌，但是独剩下这个坏家伙。而在一个清澈的环境中，这种细菌就会枝繁叶茂。

参考了芬戈尔德的研究工作后，加拿大研究人员德里克·麦克法比（Derrick MacFabe）开发了一套啮齿模型来显示常住细菌可能影响大脑发育。他对自闭症儿童嗜好垃圾食品并在进食过后症状恶化的事很感兴趣。细菌是罪魁祸首吗？自闭症患者肠道中富集的拟杆菌可以产生一种被称为丙酸的副产物。适量的丙酸对人体有好处。但是麦克法比怀疑，过量丙酸可能会导致神经问题。在 20 世纪 70 年代，有研究发现在孕妇妊娠早期服用一种类似于丙酸的抗癫痫药物即丙戊酸，会导致其产下的孩子患自闭症。类似的事情是否也会发生在产生丙酸的细菌过度生长的人身上呢？

向老鼠注入丙酸会让它们看起来很像得了自闭症。这些老鼠过度活跃，极容易受惊，伴有社会行为受损。像人类一样，雄性老鼠似乎比雌性对接受该物质更加敏感。并且这些老鼠的大脑与卡洛斯·帕尔多观察到的人脑类似，都有炎症。

麦克法比的实验尚未从头到尾——从肠道细菌到行为异常——完整运行过，但是他的模型显示，过量的常规细菌可能会出问题。他用澳大利亚的兔子做了类比。生活在北美的兔子是当地生态系统不可分割的一部分。然而，当 19 世纪它们被引入澳大利亚之后，由于在当地没有天敌，“事情就变得乱七八糟了，”他说。兔子种群数量出现了爆炸式增长，最终达到数千万之巨，大军过后土地寸草不生。“所以说这不是你有什么样的微生物那么简单，”麦克法比说，“重要的是它们如何在微生物群落中相互作用。”

不过，携带一些微生物确实是必要的。还记得我们第九章中提到的无菌老鼠吗？它们的心脏和肺部较小，免疫系统发育不足。2011

年，瑞典科学家宣布无菌老鼠的脑部也有轻微变形，并且有行为改变。在没有微生物刺激的情况下，本应处于“低”水平的基因被启动为“高”水平。这些老鼠的突触——神经元之间的连接——缺乏可塑性，学习困难。它们愿意探索开阔地带，并且总体上不怎么焦虑，对于经常会成为掠食者盘中餐的小动物而言，这两种状态都具有潜在的危险。

当科学家们将微生物放回这些无菌老鼠体内时，这些不利因素都消失了——但是只有在生命早期加入微生物才能奏效。如果老鼠在没有微生物刺激的情况下成熟并到达某个阶段时，无菌引起的神经缺陷将不可逆转。可塑性永久受损。

科学家贝蒂·戴尔蒙德在关于这项开创性研究的文章中写道：“培养一颗大脑需要肠道。”*（她没有参与此项研究。）由于没有共生菌群刺激免疫系统，大脑的线路永远地发生了改变。通过外推法，一个异常的微生物群落——包含错误的物种、过度简化或者比例失调的社群——可以影响大脑的走线。戴尔蒙德表示：“这个发现影响深远。”

大综合

如何将这些可能导致自闭症的路径——产前、产后、微生物——综合到一起呢？答案只有一个：无从整合。也许这种疾病就是有很多不同的成因。一种可能涉及孕妇免疫调节异常，妨碍了患者胎儿时期的脑部发育。也有可能是由于获得了一个脱轨了的微生物群落从而导致大脑受到影响。这两种都与不适当的炎症有关。

---

* 培养一颗大脑需要肠道：原文为 It takes guts to grow a brain。此处 guts 有胆量、勇气之意，作者意为双关，即大脑的成长并不容易。——译注

更重要的是，这几个因素互不排斥。事实上，它们几个相辅相成。免疫系统担任着机体的防御者、微生物群落的管理者和大脑中的勤杂工这三重职责。母亲的免疫功能在子宫内刻印在你的体内，这种预编程不可避免地为你自己与微生物世界的相互作用奠定了基调。从子宫开始的免疫功能障碍，理论上可能导致招募并培养进一步促进功能障碍的微生物群落，并最终导致脑发育异常。

在第九章中，我们看到了这个反馈回路在实验中运行的情况。具有免疫缺陷的老鼠培养出致病的微生物群落。而这种微生物群落在转移到同代和后代的身上时，足以在没有主要缺陷的老鼠中引起疾病。微生物群落将疾病反射回了宿主。

这一切目前还只是猜测。然而，多条证据——实验上的、微生物的、观察到的——都让我们很难忽视自闭症的免疫功能障碍。此外，蠕虫确实帮助了一小部分未经医嘱自主选择这种治疗方法的父母和他们的自闭症孩子。他们的故事告诉我们，肠道和持续的炎症就算不是大脑疾病的原因，也是主要元凶之一。发热，抗生素治疗以及直接免疫抑制治疗所致的暂时缓解也能佐证这一结论。炎症似乎部分导致了自闭症。

这一点用免疫学也能解释。自身免疫性疾病患者的免疫系统——抗炎信号分子和维和调解细胞功能失调——在自闭症儿童及其母亲身上也有体现。换言之，蠕虫感染有助于自闭症并非偶然。正如我们一再看到的，它们加强了两者的免疫系统监管回路。

如果这种联系得不到保证，如果自闭症真的只是现代人的另一种炎症状态，那么矫正我们的后现代免疫系统的风险就会上升。现在看来，不适当的炎症导致的后果也包括干扰大脑发育在内。就人类这个超级有机体的紊乱而言，使其恢复正常已是迫在眉睫。

根据劳伦斯·约翰逊的案例和其他一些人的研究，一项测试猪鞭虫对自闭症影响的正式研究已经在纽约西奈山启动。然而，与过敏和哮喘一样，最有效的治疗手段可能从怀孕的母亲开始——不是真正的治疗，而是根据基因型和免疫分析做出预先干预。在这样的早期阶段，干预可能就是简单地喝点益生菌酸奶。

另一方面，保罗·帕特森的研究表明，给孕妇提供疫苗——比如流感疫苗——可能会使其产生炎症反应，这可能不是一个好主意。当然，怀孕时感染流感也是个更糟糕的局面。帕特森提出的一个解决方案是所有育龄妇女提前主动接种疫苗。

自闭症研究的一个亮点是科学家们已经从母亲身上鉴定出了那些"自闭症"抗体。假设这个成果能经受进一步的考验，那么这些胎儿脑部定向抗体的存在就为我们提供了一种及时确定是否有患自闭症风险的方法。同样，适当的干预措施可能重新平衡母亲的免疫系统，从而全面刹停对胎儿大脑发育的干扰。一位科学家建议给高危妊娠母亲服用非甾体类抗炎药——一种治疗糖尿病患者发炎的药物。这是一个漂亮的对抗性解决方案。那么革命性的方法呢？恢复超级有机体如何？

斯图尔特·约翰逊花费了数年时间阅读有关自闭症和免疫的科学文献，发现孕期很可能是最简单和最有效的干预时段。"我已经年近花甲。我和妻子应该不会再要孩子了。"他向我透露："但如果我们打算要一个的话，我的妻子应该会使用猪鞭虫卵。"

也许十年或二十年之后，我们都得这样做了。

第十二章

过敏和自身免疫之外：炎症和文明病

Beyond Allergy and Autoimmunity: Inflammation and the Diseases of Civilization

随着免疫学角度上的新人类的崛起，我在《芬兰过敏症项目》中曾建议人类必须更加包容地对待事物。我们应该慎重地对蝴蝶加以保护！如果蝴蝶消失，有人亦会因此而失去生命。当印度最后一只猛虎被夺去性命，我们看到的不仅仅是这一新闻上了头条，我们身处其中的微生物世界，生物多样性也同时降低，但人们对此却毫不知情。保护生物多样性，对过敏症乃至更多现代文明带来的疾病都能起到有效的预防作用。

——塔里·哈提拉 *

玻利维亚。迈克尔·葛文诊所的治疗室暗了下来，赤道地区的阳光被窗户上厚厚的窗帘

* 塔里·哈提拉（Tari Haahtela）：芬兰过敏症专家。本段引自其作品《过敏》（2009）一书。——译注

遮得严严实实。一位齐曼内中年原住民妇女侧卧在诊台上，身上盖着被单。两天前，这位妇女还身在齐曼尼亚一条小河边的丛林中，亚马逊河流经玻利维亚境内的这片区域是齐曼内部落保护区。这一天，一位交际广泛的玻利维亚医生正身着背带裤，将超声波扫描仪移动到妇女的肋骨区域上方。这位妇女梳着两条辫子，注视着不大的显示器上自己的心脏正有规律地跳动。光线映在她的脸上，看得到她脸上的皱纹，她的神情却意外地显得十分平静。仪器操作师艾迪特·科特斯·利纳雷斯告诉她，屏幕上的红色显示了含氧血正在通过她心脏的右半边，蓝色表示流过心脏左半边的则是贫氧血。房间里回荡着心脏挤压血液流动的声响，不知从哪儿传来的广播中正播放拉丁音乐最新榜单的歌曲，让人感到有章鱼正在水中扑腾似的。

司机们在过去的几天里从偏远的小村子里陆续载来了不少齐曼内人。两位身材矮胖的总是乐呵呵的女性在给这些人做饭，人们则聚在露天食堂角落的一台小电视机前打发时间。看起来他们对发现频道关于海洋的节目十分感兴趣，可能他们中没有人亲眼见过大海。他们陆续接受了一系列的检查，采集粪便和血液样本，年龄较大的人还做了心血管健康状况的检查。

我问科特斯都观察到了什么，她说，有些人有心脏感染受损，是利曼什病*寄生虫引起的。她还发现在男性存在疝气，女性中则存在子宫下垂。男性的症状多是因为负重，而女性则是因为生育频繁（齐曼内女性平均每人有九个孩子）。但是在美国同年龄段多发的心血管疾病，这边的老年人中却并未发现。她确实发现有些人存在血管壁增厚，但并无任何病灶，也未见形成动脉硬化斑块。这就有点奇怪了：

---

* 利曼什病（leishmaniasis）：由利曼什原虫引起的寄生虫疾病，主要通过白蛉叮咬传播，可造成皮肤、黏膜或内脏的利曼什虫感染。——译注

从心脏炎症的结果来看，这些齐曼内人应该早就死于心脏病发作了。

我来解释一下，科学家已经确信，炎症反应对心血管疾病有着非常大的影响。而且，基于实验数据和观察数据，有科学家推测，当人接触到大量感染源时，炎症就会加剧，而罹患心血管疾病的风险就会极大增加。有一种快速检测炎症的方法就是通过C反应蛋白，或CRP。在美国，中年人和老年人的CRP过高与心脏疾病和中风的概率是正相关的。当CRP数值较低时，这些并发症的危险系数也会降低。

几年前，葛文用这一方法对齐曼内人进行检查，发现炎症还挺严重，也就是CRP数值较高，这一点与科学家们的推断相符合，但这些人身上却并没有心血管疾病的征兆。他们几乎连高血压或胆固醇过高的状况都没有，而胆固醇过高通常还会带来高密度脂蛋白，即所谓“好的胆固醇”过低、“不好的”甘油三酯过高的状况。这一观察结果让已有的关于心脏疾病的观点产生了动摇。

葛文最初的发现是通过间接数据收集而来的，为了证明自己的发现，他干脆买了一台超声波仪器，运到了玻利维亚。到目前为止，检查的结果都有力地支撑了他早先的发现。他确实观察到了一些血管壁增厚的状况，但仍未发现任何发炎的动脉硬化斑块来表明心血管疾病的存在。

这一现象该如何解释呢？难道这些人有与心脏病绝缘的基因吗？恐怕并非如此。北美印第安人和齐曼内人虽然地理位置相隔甚远，但基因谱系相近，他们中罹患心血管疾病的可并不少。

那么，是齐曼内人非现代的生活方式带来的结果吗？这倒更有可能。他们的身体活动量很大，他们的饮食结构——主要是野外捕猎的肉类和几乎不做任何加工的水果和蔬菜——也能促进心血管健康。但这些事实都不足以构成有炎症却没有心脏病的充分解释。他们的CRP水平放在现代工业环境中一定会造成心脏疾病的，但这种情况在他们的身上并没有发生。因此，葛文将注意力放到了这里无处不在的寄生虫感染上面。

四分之三的齐曼内人身体里都携带有一种或多种肠道寄生虫。事实上，在超声波检测室外，我自己就头一回看到了活体十二指肠钩虫卵。一位正在采集粪便样本的实验室助理招手叫我过去。我通过她的显微镜观察到了一枚被纤维碎屑包裹着的看似无害的椭圆形虫卵。

事实表明，蠕虫感染也许能像其让人免于自身免疫性疾病一般，同样免于心脏疾病：蠕虫感染让免疫系统对猎捕微生物的辅助 T 细胞 1（Th1）疏于反应，并强化压制炎症的调节回路。肠道蠕虫或许还能扭转心血管疾病的纵轴：胆固醇。

在埃及，科学家们已经注意到，感染了血吸虫的患者的血脂率都比较低。英国科学家让在基因上更容易患心血管疾病的实验鼠感染血吸虫病后，他们发现，这些老鼠患上心脏病的概率下降了一半。令人惊讶的是，即使这些老鼠继续西方式的高脂肪饮食结构，它们患心脏病的概率仍然会降低。蠕虫伸出援手，处理了吃进肚的垃圾食品。更重要的是，血吸虫仅存在于宿主的血管中，而非肠道内。那么，无论它们能带来何种影响，都不是直接作用于肠道内或吃进来的食物上。相反，它们通过某种途径改变了身体系统对食物的反应。

近几年来，有些科学家试图将心血管疾病重新定义为一种自身免疫失调。这是因为人们通常认为会致病的种种原因——不健康的饮食习惯，缺乏锻炼，体重指数上升，等等诸如此类——仅能解释发生在发达国家心血管疾病高发的部分人群的病例。另外那些病例又是如何发生的呢？只有自我延续性炎症了。动脉粥样硬化的斑块病灶并非仅仅是循环系统中的管道被脂肪阻塞这一个原因。科学家越近距离地观察这些斑块，就会发现这些病灶更像是无法终止炎症发展的结果，而非感染。就像我们前面说到的，免疫调节脆弱会引发各种各样的炎症。而显然，蠕虫却让免疫调节得到了强化。

由此，葛文开始考虑这样一种可能性，即正是肠道蠕虫使齐曼内人免于心脏疾病的困扰，而最新的科学解释恰恰与这一事实背道而驰。寄生虫感染也许能让发炎不再给人带来中风和心脏病发作的风险。

从这一点上来看，我必须要说，葛文的发现再一次证明了我们前面提到过的规律。发达世界中对发现疾病的检测结果，放在我们过去的环境中则并不适用。免疫球蛋白 E——“过敏”抗体——数值过高，放在纽约就意味着过敏的出现。但在亚马逊河流域，美洲印第安人血液里的 IgE 水平能高出数百倍——而他们当中过敏几乎不存在——IgE 水平高意味着蠕虫感染，但也仅止于此了。类风湿因子过高在欧洲或北美洲也许意味着狼疮或另一种自身免疫性疾病，但在非洲，这类自主抗体数量过多也仅仅意味着患疟疾。同理，在美国 CRP 过高会增加心脏病发作的风险，而在亚马逊河流域则说明免疫系统被调动起来对抗感染。心血管健康并未因此而受到影响。

心脏病的全球模式

从广义上看，再稍加创造性的解释，全球流行病学界支持这样一个观点，即人类在远离了血吸虫之后更易罹患心脏病。在印度、中国和非洲，心脏病的患病率随着都市化的程度而上升，仅就从乡村迁移到都市的第一代人中就能看到这一趋势。人们常常将这归咎于饮食习惯的变化和缺少运动的生活方式，当然这两个原因确实存在，但事实也许与我们认为的并不完全一致（很快我们就会讲到饮食与微生物群相关的内容）。我们不应该忽视由于远离寄生虫而在免疫功能上发生的那些变化。

我们来看看 20 世纪 70 年代的南非。种族隔离政策曾在这个国家的不同种族之间划出了界线。南非当地黑人要更加贫穷，而且受到传染性疾病的侵扰更加严重。因此，这一人群新生人口的预期寿命也是全国各种族人群当中最低的。但到了中年以后，南非黑人与比他们更加富裕的白种人和印度裔南非人相比，甚至还要更长寿。这是怎么回事呢？这一人群似乎不会像其他人群那样到了晚年饱受退行性疾病的困扰。1974 年，有科学家观察这一人群后指出："在南非黑人当中，冠心病几乎不存在，而（特定年龄段的）癌症发病率也远比当地的白种人要低很多，这些事实值得我们关注。"

我们已经知道，在那个年代里，南非黑人也比较少会患上多发性硬化症、幽门螺杆菌相关癌症、肠道炎症或过敏症。现在我们又知道，他们比其他人群还更长寿。这究竟只是一个确认偏倚造成*的偶然结果，还是说，该人群的免疫系统就是更强大一些？果真如此的话，这些优异的免疫功能又有多少是拜我们的"老朋友"所赐呢？

人类学家托马斯·麦克戴德和克里斯托弗·久泽通过对当代人的观察研究，发现了人在早年接触更多微生物便能终身获益的有力证据。80 年代，他们在菲律宾的宿务岛对一群母亲及她们的孩子进行了队列研究。**通过分析队列研究数据，麦克戴德和久泽相信，婴幼儿时期经历过更多腹泻、在家接触到更多动物粪便，以及雨季玩泥巴更多的人，在成年之后，与同龄人相比，身体里的 C 型反应性蛋白

* 确认偏倚（ascertainment bias）是与统计学中的抽样偏差类似的一个概念，在医学文献中多指未能通过一个样本代表全部类型病例和人群的系统性失效。——译注

** 这里作者用 a cohort of 来指代这一群观察对象。简单来说，在流行病学研究中，队列研究（cohort study）指的是在一段时间内对特定人群进行跟踪研究，队列中的个体一般都在同一时间段内出生，具有可识别的相同的时代或暴露特征。——译注

（CRP）要更少（他们还确认了这样一个“胎源性”假说，即体重不足的新生儿，在成年后的 CRP 也会高于一般成年人）。

麦克戴德又对宿务岛的青少年做了调查。通过观察两个免疫系统信号分子，即促炎性白介素 6 和抗炎性白介素 10，他发现，两种信号分子比例与美国的相似人群身上的比例截然不同。在菲律宾，这些青少年的抗炎信号分子更多，而促炎信号分子更少。大体上来说，是由于不同的环境接触使得这些年轻人的免疫系统比美国青少年的要更不易冲动并保持怠速运转的状态。因此，菲律宾人在天晓得有多少种的现代性炎症疾病面前，要显得更耐受一些。

但这并不是说这些人不会出现任何炎症反应，恰恰相反，他们的身体会更“明智的”发炎。麦克戴德解释说，菲律宾人的免疫系统会在需要时增加炎症反应，但只要任务完成就会快速结束发炎。他还认为，随着葛文监测齐曼内人的时间渐长，一定也会观察到他们的免疫系统有类似的能力。

发炎、肥胖与糖尿病患者

美国圣路易斯市，华盛顿大学的杰弗里·戈登观察到了一个重要发现，即无菌老鼠不管吃多少食物，身体都不会增重。通过一系列开创性实验——这些实验极大启发了我们在第九章里探讨过的那些对微生物进行的研究——他突破了研究界惯常认为的微生物的存在只是因为它们刚好在那儿的既定观念。这些微生物才是主导者。将肥胖老鼠身上携带的微生物转移到瘦削老鼠身上，能使这些老鼠由瘦变肥，而且与吃什么食物没有关系。而在胖瘦老鼠身上观察到的微生物转移引发的变化，同样也能在胖瘦不同的人类双胞胎身上复制。

读到这里你或许还记得，当时在比利时的娜塔莉·德尔金妮和帕特里斯·卡尼也观察到了微生物会引起肥胖、新陈代谢综合征并加剧Ⅱ型糖尿病等。（我们也提到过，拼命吞食垃圾食品的无菌鼠并没有这些症状出现。微生物是这其中的关键。）一直以来，低度炎症都被视为新陈代谢综合征的核心特征，但直到德尔金妮和卡尼的研究结论出现之前，几乎没有人想到可能是发炎促进了胰岛素抗性的升高和身体脂肪不断堆积——而微生物则推动了炎症的发生。

科学家们所描述的一连串连锁反应是这样的：进食垃圾食品，会让微生物群体发生转移。有些微生物会蓬勃繁殖，有些则会变得一蹶不振。这些微生物的产物会通过肠道散播出去，它们能够激发系统性的发炎状况。一般来说，胰岛素是跟体细胞受体绑定的，* 能促进其吸收糖分，但正在发生的炎症会对激素信号造成干扰。这就是胰岛素抗性。摄入的热量转换成脂肪储存了下来，但由于人并没有获得足够的热量，就会继续进食更多的垃圾食品。更多的细菌内毒素渗漏出来，促使炎症加剧，由此进入一个恶性循环。如果这一循环持续过久，胰腺就可能会因衰竭而停止工作。糖尿病就这样发生了。

只要在这个循环中加入植物纤维，使得特定细菌发生作用，就能够避免整个炎症连锁反应。为什么呢？因为植物纤维能够保证双歧杆菌处于活跃和正常的状态。这些微生物能够让肠道屏障紧致可靠，细菌内毒素不会随意泄露，不会生成炎症。新陈代谢综合征也就不会发生。

在 20 世纪 70 年代到 90 年代期间，在美国出现的肥胖症上升趋势与人们消费越来越多的含有高果糖玉米糖浆的碳酸饮料紧密相关。如今，有近三分之二的成年人体重指数超标，三分之一属于肥胖，这些人罹患心脏病和某些癌症的风险也大大增加。可想而知，科学家能

---

* 受体（receptor）指的是位于细胞表面或细胞质内部，与某种药物、激素、抗原或神经递质等特定因子绑定的结构蛋白质分子。——译注

够轻易地用饮食习惯来解释体重超标，但同样增多的心血管疾病案例则表明，单纯只靠饮食和缺乏运动等生活习惯上的因素，并不能就这一趋势给出完整的解释。事实是，五十年前的美国人吃的汉堡、喝的碳酸饮料、消耗掉的巧克力棒比现在多得多，但也没有像现在这样这么容易增重。

从表面上来看，这又是个古怪的观点，但我们在前面也见识了两个实验—— 一个是跟血吸虫相关的，一个则是关于双歧杆菌的——我们看到，二次暴露改变了动物对垃圾食品的摄入习惯。在两个实验中，关键都在于抑制炎症。所以，我们或许可以认为，任何炎症的加剧或调节作用的削弱，都能增加肥胖的趋向。

确实，基因突变促使一种重要的抗击病原体的炎症信号分子——肿瘤坏死因子 α（TNF-α）的生成，但也能让人变得更易肥胖——当然仅限于那些原本就有进食高脂肪食物习惯的人。这一关联是科学家们在对 21 世纪开始后才进入城市生活的南非女性进行调查后发现的。相较于她们生活在半个世纪前的母亲辈与祖母辈来说，这一女性人群患肥胖的概率要更高一些。如果这些基因中携带有启动子变异的女性的饮食中有三分之一的热量摄取是来自于脂肪，则她们就会肥胖。*过去我们认为能够帮我们抵抗病原体的基因，如今，则被发现通过升高发炎的潜在可能，而使人体重增长。

那么我们的微生物老朋友呢？它们能改变人的肥胖趋势吗？美国加利福尼亚大学旧金山分校的科学家们发现，蠕虫感染能够停止老鼠身上的新陈代谢综合征，即使在高脂肪的增肥饮食条件下仍然如此。蠕虫并不是通过盗用寄主获得的热量来阻止肥胖发生的，相反，它们直接对新陈代谢失调中起到核心因素的炎症做出了干扰。

---

* 启动子（promoter）是 RNA 聚合酶绑定和启动转录的基因序列。——译注

巨噬细胞，白细胞的一种，在代谢综合征中会占据脂肪组织，是诱发炎症从而导致胰岛素抗性和Ⅱ型糖尿病的幕后黑手。但是，巨噬细胞也有其温和可亲的一面——它也可以不诱发炎症，而是带来治愈。免疫学家将这些巨噬细胞称为“替代性活化”（alternatively activated）。

加州大学旧金山分校的科学家们发现，蠕虫感染能促使巨噬细胞转变成“替代性活化”状态，从而由促炎向治愈的角色转换。这要么是蠕虫试图通过转变这些细胞来压制可能将其驱逐的炎症，要么是寄主对蠕虫的存在做出治愈反馈，因为经过数百万年的共同进化，身体已经熟知大型寄生虫会随着身体组织迁移，而现在是时候清理一下这些家伙留下的烂摊子了。

蠕虫们的影响力是巨大且持久的。实验鼠在感染血吸虫 8 天后就接受了彻底的除虫，仍然有一个多月的时间没有发生肥胖和胰岛素耐受的情况。“代谢综合征的发病率不断增加，是否和过敏症与自身免疫性疾病一样，是由于某些伴随我们一同进化的寄生虫不再存在而加剧了呢？”很早就对蠕虫、过敏症与调节性 T 细胞进行了研究的科学家里克·梅泽尔斯，在《科学》杂志的一篇评论中如此提问。

或许吧。尽管在此之前，有一种蠕虫是我一直都没有关注过的，但偏偏是这种肠道寄生虫，一直到 20 世纪晚期依然坚挺存在：蛲虫。若干年前，蛲虫还可谓是标志着人的儿童期过去的一个仪式。夜里，小小的蛲虫会从人的肛门爬出来产卵，并分泌出一种让人瘙痒难耐的物质。而这恰恰是蛲虫获取你的帮助从而找到新寄主的招数。你会去挠。虫卵附着在你的手指头上，藏在你的指甲缝里。你可能还会吞进去几个，实现自我感染。它们还会粘到墙上、窗帘上和别的小孩身上。这些卵的感染性极强，如果一个班里有一个孩子感染了蛲虫，那基本上其他孩子也都会感染。

20 世纪 70 年代的头几年，纽约市收到的检测样本中大约有 20% 呈阳性，但到了 20 世纪 80 年代中期，蛲虫就在很大程度上绝迹了。“蛲虫感染真的在消失吗？” 1988 年时，曾有一位科学家不无伤感地说道。人们关注的都是蛲虫日渐绝迹，而寄生虫学家则看得更远，因为蛲虫的消失也许不仅与过敏症流行相关联，还关系到了自身免疫性Ⅰ型糖尿病的增加。90 年代末，出于十分偶然的原因，剑桥大学的科学家安妮·库克发现，蛲虫能够阻止被培养了有意要其患上自身免疫性糖尿病的实验鼠发病。

在台湾也有研究将蛲虫感染与哮喘和花粉症联系起来，并提出，蛲虫感染似乎对这些过敏症有着强大的免疫调节影响。至此，我们不能不好好想想，是否是这种负隅顽抗到最后的肠道寄生虫的消失——及其送上的免疫起爆器——不仅使得同时期的哮喘发病率上升，还让儿童变得更容易肥胖呢？在加州大学旧金山分校的实验，单次蠕虫感染后，它的保护作用仍然会持续存在。那么在过去，感染过蛲虫的儿童是否也会在成年后已然受到保护从而不会肥胖呢？

科学家们发现，他们能够通过直接增加调节性 T 细胞的数量来治愈实验鼠的Ⅱ型糖尿病，并逆转其胰岛素抗性，这也支持了上一段中提出的观点。这些力图维护体内和平的 T 细胞再一次在实验鼠持续进食高脂肪食物的情况下终止了其症状。我们可以认为，那些糟糕的食物并非引发代谢综合征的唯一真凶。你的身体在压制不必要的炎症面前束手无策，也是原因之一。或许在子宫里一种炎症就能引发其他炎症的生成。母亲在怀孕阶段体重超标的话，孩子患有哮喘的风险就会增加。这是为什么呢？因为母亲的身体发生低度炎症，就会使胚胎的免疫系统做出相同反应。我们前面也说到过，此种情况下，这些母亲诞下的小孩患有自闭症的概率也会稍有升高。

微生物、寄生虫与癌症

第二次世界大战之后，加拿大的因纽特人比其在阿拉斯加和格陵兰岛的同族们更多地保持了原有的文化形态。即使在那时，加拿大北极圈地区的西方化进程也并未均衡推进。极地地区的中部和东部区域，比西部区域更长久地保存了因纽特人传统的生活方式。由于这种不均衡存在，观察者们得以注意到，因纽特人在文化上被同化的程度越高，他们越容易患上西方人中常见的疾病。首当其冲的就是阑尾炎。接着开始出现的是坏牙。年轻一代因纽特人比老一代要成长得更快，个子也长得更高。因纽特的青少年中首次出现了长青春痘的现象。哮喘也在西方化程度最高的社区现身，还有心脏病。女孩的发育期也比以前来得更早了。癌症的种类发生了变化。在过去，占支配地位的是鼻部、咽喉和唾液腺肿瘤——人们认为这些位置发生癌变的部分原因来自于 EB 病毒感染。但后来这些癌症逐渐减少，越来越多的是宫颈癌和结肠癌。乳腺癌也头一次出现在了这一人群中。

“没有哪个族群像爱斯基摩人一样，在如此之短的时间里经历了翻天覆地的变化。”一直关注加拿大因纽特人遭遇的德国医生奥托·舍费尔如此写道。他将因纽特人在疾病种类上发生的变化归咎于饮食结构的改变。他注意到，当这些习惯了游牧和自由迁徙的因纽特人在城镇定居下来后，都变得很喜欢垃圾食品。他们的肠胃接受的食物一下子从野味变成了精加工的较甜的食品。

有很多科学研究都将精加工、高脂肪、高热量的西方式饮食习惯与包括癌症在内的、人可能患上的诸多疾病的风险增加联系在一起。我们还可以看一下英国的死亡率数据。半个世纪前，你会发现英国人也经历过类似的变化——比以前更多的结肠癌和乳腺癌，以及更多的心血管疾病——但在英国，这些疾病的分布是与阶层相关的。上层人群受这些随着文明化而来的退行性疾病的困扰要更早一些，而下层直到 20 世纪初还在与肺结核和胃部恶性肿瘤等疾病抗争，当然我们现在已经知道，后者主要是由幽门螺杆菌感染引起的。传统上对这些疾病的解读，是西方化以及人口聚集使我们沉溺于嗜甜暴饮，却又缺乏运动、厌弃果蔬。这些糟糕的习惯使得西方人患某些癌症的风险极大增加了。

除此之外，也有另一方面的影响因素，你肯定猜到了，那就是炎症。大约在十年前，科学家就曾发现慢性低度炎症与恶性肿瘤的两种形式牵涉到一起：一个细胞株从一个更大器官的协同伙伴的角色上发生了转变，一种开始自作主张，一种是变成肿瘤生长和扩散。前一种情况下，持续的轻度炎症刺激细胞频繁快速分裂，从而增加了发生突变的概率。后一种情况下，初期肿瘤周围的炎症环境使其必须要招兵买马，吸纳新的血管和营养成分，从而扩大成一个新的组织。

炎症是代谢综合征会增加癌症风险的原因之一（还有一个原因与生长激素过剩有关，下文还会讲到）。有统计显示，约有 15%～20% 的癌症是由炎症引起的。也有研究者认为，这一比例可能还会更高。我们可能马上就会想到幽门螺杆菌等微生物，认为一定是它们对诱变因素煽风点火造成的。但是现在，有些科学家所主张的则与这一观点截然相反。与过敏和自身免疫性疾病一样，他们主张，微生物暴露和适当经过调教的免疫系统是能够与癌症相对抗的。

与其所证实的心脏病相关结论相类似，流行病学研究也证实了与癌症相关的微生物“老相好”假说。纵观整个世界，乳腺癌风险与传染性单核细胞增多症的发病率相挂钩，而这一传染症状几乎是清洁环境一手造成的。其他文明化进程中出现的癌症，如前列腺癌和结肠癌，则与其他如胃癌（幽门螺杆菌）等感染性癌症的分布成反比。不止如此，当发展中地区的人移居到发达地区，他们会比当地人更少患上癌症，但这些移民的下一代患病的概率则跟当地人差不多。在美国，这一代际差异被称为“西班牙悖论”。* 这一悖论亦延伸到心血管疾病和心理卫生领域。相较于美国当地人，来自拉丁美洲的移民，包括他们的子女在内，都更少遭受上述疾病的折磨。这又是如何发生的呢?

美国华盛顿大学西雅图分校的哈维·切科维对上海的纺织女工进行了一系列的研究后发现，经常吸入棉尘，反而降低了患胰腺癌、肺癌（对吸烟者也是如此)、乳腺癌和卵巢癌的风险。这是怎么回事?每一个棉尘颗粒都是一个住满了微生物的小小星球。上述保护作用就与纺织工人接触到多少种不同的微生物有关系。如果工人在工厂里接触到的都是人造纤维，这种保护作用就不会发生。如果在工厂里暴露在包含二氧化硅的环境中，患卵巢癌的风险还会增加。

另一位科学家朱塞佩·马斯特兰杰洛在意大利也观察到了同样的结果。不仅限于棉纺织厂，在污水处理厂和乳牛场工作也不会得肺癌。工人和奶牛相处的时间越久，得肺癌的可能性就越低。就算此人吸烟也是如此。在北欧也有观察发现，任何与大量微生物有接触的工作——农场、园艺、捕鱼以及伐木等——都能有效阻止癌症的发生。

微生物是如何让人免于患上恶性肿瘤的呢？答案是强化调节回路和抗肿瘤免疫力。癌症并非只是协作细胞株变异并擅自发动突袭这么简单，也可能是免疫监督出了问题。如果你的免疫系统警觉地发现了问题，它就会想方设法在这些叛徒细胞扩散和拖垮器官之前将其摧

---

* 西班牙悖论（Hispanic paradox）也叫拉丁悖论（Latino paradox）或流行病悖论（Epidemiologic paradox)。这一悖论最早是在1986年提出的，之所以称为悖论，是因为尽管拉丁裔移民在美国的受教育程度和收入水平都比较低，其病死率却“矛盾地”比美国当地白人要低。这一现象的原因还有待进一步的研究，但科研工作者们也注意到了这其中包含着复杂的生理与心理因素。——译注

毁。所以说，肿瘤生长也可说是警戒失败的结果。棉纺织厂或乳牛场的工人每天吸入含有大量微生物的颗粒对于抗肿瘤免疫系统来说是一种持续的刺激，能够使之一直保持高度的警觉状态。

至少这也是抵御肿瘤的一种解释。另一种解释则把重心放在强化防御过敏和自身免疫性疾病的调节网络上。美国麻省理工学院的苏珊·厄尔德曼强调，调节性T细胞之所以重要，不仅在于其能够预防癌症，还能逆转已经发生的恶性肿瘤。

这一观点当然也对肿瘤学界已经普遍接受的理论进行了批驳。过敏研究学者一般都认为调节性T细胞扮演着拯救者的角色，肿瘤学家则将其视为背叛者。他们认为，抑制细胞（Suppressor cell）在保护肿瘤，抵制要将其消灭的免疫系统。在癌症中，调节性T细胞就背叛了人体，保护恶性肿瘤防止其被消灭。

不过，厄尔德曼还发现，调节性T细胞在肿瘤上的行为取决于它们之前受到的调教。她通过实验鼠发现，不能产生抗炎白介素-10的实验鼠，同样也不能容忍其体内的微生物。它们会得结肠炎，继而变成结肠癌（在人身上，溃疡性结肠炎也会增加结肠癌的风险）。将野生鼠身上的调节性T细胞转移到发生突变的实验鼠身上后，炎症就停止了。更让人吃惊的是，转移过来的调节性T细胞还使得已经生成的肿瘤变小了。它们阻断了供给肿瘤生长的原动力。

然而，只有原先就有感染的老鼠身上的调节性T细胞才能制止癌症的发展。来自清洁鼠源的从未接触过任何病原体的调节性T细胞，不仅无法压制炎症，甚至变得助纣为虐。一旦处于肿瘤的促炎环境中，这些调节性T细胞就会加入混战甚至直接激起炎症。只有经历过战斗考验的调节性T细胞才能做到坚守阵地。它们还能镇压乳腺癌和前列腺癌，这两种恶性肿瘤也是文明化进程中的产物。

厄尔德曼的研究不仅提出了一种新的治疗癌症的激进途径——停

止炎症——同时还指出，我们的抗癌免疫力发动，也要仰赖于微生物群打下的良好基础。过于清洁的生活环境也许会弱化我们身体消灭那些推进恶性肿瘤生长的炎症的能力。或许这能够解释，那些定期服用阿司匹林等非类固醇类消炎药物的人较不易患癌症的原因。这些药物能够消除那些低度炎症。

但我们早就知道了：科利毒素

19 世纪 90 年代，美国纽约的外科医生威廉·科利在未能救回一位因骨癌而早逝的年轻女病人后，对一则早已有之的传言产生了兴趣：有些长了肿瘤的病人接触感染后，恶性肿瘤可能会变小然后消失不见。他翻遍故纸堆，在文献中发掘与这一现象相关的病例记载，并设计出了一种方法，让病人接种链球菌并有意诱发感染。有些病人因此去世，但也有病人癌症症状确实消失了。继而他对这种以细菌为基础的混合物进行了提炼，由一家公司开始生产这种混合物，并将其命名为"科利毒素"（Coley's toxin）。在科利的职业生涯中，他用这一方法对一千多名患者进行了治疗。但由于放射性疗法和化学疗法的支配地位——后者脱胎于第一次世界大战时期使用过的芥子毒气——科利毒素并未引起人们的关注。然而，时至今日，肿瘤学家和外科医学界又再度启动了对这种伴随感染和发热而发生的癌症自发性缓解的论证。

事实上，有一种追随科利的疗法已经成为主流。牛结核分枝杆菌注射液原本开发出来用于预防肺结核的，现在则用于治疗浅表性膀胱癌。让免疫系统接触活体寄生分枝杆菌能够消除膀胱癌肿瘤。而且这似乎是自然发生的。简单来说，科学家们发现，曾经有过更多感染和发热经历的人，也更不易生发黑色素瘤。这个人经历过的疾病越多，对黑色素瘤的预防就越强。科学家是在1999年正式发现这一点的，他们解释这一关联时称，正是发烧病症使抗肿瘤免疫力得到了强化。但也有人认为，细菌（尤其是分枝杆菌）才是与黑色素瘤这一特殊关联中的关键所在。

读者或许还记得，人类的基因组中，大约有8%包含过去曾经嵌入过人体基因的病毒基因。一旦让这些病毒保持沉默的机制不再发生作用，它们就会重新活化并开始疯狂复制——这就是癌症。包含减毒牛结核分枝杆菌的卡介苗，能够让未来发生黑色素瘤的风险减少40%。为什么呢？因为受到苏醒了的病毒影响的细菌和癌症，都拥有某种共同的分子模式。暴露在该细菌中能够有效预防此种癌症的复苏。在上文说到的黑色素瘤—发热症研究中，有潜伏性结核症的人患黑色素瘤的风险最低，仅是平均概率的六分之一。

当然，还在不久前，我们从头到脚都布满了与卡介苗相关的细菌。我们让这些细菌入住到身体组织中，形成了肺结核感染。我们通过水和灰尘把这些细菌吸入体内。那些已经内化了的病毒本该没什么机会再度活化。用格雷厄姆·鲁克的话说，这就好像我们把对潜在敌人的控制外包给了分枝杆菌。当我们跟这些细菌的联系断开，我们就会失去对内部病毒的控制。

在工业化的世界当中，黑色素瘤是发病增长最快的癌症之一。从1970～2000年间，发病率增长了3倍。人们总是将原因归结到日光浴和美黑灯等，但我们不应忽略这当中与发热症和分枝杆菌的关联，以及我们现在就算只跟六十年前比的话，也很少发烧或肺结核感染了。贝恩德·克罗内和约翰·格兰奇这两位科学家坚称，人们应该普遍接种为预防肺结核而研发出的卡介苗，来预防黑色素瘤。他们这样说道："未来的免疫接种策略应该秉持双重目标，既要弥补不能先天接触细菌老朋友的损失，又要能预防我们身体里的潜在敌人。"

青少年癌症之谜

还有两种青少年癌症是与卫生条件紧密相关的。霍奇金淋巴瘤，一种发生在淋巴组织的癌症，和过敏性疾病发生的模式一模一样。年纪较小的青少年会比起哥哥姐姐更少发病。日间托儿所能起到一定的保护作用。在双胞胎当中，哪个接触微生物更多，易患的可能性就越小。再就是 EB 病毒的缘故：患过传染性单核细胞增多症的人，要么是最近接触到过此种病毒，更可能的因素是处于一个几乎没有微生物存在的环境当中，这会让青少年患霍奇金淋巴瘤的风险上升四倍。另一种儿童多发癌症，急性淋巴细胞白血病，也遵循同样的流行病学原理。第一个孩子会比后来出生的弟弟妹妹要更容易得这种病。早送孩子上日托同样有预防作用。

上述两种癌症在发达国家的发病率都有所上升，而在发展中国家则相对不那么常见。儿科肿瘤学家梅尔·格里夫斯认为，这恐怕是一种尚未被识别的病毒很晚才进驻人体造成的。调节回路弱可能也是原因之一。事实上，患白血病的儿童发生过敏性疾病的风险也会上升，这就是免疫调节异常的直接证据。

再就是结肠癌了，发达国家中的第二号癌症杀手（肺癌独占鳌头）。美国匹兹堡大学肠胃病学家斯蒂芬·欧吉夫曾在南非工作过一些年头，他在当地从未见过有结肠癌或息肉病例，但当他回到美国行医时则发现，每个二代非裔美国人都会长息肉。这种的区别十分显著：生活在乡村的非洲人，每 10 万人中有一人会得结肠癌，而在非裔美国人中，每 1500 人种就有一人，美国白种人的比例则是 2000 人里有一例。欧吉夫立即把注意力放在了饮食结构上面——显然并不是因为美国人没有摄入足够多的纤维。欧吉夫研究的非洲人群，会摄入大量的玉米，这种食物的纤维含量也是很低的。他更关注的是美国人饮食中肉类的相对丰富程度。这会带来什么样的微生物群呢?

我们身体里的大部分微生物都居住在人的结肠里。这些微生物与我们的关系密切到了有些结肠细胞并不通过血液循环获取能量，而是直接从微生物发酵的副产物中直接吸收。这些细胞增殖可能是引起结肠癌的因素之一。欧吉夫注意到，非裔美国人的身体里，这些细胞增殖的比例要比南非黑人低得多，反倒是非裔美国人得结肠癌的比例要高很多。这两个人群身体里的微生物群落也大不相同。南非黑人身体里的微生物能产生更多的丁酸盐，这一物质既能消炎，又是结肠细胞的养料。“这其中的奥秘就在于，无论是心脏还是结肠，并不需要什么特别的照顾，”欧吉夫说。水果、坚果和蔬菜多一点，汉堡、汽水和薯条少一点就可以了。

就和前面一样，大型寄生虫的作用也不可小觑。很长时间以来，科学家都就过敏性疾病和癌症之间的反比关系争论不休。基本上，有过敏症的人在若干种恶性肿瘤上的患病比例要小很多。有些研究者推测，过敏反应其实是一种抗肿瘤免疫力。换句话说，打喷嚏其实是身体的抗癌监管力度加强后的糟糕产物。实际这种关系或许要复杂得多。而在过去，感染活体寄生虫或许并不触发过敏病症，就强化了抗肿瘤的免疫力。

法国科学家发现了嗜酸性细胞，这种细胞能协助肠道驱除蠕虫，并能十分有效地抑制和杀死结肠癌细胞。调查结果显示，个体循环中嗜酸性细胞的数量与个体患结肠癌的概率成反比。即是说，你身体里的嗜酸性细胞越多，你就越不可能患结肠癌。一种细胞应对两个大型多细胞难题，着实令人欣喜：蠕虫和肿瘤都有了对手。而且我们还可以再往远看一点：在人类的进化过程中，终生都是肠道干干净净没有寄生虫，同时身体里的嗜酸性细胞也从未应对过任何状况的人，几乎是不存在的。没有寄生虫，就不能致敏从而带动抗肿瘤免疫力了。

免疫系统与激素平衡

癌症是一个不好对付的敌人，除了炎症之外，显然还有其他因素促使其出现和发生转移。其中一个因素就是激素平衡。就像其名称本身一样，生长激素能够促进人的肌肉和骨骼生长。性激素则促使男性长出体毛和胡须、女性胸部发育、两性能够繁殖生产。这些激素的水平过高都有可能使人患上几种不同的癌症。

与仍以采集狩猎或农业生产为主及发展中国家的人们相比，西方人口的性激素和生长激素都呈现出飙升的状况。西方男子壮年时期的睾酮水平要远远高出同年龄的刚果、尼泊尔和巴拉圭男子。处在月经周期的西方女性，循环性激素水平也比非西方女性要高出一大截。“西方生物医学通常会认为，西方女性的卵巢功能并不处于人类的‘正常水平’。”特莎·波拉德在《进化角度看西方病》一书当中写道：“绝经期前的西方女性，其卵巢激素水平之高，简直是进化上的特异现象。”这是为什么呢？

或许是能量平衡在一定程度上决定了激素水平的设定值，而能获得多少食物则是能量平衡的重要决定性因素。显而易见，我们比过去能获得的食物要多得多。如此说来，我们似乎应该把激素过高归咎于西方饮食习惯。然而，这样的结论似乎过于简单了。人的身体如何消耗能量，也是有主次之分的。激素主要作用于未来的时间点，因此优先级排在最后面。如果你经常活动，比如生活中的主要内容是采集狩猎，你的主要能量就会集中消耗在每天获取食物的活动中，而非激素上。同理，如果你的身体坚持不懈地在与寄生虫和病菌搏斗——免疫作用的能耗是很高的——你的能量也会用在实现当下的自我保护，而非作用于以后的激素上面。

不光这样，在满是蠕虫和病原菌的环境当中，对免疫系统有一定抑制作用的睾酮会带来立竿见影的后果：你身体里的寄生虫就会泛滥成灾（与睾酮相对应的雌性激素是孕酮）。我们前面讲到过黑猩猩群的雄性黑猩猩头领——它身体里的睾酮水平最高——身上携带的寄生虫也是最多的。有证据显示，通过实验给啮齿动物感染寄生虫会让它们的性激素水平直线下降。所以很有可能在我们进化过程中，甚至对很多人来说直到今天仍是如此，即人的性激素和生长激素水平是有一个上限的，而这一上限的制定者则是寄生虫。

科学家确实普遍观察到，生活在充斥着寄生虫的易感环境中的儿童，不大会生长过快。他们并不会因此而发育不良，但自有其生长节奏。当生存压力不是那么沉重的时候，人体组织在生长和繁衍上的投入也有一定的弹性空间。很显然，现在人们真是一丁点儿压力都没有了。这应该不是巧合，在过去的一个世纪当中，西方人的生长速度一直在稳步提升。青春期来得越来越早，而代谢综合征与某些癌症出现的时间也越来越提前了。

这段时间里，从孟加拉移民到英国的女性仍然保持着她们在家乡时的孕酮水平，这一水平比英国本地出生的女性要低多了。但是，青春期开始前就移民过来的女性，其孕酮水平则与英国本地女性相差无几——即便她们仍然坚持原本的饮食习惯。真正的不同在于：在孟加拉时是有免疫应激的，而在英国则几乎没有。西方人激素过剩的部分原因也许正是在于，免疫激活几乎根本不会发生。

人们几乎会毫不犹豫地认为，西方人寿命更长，癌症自然就更多了。人们活得更久，而癌症总是会去找老年人的麻烦；这才是乳腺癌、前列腺癌和结肠癌在美国和欧洲如此普遍的原因。但是，如果你比较一下世界不同地方相同年龄段人们的状况就会发现，这些癌症的发病率是多么的不同。就拿乳腺癌来说，同样是 65 岁左右，美国女性患乳腺癌的风险是中国女性的 5 倍之多。如果是前列腺癌，美国男性的患病风险就会是中国男性的 74 倍。这种差异并不是基因遗传造成的。出生在东亚地区的儿童移民美国后，很快就会和美国本土出生的儿童面临同样的患“美式”癌症的风险，而与此同时，这些移民儿童原本有较高风险发生的胃癌，倒变得不那么危险了。有意思的是，美国出生的女性，如果其祖父母辈是生在中国的农村地区，那么她们会比祖父母辈生在城市的那些女性患癌症的可能性要小。有一种说法是，即便是到了不同的大陆，祖母一辈经受过种种考验后的强大免疫系统，仍然会通过表观遗传的形式在两代人后继续得以体现。

所有这些观察结果都显示了，癌症风险与饮食习惯和缺乏运动关系并不大，我们一直以来都忽略了免疫系统在危难之时挺身而出的事实。我们注意到，免疫功能紊乱的后果是十分深远的，就连我们的思想状态也可能受到影响。

觉得怎么样？

暂时回到 20 世纪 90 年代末，神经内分泌学家克里斯托弗·劳里首次将母牛分枝杆菌菌苗（M. vaccae，简称“微卡疫苗”）给实验鼠注射。微卡疫苗是从乌干达“河马淤泥”中分离出来的一种细菌，在第七章里我们曾经讲到，这种物质能够对免疫系统形成有益刺激。劳里想要知道肺部和大脑是如何沟通的，所以他对肺部进行了刺激，同时对脑部做了监控。然后他吃惊地发现，在注射了微卡疫苗后，实验鼠脑内某些特别的神经细胞制造出了大量的血清素。*

劳里知道，此种激素分泌不足的话会让人感到情绪低落，所以情

---

* 血清素（Serotonin）又叫 5- 羟色胺，是一种生物胺，在人类等动物的胃肠道、血小板和神经中枢中都有存在。普遍认为这是一种能够让人产生幸福感和愉悦感的物质。——译注

况似乎是，他用一种细菌让实验鼠变得心情愉快。他对接受了注射的实验鼠进行了测试。在意图通过自主沉浮来计量动物低落沮丧趋向的受迫游泳测试中，这些小鼠对压力表现得不是十分敏感。免疫信号提升了大脑的血清素含量，转换成了对情绪恢复能力的强化。该研究的合著者格雷厄姆·鲁克指出，这些信号在过去我们亲近大地和泥土的很长时间里都是保持不变的。让他们感到奇怪的是：现代临床忧郁症比率升高，是否就是因为这一刺激不再有了呢？

与此同时，用微卡疫苗治疗恶性肿瘤的免疫疗法初步试验也在准备和进行当中。但试验结果似乎说明这一疗法的失败：分枝杆菌没能真正治疗癌症。然而，数十年前发现了这种细菌的科学家约翰·斯坦福对数据做了重新分析，他对癌症的种类进行了分类，摘除了那些没有遵守试验规则的数据，发现了两个现象。一个是：接受了微卡疫苗注射的肺部恶性腺瘤患者存活了更长的时间。另一个则是：所有接受注射的病人存活了更久，都得到了更强烈的幸福感。他们感觉比以前好。劳里的发现恰恰说明了这是怎样一种感觉，以及这是怎么回事：免疫疗法使大脑中的血清素含量增加了。

就在这时，心理学家查尔斯·雷森也在转换不同角度看待抑郁情绪：那就是炎症。他试图发现，为什么在接受丙型肝炎——肝部发生潜在致命病毒感染——治疗的患者中，有半数都会陷入极度的苦闷当中。他们在治疗中接受注射了一种叫作干扰素 α 的促炎信号分子，来增强免疫反应从而驱除病毒。雷森注意到，这种药物在促进了炎症的同时，也引起了病人的抑郁。

雷森又进一步扩大了观察范围。他发现，慢性疲劳也和低度炎症相关。还有其他研究者在癌症治疗中观察到了类似的现象。肿瘤学家有意诱发炎症，来促使免疫系统识别肿瘤。接受此种治疗的病人总会陷入深深的绝望。现在，科学家们终于明白了这并不仅仅是疾病本身让这些患者产生了绝望，活跃的炎症状况也把他们的情绪拉入低谷。

一般来说，心脏病、癌症和肥胖症总会伴随一定的抑郁出现，这并不让人意外。这些病本来就让人高兴不起来。现如今，科学家们想知道，这些失调症中都存在的低度炎症到底有没有促进抑郁的产生。结果他们发现，炎症症状比肥胖或心脏病本身更能反映出情绪低落的状况。人们熟悉的免疫介导疾病也与情绪异常直接相关。儿童时期发生哮喘也会增加成年后抑郁的风险。克罗恩病和银屑病等自身免疫性疾病也常常会有抑郁伴随出现。当然人们一定会说，身患不治之症肯定会让人痛苦，意志消沉，但现在科学家倾向于认为，使这些疾病发生的炎症才是导致抑郁产生的直接原因。

很多研究者都注意到，治疗抑郁症的方法就是在于消炎。改善个体情绪状态的最有效“天然”途径之一，是锻炼身体，这既能增加血清素水平，也能抑制多种消炎免疫反应。有研究显示，Omega-3 脂肪酸的消炎作用就能够改善人的情绪。科学家还发现，即便是血清素重摄取抑制剂（Serotonin reuptake inhibitors）这种抑郁症标准药理疗法，都有消炎作用。

雷森、鲁克和劳里在 2010 年的一期《普通精神病学文献》（Archives of General Psychiatry）杂志联合发表的一篇文章中十分清楚地讲述了上面的内容，唤起了网络上很多读者的共鸣。他们觉得，让人倍感压力的事情，比如被老板当面咆哮了之类，绝对会给人留下心理阴影。剧烈的应激反应会突然激起发炎免疫活动。正常来说，这些炎症会逐渐化解，但在现代社会，这种发炎多会陷入一种永久的循环。信号始终都卡在“开启”状态上。慢性炎症会对情绪调节激素形成干扰。本该慢慢调适好的心情，却停在了挥之不去的愁苦状态。

几位研究者也并未忽视现代社会中人际交往的弱化对这一趋向的影响——对人类这种社交动物来说，孤独是很不利于健康的——但他们也认为不能忽视免疫系统的易发炎倾向，其实它是我们失去了微生物老朋友的结果。童年时代受到来自微生物的正向刺激，更能让我们在成年后面对老板的长篇指责时泰然处之。微生物和寄生虫能够让我们的免疫系统学会宽容，而我们能够克制自己的情绪，也与此有直接关系。

雷森、鲁克和劳里的假说有力佐证了一个人们一直半信半疑不愿接受的结论，即生活环境良好且衣食无忧的美国人，抑郁的比例是非洲人的两倍，而且遭受到的疾病、隐私被侵等直接影响幸福生活的威胁也要多得多。或许有现实原因造成了这一结果。又或许，这一原因就是人的免疫系统。

在西欧，人们几乎都能享受免费医疗，但抑郁症的流行也和当地的过敏症同样普遍：乡村地区要少一些，多发生在城市里。人类学家（不是迈克尔·格温）在对齐曼内人进行研究后发现，这一人群的心理表现出非常显著的平稳和幸福状态。科学家测量了齐曼内人的皮质醇水平——一种压力激素，发现几乎是有记载的人群中水平最低的。

这些研究结果让人们开始尝试用其他的新方法来治疗抑郁症，那就是关注人的免疫功能。一种方法是通过免疫疗法*，另一种则是通过微生物进行治疗。修正体内微生物菌群的失调、混乱状态，也许就能让人摆脱郁郁不乐。或许有一天，治疗临床抑郁的标准疗法会是找一位性格阳光的捐赠者，将其含有微生物的粪便移植到被治疗者体内吧。

---

* 所谓免疫疗法（Immunotherapy），起初是指让被治疗者接受含有其他个体生产的预存抗体的血清或免疫球蛋白来进行治疗的方法，现在则还包括非特异性系统刺激、佐剂、活性特异性免疫疗法，以及过继免疫疗法。新的疗法还包括使用单克隆抗体等。——译注

优雅地老去

我们从青少年时期的免疫功能失调（过敏和哮喘）讲到了成年后的免疫错乱（自身免疫性疾病），然后是中年阶段多发疾病中的慢性炎症现象（癌症和心脏病），又探讨了我们一路走来的心路历程（抑郁），现在，我们也该讲到夕阳时分了：老年。

如何变老才算是好的呢？很显然，如果能避免上面说的抑郁和各种退行性疾病就很棒了。当然了，活到老也需要身体有一定的发炎能力。你必须要打败那些想要吞噬你的病原体和寄生虫才行。不幸的是，人变老了，也要面临免疫机能的衰退。免疫系统的宝刀也会随着年龄的增长而寒光不在。就连水痘等沉寂许久的病毒，都有可能重新活化，让人生成带状疱疹。潜伏的结核菌也会卷土重来。

而且还有另外一种几乎与上面所说相矛盾的免疫机能衰退。免疫系统衰弱以后，人会发生低度炎症，老年病学家认为，这种发炎驱动了衰老的进程：它让人变得虚弱，认知减退，发生阿兹海默症甚至帕金森症。科学家还为此种关联造了个词：炎性衰老（Inflammaging）。

我们人类群体中有一小部分人够活到很老——90岁甚至更久——这些人一般天生就有压制发炎的能力。发炎让人能击败病原体，而迅速终止发炎则能让你免遭“磨损”。有研究发现，岁数非常大的人的身体能够制造大量的白介素-10和转化生长因子-β等抗炎细胞因子，但产生的促炎干扰素γ反倒比一般人要少。高龄人群中，强化了这种抗炎能力的基因变异要多一些。在土耳其，拥有生成更少白介素-10这一基因变异特性的人，寿命一般就没有先天能生成更多白介素-10的人长。在保加利亚老龄人口中，几乎没有身体存在能大量生成促炎干扰素γ的基因变异的人。在意大利的西西里也是一样。那里，有增大促炎反应基因的百岁老人也几乎不存在。相反，这些老年人中相当多都拥有抑制该发炎信号的基因变异。

在前面我们讲到，不发炎能让人避免很多健康问题，但我们必须搞清楚，存活意味着保持平衡，而最佳平衡点则在很大程度上取决于环境。这一环境又在一定程度上取决于同时感染（coinfection）。莱顿大学的鲁迪·韦斯滕多普及其同僚曾进行过一项精确比较研究，其结果正显示了这一原理。生活在高传染性环境中的加纳人，如果拥有放大促炎反应的基因，则有更大可能活到更大的年纪——但这一结果仅限于惯常饮用井水或河水的人群。居住在有未受污染的清洁饮用水井附近的人当中，老年人拥有上述基因变异的就不多了。我们由此推测，过多的炎症也是不利的。用由促炎基因型的人让自己的身体过早就消耗了太多。

现在困难来了：韦斯滕多普等人不能确定，这其中是否是蠕虫的离开——清洁的饮用水也意味着寄生虫变少了——充当了临界点的角色。加纳人中有 85% 的人患有疟疾。如果没有了肠道蠕虫，而身体里还寄生着恶性疟原虫的话，他们就会更容易发生疟疾并发症。也就是说，这些促炎基因效果最好的时候就是存在于蠕虫感染的环境之下。如果没有了蠕虫们的抑制作用，就真的会过火了。

说到了疟疾，我们就一定会想到百岁老人之乡，意大利的撒丁区。有些人认为，撒丁人之所以都这么长寿，就是因为他们的身体里有一个经受过疟原虫锤炼过的基因组。在疟疾之下存活需要身体做出一种中等程度的适应——既不过强以至于要了自己的命，也不会太弱而被寄生虫击垮。而这也恰是长寿的要诀。认为撒丁人长寿是疟疾洗礼之故，这一说法尚缺乏证据的支撑，然而地中海其他地方的人已经能够证明，适度的免疫反应对于长寿是至关重要的。

希腊、意大利和突尼斯的高龄人口（90 岁以上）中，无功能型几丁质酶 1 基因十分常见。有两种功能型该基因的人群——这两种型能促使疾病发作——的寿命则没有上述无功能型基因的人群那么长。两种功能型相比则不相上下，因为它们都会对人体自身不利。有两种无功能型该基因的人寿命也没有那么长。因为这样基因的侵略性就会显得不足。两类基因型都各复制了一种人——这就是适度的意思——都成为最长寿的那一群。

好在科学家还说，长寿人群中大约只有15%～30%是因为基因的缘故。影响人寿命的因素有很多，换句话说，想长寿是有很多办法的——饮食结构、晒太阳、运动、幸福感，等等——都比基因重要得多。其中可调节因素之一就是我们的免疫反应。人在老化时，可以通过微生物来改变免疫系统的运作。通过实验鼠会发现，益生菌能够改善发生在老年人身上的微生物自然流失的状况，增加双歧杆菌的水平，让免疫反应敏锐起来。

这里也有一个很难说清楚的问题。现在已是寿星的老人，其免疫经历与即将迈入老年行列的人们是很不同的。撒丁岛上的老寿星们——以及广泛分布在地中海沿岸各地的长寿人群——早就经历过了来自疟疾、蠕虫、肺结核和无从知晓的其他诸多感染的考验。毫无疑问，他们之所以长寿也得益于地中海的饮食习惯和生活方式。但我们现在还不能肯定，早年经历打造的优良免疫系统，究竟能带来多大的帮助。

然而前景堪虞，如今这一代人——差劲的免疫经历和童年就很容易发生免疫失调——恐怕很难这么长寿了。这一担忧并不是没有道理的。在美国，由于肥胖症普遍流行（这也是一种炎症性疾病），公共卫生领域的代表人物都发出哀鸣，认为这一代人也许会是继19世纪卫生改革以来第一批寿命比上一辈要短的人。

此种明显倒退之所以有可能出现，饮食习惯和运动缺乏肯定要负很大责任，而免疫功能失调也不例外。所谓西方病——心脏病、部分癌症、代谢综合征，或许还得算上痴呆、过敏、自体免疫性疾病、抑郁症甚至痤疮——都拥有失控、自损性的炎症这些共同的核心特征，绝非偶然。现代人的免疫系统在本不该发生的灾难面前束手无策。

现在，有上述疾病经历的人已经开始试图解决自己面对的种种问题。有些人我们在前面已经介绍过了——丹·M，在第十章里，他尝试治疗自己的多发性硬化症；还有第十一章里，雪莉·舒尔茨及其罹患自闭症的儿子。还有许许多多的人都在做出类似的尝试。西医治疗并未带给他们多少希望，而这也使得他们走上了求救不如自救的道路。他们也和蠕虫一样，在这个世界中挣扎求生。

第十三章

挣扎求生：免疫功能失调时代的“灵药”

The Hookworm Underground: Crowdsourcing "The Cure" in an Age of Immune Dysfunction

警告说得很清楚：蠕虫是活体生物，不是能够精确服用的药物，是能致病的。但现在至少有数以百计的人已经尝试了蠕虫疗法，很显然，在现实面前，警告已经起不到什么作用了。

——“让他们吃虫子吧”，刊载于2011年《新科学家》杂志的评论文章

20世纪80年代末的某一天，一记叮咬带来的刺痛，使贾斯伯·劳伦斯陷入了困境。他和兄弟加勒在美国加州的圣克鲁兹市做园林生意。那天，他们正在清理灌木丛，突然一大群昆虫袭来。贾斯伯的记忆中，袭击他们的家伙是蜜蜂，但加勒则记得是黄色的胡蜂之类的。不管是什么，它们围住了贾斯伯，狠狠叮咬了他一通。他的脸被叮肿了，喉咙也开始收缩。加勒赶紧把贾斯伯送进医院，医生根据他的过

敏反应给他注射了肾上腺素。

小时候劳伦斯就一直有花粉症，但就在和这群袭击者"命运的邂逅"几个月后，他的季节性过敏症发展成了成人发病性哮喘，就连上楼梯都会喘不上气。猫就更让他抓狂了。寻常的支气管扩张剂完全不好使。只有强的松（肾上腺皮质激素，一种类固醇药物）才能些许缓解他的症状。但服用这种药让他的体重涨了18公斤，就这样他一年还被送进急救室好几次。他说自己在那段日子里"肥胖、苍白、面色如土、眼圈发黑"。他抑郁了。

2004年夏天，他去英国探望亲戚，了解了戴维·普理查德所做的研究，了解了他对钩虫感染的种种观察，以及哮喘在巴布亚新几内亚十分罕见，和他利用钩虫来治疗哮喘等情况。劳伦斯觉得，这种疗法简直是完美到无懈可击。

劳伦斯当即决定给自己搞点钩虫回来。但这一任务比他想象的要困难许多。疾病控制中心的记录上，美国已经连续很多年没有钩虫存在了。他还惊奇地发现，网络上竟然也没有出售蠕虫的。他研究了那些仍有大量钩虫普遍存在的国家的状况，决定用最传统的方法获取钩虫：到有蠕虫幼虫的自然环境中去踩一踩。

2005年，他来到了喀麦隆，在这个西非国家里，他想要找的美洲板口线虫十分常见。他的策略是这样的：先找到一个偏僻的乡村，然后打听公共厕所在哪——一般都会有一块人们集中去那排便的室外区域——然后脱下鞋子，光脚在有粪便的地方来回走一走。小孩看到这般景象，会被这个白人男子吓得尖叫。成年人看到他，会咄咄逼人地追问他想干什么。他会编个借口蒙混过去，有时候只能拿钱打发掉这些人。

他就这么持续干了两个礼拜。

蠕虫穿过皮肤，搭乘静脉血一路流过心脏来到肺部，停留在咽喉，又透过胃部，占据了小肠。在第一次“赤足公厕巡礼”后五天，劳伦斯开始咳嗽。回到加利福尼亚的家里，他从自己的粪便中分离出了虫卵。钩口线虫终于到手了，他想。他用身体带回的虫卵，培育出了一支寄生虫殖民小队。有一天，奇迹发生了，他开着车窗驾驶在路上，忽然意识到自己的眼睛没有被分泌物糊住，鼻子也清爽通畅，他大口呼吸毫无顾忌。

他的哮喘和过敏终于被缓解了。

于是他有了一个新想法，自己可以把蠕虫卖给其他自身免疫和过敏性疾病患者。开售之前，他得先确定钩虫的种类才行。十二指肠钩虫吸的血比美洲板口线虫要多，而且生命周期也要短一些。而且前者还能在寄主体内休眠，并通过哺乳喂养感染婴儿。这个生意要想做下去，还是卖美洲钩虫比较好。

与此同时，他还把个人经历发布到了网络上。一个叫加林·阿基利埃蒂（Garin Aglietti）的人联系上了他。第一章里我们就讲到过，这个人想治好自己的银屑病，为此曾到肯尼亚去寻找绦虫。虽然他找到了绦虫，但排出成熟绦虫卵泡——节片的过程实在是太不堪了。他没有将这一尝试进行下去，转而寻求更小一些的寄生虫。在网上读到了劳伦斯的经历后，阿基利埃蒂就跟他取得了联系，两人聊过后，惺惺相惜。他们决定携手推进这门生意。

劳伦斯给阿基利埃蒂提供了一部分赞助，让他带上显微镜前往秘鲁一处偏远地区，那里的美洲钩虫比较常见。到了当地，他就着手开始收集粪便样本，晚上就在租来的吊床上睡觉。最终，他成功地分离出了虫卵，使其孵化后，先给自己感染了一些幼虫。但是回到美国，他就发现，之前感染的幼虫没能成功寄生下来。劳伦斯十分气恼，失望极了。尽管如此，他们还是又策划了一个行程，这回是去挨近危地马拉边境的伯利兹城南部一块偏远的地方。据他们事先做的功课，当地人携带的寄生虫除了美洲钩虫外几乎没有别的种类。

这是他们第一次长时间在一处进行作业。从一开始，两人之间就摩擦不断。阿基利埃蒂认为劳伦斯此行几乎没有做任何准备工作：去的时候就没带显微镜，对寄生虫的生命周期也不甚了解，这让他苦不堪言。劳伦斯则觉得阿基利埃蒂是个自命不凡的家伙——读过一年医学院就真把自己当专家了。而且劳伦斯是明白寄生虫的生命周期是怎么回事的。最后，他们还是想办法从玛雅村民那里搞来粪便样本并从中分离出了虫卵，并培育出了可感染的幼虫。两个人虽然说法不同，但都认为自己才是这一合作中成功分离和培养出寄生虫的那个人。

据阿基利埃蒂回忆说，劳伦斯给自己感染了100个幼虫，他感染了60个（劳伦斯则说自己感染了200个）。他们用自己的脏器把未来的生存工具带回了美国。回到加利福尼亚后，劳伦斯几乎病危，随即进行了除虫。阿基利埃蒂虽然坚持了下来，但也吃了不少苦头。他的皮肤上生了奇怪的疹子，整个人也变得十分虚弱。

为了避免美国管理当局找上麻烦，他们又和墨西哥提华纳市的全科医生豪尔赫·利亚马斯建立了合作。但这两人之间的分歧并未因此化解，劳伦斯总是提起阿基利埃蒂用过绦虫的事情，并一再表示反对（后来，泰拉·班克斯*还曾在其脱口秀节目上痛斥阿基利埃蒂鼓吹“绦虫减肥”这件事）。阿基利埃蒂觉得劳伦斯这个人实在是太鲁莽了，说不定是个危险人物。

从伯利兹城回来后没多久，这两人就分道扬镳了。劳伦斯通过autoimmunetherapies.com网站售卖蠕虫。主页上写道：“驾驭自然实现治愈。”“与其治标，不如治本。”阿基利埃蒂后来也有了自己的主

---

* 泰拉·班克斯（Tyra Banks）：美国名模，制作人和演员，她有一档脱口秀节目叫作The Tyra Banks Show。——译注

页：wormtherapy.com。他还在网站上发布了治疗前后自己肘部银屑病的状态对比。

劳伦斯还在雅虎网站发起了讨论组，探讨自身免疫、过敏、蠕虫相关的所有话题。他在网络营销方面比较有经验，买下了asthmahookworm.com、helminthictherapy.com甚至hygienehypothesis.com等一系列域名，并让这些地址都跳转到自己的网站。人们检索相关疾病疗法的关键词时，一定会被引导到他的页面。*

刚开始，劳伦斯的收费标准是3900美元，承诺三年实现感染。他还出售人适应鞭虫。（阿基利埃蒂也上线后，要价只有2300美元，劳伦斯便把收费价格降到了2900美元。）他和墨西哥的豪尔赫·利亚马斯医生一直保持着合作关系，但时间久了，他到墨西哥去接待病人的次数越来越少。有时，他会飞到美国国内的客户那里与对方会面，后来干脆直接从他家所在的圣克鲁兹给客户邮寄蠕虫自感染小套装——一小瓶保存在液体中的蠕虫幼虫，一个能将液体吸出来的塑料移液器，一片可以用来滴上含虫液体的纱布。渐渐，谣言四起。一家哥伦比亚广播公司（CBS）在旧金山的分支机构报道了劳伦斯及其"病人"的事情。美国广播公司（ABC）也在网络上对他进行了报道。就连《纽约时报》也在2008年关于戴维·普理查德的一篇文章中提到了劳伦斯。

就在2009年11月3日，美国食品和药物管理局（FDA）来到了圣克鲁兹市劳伦斯的家中。FDA的当地机构通过新闻报道听闻了劳伦斯的经营业务。劳伦斯回忆说，起初，FDA的人对他主要是好奇，想要确定他的行为是符合安全与质量规定的。但很快他们的态度就发

* 劳伦斯和阿基利埃蒂的网站域名，字面意思分别是"自体免疫疗法"和"蠕虫疗法"，劳伦斯注册的几个域名的字面意思分别是"哮喘蠕虫""蠕虫治疗"和"卫生理论"。——译注

生了转变。一位调查员在查看了他的家庭实验室后大惊失色——实验室里分布着沙子、糖、水桶和加热器，当然了，还有粪便。劳伦斯也听闻过曾有人和FDA闹得很不愉快。他们被FDA罚款，还有的人进了监狱。这让他感到十分害怕。劳伦斯的妻子米歇尔·狄乐巴一直都在协助他经营，已经吓得魂不附体了。FDA登门后没过一个星期，劳伦斯和狄乐巴就丢下一切跑路到墨西哥去了。由于两人在英国都有亲人，也有当地公民身份，过了几个月，他们就回到那里生活了。

与贾斯伯·劳伦斯面对面

我就是在英国第一次见到贾斯伯·劳伦斯的。我来到了英格兰西北部海岸附近的美丽小城兰卡斯特，在市郊的劳伦斯的妹夫家里见到了他。他有一双蓝色的眼睛，皮肤上有浅浅的痘痕，容貌与英国歌手菲尔·柯林斯（Phil Collins）十分相似。

我打算尝试接受蠕虫寄生，并从这里开始。在客厅里一个老旧的木质咖啡桌旁坐下来后，米歇尔·狄乐巴拿了一个估计是装着蠕虫幼虫的小塑料瓶来到我旁边。她问，我打算接受多少蠕虫。

劳伦斯则问我打算如何付款。

“等等。”我说。来之前，我问过他是否做过HIV和肝炎等危险病毒的检测——英国诺丁汉大学研究蠕虫的科学家都要接受这些病毒检测。劳伦斯的检测结果如何呢？我问。

我没做。英国的医疗卫生系统跟美国的不一样。劳伦斯说。你不能说去验个血就把检查做了。

那我就等你拿到检查结果吧。我说。

米歇尔耸了耸肩，用移液器把有虫子的液体吸出来，滴到一块纱布上，然后把纱布贴在了自己的胳膊上。“这样就可以了。”她说。

她和劳伦斯的左小臂上都有一些深色的印记，或许是一再感染的缘故。我们又转移到了后院的草坪上，劳伦斯要和我说几句话。从中我了解到，他在美国度过的童年时代既艰苦又不开心。他认为，美国社会奉行个人主义，秉持残酷的清教徒思想。而等级分明的英国社会则在平等观念上不那么执着。他在青春期的时候还挺朋克的，读了理查德·道金斯的《自私的基因》后，就不再读其他书籍了。* “我可不想让自己的头脑被乌七八糟的观念所污染。”他说。

美国一个科普电台还做了专题节目，劳伦斯第二次引起了全国范围的注意。第二天《英国卫报》的周日报纸《观察家报》还以肯定的态度发表另一篇关于劳伦斯的专题文章。这对劳伦斯来说简直是免费广告，许多生意人梦寐以求的机会，而他却对媒体抱怨个不停：这些记者根本没搞明白。他们根本不在乎什么是科学。他们就是想知道，“你的脚丫子踩在屎上的时候是什么感觉。”

“那你说说是什么感觉呢？”

“像屎一样糟糕。”

我们说话时，他始终都在一根接一根地抽自己手卷的烟。从一方面来说，他很感激戴维·普理查德：“是普理查德让我又开始吸烟了。”他卖蠕虫，是因为想干出一番事业。“我知道自己是个有天分的人，我要让自己青史留名。”他说，“我就是世界上第一个开人体寄生虫诊所的人。”过了一会儿，他又说，他一直都想造出一个新词来。“寄生虫疗法（Helminthic therapy）应该说是我造的词。”他又更正了一下，“应该说是‘发明’。然后就被人们推而广之了。”他对我能过来很高兴，说自己做这个并不是为了钱：“比这容易的赚钱方法有的是。”

---

* 理查德·道金斯（Richard Dawkins，1943-　）：英国进化生物学家和科普作家，1976年首次出版了《自私的基因》（*The Selfish Gene*）一书，阐述了以基因为核心的进化论思想。他也是一位知名的无神论者。——译注

我第一次和劳伦斯取得联系是在2007年，当时我在网上看到了他的经历。我记得他热情洋溢，滔滔不绝。他还带着一些英伦口音，越发让人印象良好。对于所有记者来说，他都属于那种有几分梦幻甚至有些许狂热的类型，那些看似离经叛道的言论显得十分有理。他的幽默中也带着挖苦劲儿。在讲完自己在喀麦隆乡村的粪便上行走的经历后，他还会补充一句："我就是这么个普普通通的人。"采访中他的一些原话极为精彩："我感到自己就像劣质恐怖片里面的家伙，唯一一个知道真相的人，却被所有人都视为疯子。"

后来我也一直保持了关注，看到有越来越多的人尝试了蠕虫疗法，还登上雅虎网站的讨论版，阅读他们那些让人不可思议的使用心得。我也听闻FDA找上了劳伦斯，以及劳伦斯后来跑路了等等。雅虎讨论版上那些人的互动呈现出某种一边倒的状态。当然了，人们在网络上聊天时并不见得会显示好的一面，反而经常会对人百般嘲弄。有的时候几乎是欺负人了。谁要是流露出半点倾向性（即肠道蠕虫能治愈过敏和自身免疫性疾病）就会被人嘲笑和排挤。

如今我已经见到了劳伦斯，我能看出他确实是一个比较情绪化和有点自大的人——和他在网上给人的印象没什么差别。他总是将寄生虫学和免疫学在实际中的操作与他对寄生虫的"宏大"理解相混淆。他还总是对自己所知道的专业知识表现出超乎寻常的确信，比如他对蠕虫通过肺部进入到人体更深处的后果的认知（尽管科学家指出进入肺部的蠕虫会带来肺炎等并发症，他还是坚持认为没事），以及可能会传播病毒等等。（诺丁汉的科学家在其人类蠕虫研究中提到过这一点，但他也认为不可能。）

当时，我没觉得这些是根本性的问题。这就好像哪怕是一个CEO也可以是个平庸的普通人一样。只要劳伦斯是在对需要的人们施以援手，那他所做的就比这些缺点重要得多。后来我又和劳伦斯帮助过的一些人取得了联系。

随即有几件事情引起了我的注意。首先，我发现劳伦斯会假冒病人在网上给自己招揽生意。他在一个叫作 curezone.com 的网站上发表对自己症状的描述（哮喘和肠道易激综合征），并声称他打算去一家墨西哥的诊所（就是他自己的那一家）尝试一种新疗法（蠕虫疗法），然后会持续更新治疗的进展，并宣称症状缓解了。“这并不是什么安慰剂效应，也不是美好的想象。这是真实有效的。”2008 年初他在网上这样写道。然后他还附上了自己网站的链接。

阿基利埃蒂给我转过来一封劳伦斯在 2007 年 1 月发给他的邮件。这封邮件是阿基利埃蒂从秘鲁回来后发的。劳伦斯说自己已成功入选参加诺丁汉大学组织的一个针对哮喘进行蠕虫测试的试验。邮件中，他说自己偷取了一个他觉得里面含有蠕虫的小瓶。他把里面的试剂贴到了自己的手臂上，并说自己感到发痒。“这真是又带劲又可怕，而且这绝对是个好段子。”他在给阿基利埃蒂的信中写到。只是，小瓶子里应该是没有活体幼虫的。他和阿基利埃蒂还是得到中美洲去搞真正的活体寄生虫的机会（胡安娜·菲亚瑞是诺丁汉那项研究的负责人，她说，由于有受试者保密原则，她对此不予置评，但说到研究本身，参与者们是没有机会单独接触到活的寄生虫的）。2009 年，这项研究的结果最终发表，结果显示有两个人中途退出，一个是因为腹痛，另一个人则来自于安慰剂组，发生了“心理问题”。

简而言之，劳伦斯伪装成病人来推进自己的生意；而且他还试图从科研工作者那里窃取寄生虫，而这些研究恰是劳伦斯的问题生意可以借来当作合理性外衣的唯一一点理论支撑。这让劳伦斯和他的所作所为显得面目可憎。

当我在电话里问劳伦斯到底有没有偷窃，他说他不知道我在说什么。我把阿基利埃蒂说是劳伦斯发的邮件念给他听，故意说那有可能这封邮件是伪造的，他的态度又缓和了回来：“我所做的真是让人羞愧到不堪回首。那时候我过得很不顺……而且我真的是特别特别想得到蠕虫。”难道他那时候就不怕自己会对重要的科研项目造成干扰吗？没觉得。他说。不可能造成什么干扰。

他怎么确定不会干扰呢？

“拿走一个小瓶怎么可能就影响他们科学研究了呢？”他回答。我又问他是不是曾假装成患者，他又一次信誓旦旦地表示悔过，并给自己找了各种理由。他说自己做的跟那些制药公司的广告并没有什么不同，他们也经常找演员假装成病人，然后编故事出来。

我说，但观众看广告的时候知道那是广告啊。

他反驳说，那有什么关系，从根本上说，他讲的也是真人真事啊。他拿走一点蠕虫，他的事业也确实有所起色。

“我并不是有意要骗人的，”他说，“再说我也没撒谎。”我们之间的对话变得越来越糟。他想要我把我通过信息自由法案申请拿到的FDA记录他情况的文件给他看看，我拒绝了，但是我告诉他如何在网上提交信息自由申请。而那时，我也在阿基利埃蒂那里开始了自己的蠕虫尝试。劳伦斯对我找阿基利埃蒂表现出极度的不满（我们头一回见面时他就长篇大论地斥责阿基利埃蒂，而那时候我和阿基利埃蒂还未曾谋面）。我在采访中这样做难道也算越界？难道我没有保持客观吗？我和他解释说，新闻调查的方法之一，就是对物品真伪进行检测。

最后，他终于在一封邮件里彻底爆发了。这么多年在雅虎讨论版中的好人劳伦斯彻底变成了过去时。

“去你X的混蛋外行，”他写道，“你去热带踩过别人的屎吗？……你根本对自己要写的东西一窍不通，你说的话都幼稚可笑极了。你根本不明白，这对我们这些被疾病折磨过或还被折磨着的人有多重要……你提问都问不到点子上。这么说吧：为什么一个人拼了命也要到非洲去，为什么不惜偷窃，连自己的房子都抵押了，还搭上了自己一辈子的生活？就为了能让自己得到救助，然后还能让其他相信他的人也得救，而他自己可能要为这个逃亡和进监狱！”

劳伦斯还是没有明白，信用到底有多重要。要是一个药剂师或者医生兜售的药物（蠕虫幼虫）是偷来的，还自己假扮病人买自己的药，还能有几个人相信他呢。再说，这种偷偷摸摸的蠕虫治疗本来就受不到任何监管，他的信用就越发要紧了。“我可不敢从他那里买幼虫，”一位曾经的客户坦白说，“鬼知道他会给我什么东西啊。”这位不愿透露姓名的客户，以及其他几位都这样对我说，在知道劳伦斯假扮患者这件事之后，他们就没法不对劳伦斯前前后后所有的经历都心生疑虑。网上有一张劳伦斯的护照照片，上面的签证盖章显示他确实去过喀麦隆（如果不是伪造的话），那他在非洲真的染上蠕虫——或其他虫子了吗？

阿基利埃蒂就不大相信这一点。他讲到在伯利兹城的时候，劳伦斯确实是不懂寄生虫的生命周期的，而且他似乎还对蠕虫带来瘙痒备感意外——在阿基利埃蒂看来，这已然说明劳伦斯根本没经历过这个。

很显然，这对老搭档之间已显示出了对彼此的憎恶，因此阿基利埃蒂对劳伦斯的评价我们也应该慎重看待。但是劳伦斯的故事中还存在着其他的矛盾点。从喀麦隆回来后，他说他从自己排出的虫卵中培育出了幼虫，并形成了虫群。但在我们最后一次对话当中，他却说漏了嘴，表示自己并不确定自己从喀麦隆带回的到底是什么——可能也就是美洲板口线虫吧。

还有，在他们拿到想要用来做生意的蠕虫之前，劳伦斯曾除过虫。当时阿基利埃蒂刚刚抵达秘鲁，劳伦斯告诉他说自己对身体里的非洲蠕虫实施了驱除。劳伦斯跟我说的是，他坚信阿基利埃蒂一定会带回合适的品种——所以他才早早做了驱虫。但这种说法看起来实在是很牵强。你都跑了半个地球那么远，为了让自己的痛苦症状能有所缓解，不惜踩踏公共厕所的粪便，还花费数周培育幼虫，而替代的虫子还没到手，你就能二话不说把已经发生效力的良药驱除干净了？而且说不定你从一开始感染上的就是最合适的蠕虫类型呢？

我写这一切并不是在控诉劳伦斯。他所说的一切经历真实与否，只有他自己知道。从某方面来说，这也没有那么要紧。他已经有蠕虫了。而且，撇开他那些怒气冲冲的自负言论不说，至少他说对了一件事，那就是有人在受苦。这些人病得很严重，甚至已经在鬼门关边上了。现代医学给出的治疗手段的效果微乎其微，可能会让病情变得更糟，也可能没有任何效果。要实现广告上说的效果，地下途径获得蠕虫说不定才是最为理智的选择。而劳伦斯和阿基利埃蒂的蠕虫，显然对一部分人来说就是奇迹。

赫伯特·史密斯的肠道自救之路

我和赫伯特·史密斯见了面，他身材不错，宽宽的额头，棕色头发，戴着眼镜。16 岁时，他被诊断患有克罗恩病。如今他已快 30 岁了。1999 年时，由于发生了一次溃疡穿孔，他切除了部分小肠。过了两年半，他又进了手术室，这一回是因为肠梗阻。两年半以后，他又因为脓肿做了手术。“跟定了闹钟一样准。”一天晚上，我们约在曼哈顿中心一家咖啡馆里见面时，他这样说。每次做手术，医生都会切掉几英寸的肠子，然后克罗恩病就能消停一阵子。过了一年，病又会回来。严重的时候，他还会排出带有半消化物的黑血。

后来他服用了一种叫修美乐的免疫抑制药，病情有所缓解。但有个他相熟的人就是因为服修美乐患上淋巴癌—— 一种免疫系统癌症——去世了。这种药会增加患恶性肿瘤的风险。他还用了强的松，但这种类固醇药物让他的情绪变得起伏不定，还总是失眠。

他了解到温斯托克的研究，便攒了钱，从 Ovamed 上买了猪鞭虫卵，当时的价格是 5500 美元买三个月的剂量。这一招很有效，但长此以往用下去实在是太贵了。他又在网上看到了劳伦斯的经历。于是他也加入了雅虎网站上的讨论组。观望了三年后，他决定“冒险一试”。2010 年春天，他借着在海外出差的机会，让自己感染了 35 条蠕虫幼虫。没有副作用。没有痛苦。他减少服用修美乐的剂量。一切顺利。病情没有恶化。五个月后，他又购入了鞭虫。过了一段时间，他发现原来过敏的好多食物——樱桃、桃子、李子和杏——都没事了。有一天，他从市场买了过去能让自己一吃就会喉咙肿胀的牛油果回来，吃掉了。没事儿。他干脆停掉了修美乐。

“我康复了，”他说，“真是不可思议啊。”

赫伯特嘱咐我不要透露他的真实姓名。他担心一旦人们知道自己携带蠕虫，就会让他的约会和工作受阻。我见到他的时候，他已经在此前一年就获得了极大的缓解。他的医生摩西·鲁宾是纽约皇后医院胃肠病学的主任，也证实了这一点。他说，他不能对这种疗法表示推荐，但他也无法否认赫伯特表现出的自发性缓解。鲁宾说：“我给他做了检查，他的病确实是没有症状了。看起来确实是好了。”

乔希：冷却的熔岩之躯

乔希 11 岁的时候，身上第一次浮现出了牛皮癣。经过治疗，癣块没有了，但到了他 20 岁的时候，他的额角又长出了新的牛皮块，胸部也有。这一回，尽管牛皮癣的状态时好时坏，但渐渐在整体上显现出了严重银屑病的症状。他试过局部涂抹类固醇药膏，但效果不太好。他还想试试药效更强劲的药物，但他的保险公司却判定，牛皮癣治疗应属于美容，不愿赔付依那西普等昂贵的新药。乔希的皮肤上布满了龟裂的沟痕。动一动都会让已经是两个孩子父亲的乔希疼痛难忍。有几年，紫光灯疗法也有一定作用，但这种方法已经公认过一段时间就会失效，在乔希这里也不例外。当时，他的下半身和手臂几乎已经被爆裂的鳞状牛皮癣覆盖了——“那时的我恶心、丑陋得一塌糊涂。”他说道。持续的疼痛让他无法入眠。一到晚上，他只能在床上翻来覆去个不停。有生以来头一回，他有了——哪怕只是一晃而过的——轻生的念头。“我当时根本没法像个正常人一样生活。”他回忆说。

他在科普电台听到了贾斯伯·劳伦斯的故事，立马上网去找，凑巧看到了加林·阿基利埃蒂提供的赴提华纳市进行“蠕虫疗法”一途。于是两人通了个电话。“我本来指望他能对我说，‘我们已经给七八个有银屑病的人提供过治疗了，效果不错’之类的话。”他说。但阿基利埃蒂对他说的却是：“我只在自己身上试过这个，给其他人用的话，你还是头一个。”

阿基利埃蒂的坦率打动了乔希。他飞到圣迭戈和阿基利埃蒂见面，和他一起穿过边境，上了一辆车，还想着自己会不会一睡过去醒来肾就被盗走一个。事实则是，在2010年10月，他给自己感染了25只蠕虫幼虫。他的皮肤几乎立即就“就不那么剧痛了”。在回去的飞机上，一种奇妙的愉悦感占据了他。“我高兴地想跳起来翻跟头。”（其他人也曾描述过这种“蠕虫嗨”。这是否与炎症调节性抑郁被终止有关呢？）这之后状态起起伏伏，到了第二年4月，他的银屑病出现了明显的好转。多年来头一回，他可以穿短袖衣服了。“我妻子都惊呆了。”他说。

乔希在马萨诸塞州威廉斯堡的家庭医生汉诺·缪尔纳证实了这一切，但也对这一行为提出了警告。他说，这类疾病是会此消彼长的，他不推荐这种疗法。尽管如此，乔希的“严重”病症，还是“得到了九成恢复”，他说，“很令人振奋。”从照片上能很明显看出乔希接受蠕虫前后的巨大区别，以至于我刚开始还以为照片是假的。在之前的照片上，乔希的躯体呈现可怕的赤红色，且到处遍布着奇形怪状的白色斑块。而之后的照片上只能看到还有几处不明显的小斑块了。覆盖身体的熔岩已经褪去了。

这样惊人的故事我还知道不少。俄勒冈州有个叫卡尔的人，患有舍格伦综合征（Sjogren’s syndrome），这种令人痛苦的自身免疫性疾病会让免疫系统攻击人自己的泪腺和唾液腺，而他也获得了康复（和乔希一样，他也不希望公开自己的全名）。还有弗吉尼亚州一位叫作迈克尔·L的人，他的花粉症也自愈了。我们已经讲过一些自闭症儿童痊愈的实例，我了解到，这样的例子还有很多，但由于自闭症本身实在是太让人糟心了，很多父母都不会讲出来。

还有一些人通过公开发表的博客文章记录了自己接触蠕虫的经历，过去几年里就有不下十个人这样做。

然而，也有些人的遭遇并没有那么顺利。尼古拉·K是加州大学博客利分校的一名本科生，他也尝试了通过蠕虫来治疗自己的克罗恩病。他想试试免疫抑制类药物那他珠单抗（Tysabri）以外的方法。在他看来这个机会“顶多会有轻度贫血，不至于真的脑部感染”。他有好几个患炎症性肠道疾病的朋友都因为蠕虫而有所好转。他给自己感染了大约10只蠕虫，头一个礼拜沉浸在“蠕虫嗨”的状态中，但过后状态却发生了恶化——他出现了严重的头痛、疲劳和胃胀。由于事先他就知道可能会出现这样的症状，所以他试图熬过去。但是，他在三周里体重减轻了十几斤，而且发生了严重的贫血症。医生看过他后，马上给他安排了紧急输血。

当我们谈起这段经历时，他表示说自己再也不打算打蠕虫的主意了。

司格特的经历和尼古拉差不多。他生活在旧金山，以翻译网页为生。他用阿基利埃蒂的蠕虫来对付自己“从喉咙到直肠”的克罗恩病症状。起先，蠕虫们似乎带来的效果还不错。“有一天我醒来的时候，感觉到了天翻地覆的变化。”他回忆说，“我身体里有些变化发生了。”他的情绪变好了，集中精神也不再困难。不用一天排便 14 回，让他感到轻松愉快。

可惜好景不长。过了两三个月，事情就变了个样。他发现自己的蠕虫好像没有了。于是他又感染了更多的蠕虫。但这一次，他的症状恶化了。他的体重从六十几公斤掉到了 50 公斤，不仅骨瘦如柴，还贫血。有一天，他终于去了医院。医生要通过静脉注射来给他补水。他说，即便当时自己有如此糟糕的经历，还是想立即感染蠕虫。毕竟好转的那些日子实在是太美妙了。

司格特的医生是加州大学旧金山分校的乔纳森·特迪曼。他证实了司格特之前出现的好转以及后来的急转直下。他认为这种方法的质量难以控制。每个人感染的都是同样的蠕虫吗？这些蠕虫都能存活吗？“这种疗法很有想法，也很有意思，但在这些问题有明确的答案之前，我不建议你去尝试。”他对我说。他也对阿基利埃蒂和劳伦斯之间的不和有所耳闻，两人时不时就会在网络上互相谩骂争吵。“我听说过这些，这就不是一件靠谱的事。”他说。他总共有 6 个病人曾接受过蠕虫感染。在经历了最初的好转阶段后，有 5 个都出现了恶化。只有一个仍然有蠕虫在身。我在 2010 年和这一位约谈。

她的名字是黛博拉·韦德。

我在韦德的家乡圣克鲁兹见到了她，那一天阳光灿烂万里无云，典型的加州天气。她的脸上有些雀斑，一头赤褐色的头发，高高的鼻梁让她带有几分希腊古典味道。我们在她家花草繁茂的后院里坐了下来。挨着后院有一片很大的花园，围栏里养着鸡，咯咯叫个不停。

韦德在16岁时被确诊患上了克罗恩病。刚30岁的时候，她在手术中摘除了自己的下行结肠。到2007年的时候，她已经把能用的方法都试过了，也服用过修美乐，但都没什么效果。她的体重下降了十来斤，每天排出的都是血便。她对温斯托克的研究也有所了解，但却无可奈何，因为负担不起猪鞭虫卵的费用。她还发现了劳伦斯经营的业务。当得知劳伦斯在哪之后，她心想，就是这儿了。劳伦斯正好也住在圣克鲁兹。

2007年12月，德博拉去了趟墨西哥，过去她一直怕那里有寄生虫而不敢去，这一回则特地去感染了10只蠕虫回来。一开始，她的状况很不妙。她的脚踝肿了起来，关节也变得僵直。但过了六个星期，她的情况又出现了好转。食欲有所恢复。等到了第四个月时，身体上的疼痛减轻了，排便的急切感也大大的减退了。掉的十来斤体重也长了回来。她的医生（乔纳森·特迪曼）说，她身上的标志炎症的C-反应蛋白水平下降到了0。等到2008年春天，她已经恢复到了几年前更好时的状态。

韦德接受了更多的蠕虫，每次多二三只。可能这一选择并不明智。她进入了一个状态极不稳定的阶段。同年冬天，她退回到了最开始的状态，粪便测试显示，她一只蠕虫都没有留住。于是她又从头来过：再次感染10只蠕虫，然后就保持不变了。不到一个月，她又有了恢复的苗头。她让自己学会了如何计数虫卵的数量——从而对蠕虫存量进行管理。她发现，自己之前难以下咽的食物，比如比萨饼，也吃得下去了。韦德本是一位高高瘦瘦的女性，一米八三的身高，体重终于长到了66公斤左右。

就在这时，她的状况出现了回退。更糟糕的是，本来她和劳伦斯已经建立了很密切的联系，但偏偏在这个时候两人吵翻了。她逼他证明提供给自己的蠕虫品种是没有问题的。他从未正面证实，却指责她违背了两人的合约条款。也就在这时，FDA 找上了劳伦斯的家门，他不得不逃离了美国。没有了蠕虫补给，韦德又回到了被克罗恩病百般折磨的地狱谷底。

和韦德初次会面后过了几个月，我又在洛杉矶一次国际生物疗法学会的会议上见到了她，她穿上了一条褐红色的连衣裙，脚蹬高跟鞋，给大家讲述了她的经历。后来的进展并不顺利。我们那次见面之后，她的体重一直在往下掉。她又尝试接受了猪鞭虫，但新的尝试只让她的状况变得更糟了。当时的她就又用回了强的松。"我不得不去提华纳感染蠕虫。我不得不自己进行蠕虫卵计量管理。"她在讲述的最后说道，"我想要自感染却又不得不担心自己的合法权利受到侵害。我不得不花几千美元去买几个蠕虫的幼虫。我不得不常年等待微生物群落消失的理论得到研究和证实。我不得不在已经能够搞到蠕虫的情况下还苦苦等待药用蠕虫产品的出现。这一切都不应该发生。"

她的听众基本上都是科学家，她的讲述及其中所隐含的恳求也令他们大为震惊。这些听众当中，有科学家利用蛆虫来清洁伤口，还有人则用水蛭来实现消肿。所以她用蠕虫这一点也不算是天方夜谭。而且我们要注意到，韦德是会上唯一一个发言的患者，而她也许终其一生都将被不治之症折磨。

韦德讲完后，一位研究蜂针疗法——利用蜜蜂蜇咬治疗类风湿性关节炎的方法——的韩国科学家站出来不无动情地解释说，韦德刚才说到的 C- 反应蛋白，在科学上是没有参考价值的，且不论监管当局应该付多少法律责任，都应该对他们予以理解。他离开后几分钟，韦德已经热泪盈眶。

她说，自己只不过想好起来。阿基利埃蒂也参加了这次会议，而且已经把她当成了自己的客户，并试图安抚她说："我们会有办法的。想想这病给你打来了什么。你和这病一起走到了今天。"

“哪怕变成简单的单维生物，我也不想再继续遭罪下去了。”她反驳说。她想去意大利读书，去读医科学校。“可我去不了，因为我还是病得很重。”

无名之疾的意义所在

19 世纪后期，当花粉症开始在富有阶层中流行，有些人说自己总是打喷嚏，一方面显示了这一人群本质就是精细，也表明了文明进程中存在的一些小差错。他们抱怨说，这个煤电新世界变得太机械化了，一切变化都来得太快，反倒让他们这群最最敏感的个体饱受折磨。要想摆脱这折磨，唯有回归纯洁与自然——离开城市，搬到山中或海边的花粉症疗养院去。

在《过敏：现代病的历史》一书中，马克·杰克逊曾指出：我们对现代性的批判始终贯穿在我们对过敏的理解，及我们理解过敏之前一个多世纪就泛滥的“白色瘟疫”——肺结核存在的过程当中。时不时，卫生假说（或“老伙计”假说）就急切地跳出来要痛斥这一理论的流行。经过数年对地下蠕虫交易的蓬勃发展的观察，我能看到这一进化思想框架给那些饱受过敏和自身免疫性疾病折磨的人们带来了某种心理上的安慰。它也考量了那些几乎无法治愈甚至无法解释的病症发生的背景环境。

曾与乔尔·温斯托克共同研发药用猪鞭虫卵的科学家戴维·艾略特说得再好不过了。“人们能如此迅速地理解这一概念，着实令人惊讶，”当我问到他找志愿者来做蠕虫实验是否遇到困难时，他说，“我们告诉大家，这种病……显示了世界发生了变化，而不是你发生了变化——你本身没有出任何问题。”

听他这么说真是松了一口气啊。而且得知你遭遇的病症是有原因的——不是自己有问题，也不是自己倒霉，这是何等舒心！研究这些疾病疗法的科学家们还能就此给出免疫抑制剂和哮喘吸入器制造者所不能给出的解释，简直让人喜不自胜！

我们讲到过的这些科学研究指出，对现代性的含蓄批判，在生物学上同样有效——事实上，我们对人类超级有机体的干扰从某个角度上造成了免疫上的功能失调。不过，这些万人同声的理论也给了地下蠕虫贩卖者们对研究中仍有争议的部分加以粉饰，比如说：蠕虫理论预言，如果这些蠕虫存在于身体中，则发生过敏等失调的概率就较小。但理论中并未明确说，感染蠕虫就一定能治好已经存在的失调状况。没错，是有可能带来改善，并在一些小范围的研究中实现了。但这一方法的关键应用仍然有待证实。

现在，研究进展仍然缺少准确的专业意见或精准的科学验证，而且处处透露出的不稳定因素也都使得网络上的“众包”求解人群面临诸多窘境。无从证实的传言影响着人们的关键抉择。人们都选择相信与自己预设的结论相符的说法。这其中存在的风险也无从明确得以评估。比方说，我们举个最简单的例子，蠕虫以寄主为生，并因此会对寄主的肠道黏膜造成伤害，这一点却几乎被完全忽略了。再就是几乎没有人去想想，一个生活在发达国家的人——不仅肠道菌群与其他发展程度的地区存在显著不同，免疫功能也已经发生了改变——在成年后突然接受寄生虫群在身体内寄生时到底会发生些什么。当然，这也是一种进化上的新特征，目前尚无人了解长期后果会是怎样的。

此外，安全防护措施和质量保证这两方面也完全来自于“蠕虫供应商”的自我约束。如果出了什么事，没有任何承担和问责机制。没有人说得准——包括我在内——人们得到的就是他们想要的那种蠕虫。只有某些蠕虫能够穿过皮肤，并有可能成功消除某些不好的症状，但这也并不意味着你获得的一定是美洲板口线虫（耶鲁的一位蠕虫专家迈克尔·卡佩罗，通过 DNA 测试才证实我身体里获得的是美洲板口线虫）。

所有这一切表明，科学的解释总会令人鼓舞，地下蠕虫交易的出现也带有某种必然性。无论是劳伦斯、阿基利埃蒂或是别的什么人，总会有人做这门生意的。那些需要蠕虫的疾病太让人痛苦。科学给了人们希望，科学的解释也让人心动。那些发达国家的人的肠道中，仍有某个潜在的解决方案存在着。

事实上，就在劳伦斯和阿基利埃蒂开始在网上销售寄生虫后不久，西班牙也冒出了类似的生意。在澳大利亚，有那么几个月里，也有人售卖蠕虫（但后来这两个买卖就从网络上消失了）。此时的劳伦斯已经俨然将自己视为了普罗米修斯一样的播火者。是他从科学家那里把永远雪藏的万灵药盗了出来，是他将其带给了受苦的众生。他的一些客户也肯定他，赞颂他。也有人在私下里表示不想再忍受他的反复无常、起伏不定以及总想欲盖弥彰的行为。他们说，能做到像劳伦斯那样的人肯定有点不对劲，所以那些奉承话显然有些太过想当然了。有人能搞到蠕虫当然是好的，但再专业一些岂不更好？

在我看来，劳伦斯本身就像是寄生虫。从正当的角度来说，他和阿基利埃蒂所仰赖的，都是真正的科学家所进行的研究，这些研究发表在学术期刊上并经过了同行评审。但即使到现在，他们也并未对研究本身有任何贡献。而他们对于科学研究究竟能有何贡献，就像寄生虫之于它们的寄主究竟有何助益，到现在为止还不好说。或许，他们的行为已经引起了人们的关注，而这也可说是一种帮助。现如今，会有人直接向医生问起“是否能用蠕虫疗法”这样的问题了。当然也有一部分人并未能通过这种疗法而得到救助。如此说来，他们的所作所为对科学有所帮助到什么程度，还很难讲。

尽管这其中有诸多的不确定性，蠕虫的地下交易还是大大的发展了。据劳伦斯和阿基利埃蒂的估算——以及参与到讨论版上的人数来看——已经有数百人尝试过了蠕虫疗法。不断有人讲述自己有所康复的神奇经历。还有一些诸如绕开阿基利埃蒂和劳伦斯，自行交换含有虫卵的粪便样本，实现蠕虫自助转让之类的议论。维基百科网站中的“helminthic therapy”（肠道蠕虫疗法）词条集合整理了诸多相关文献，但并无涉及阿基利埃蒂或劳伦斯的内容，被大家当作参考资料的集合。这里不仅有大量关于寄生虫和免疫功能的科学论文，最近还增加了关于如何自行在家孵化幼虫的说明。赫伯特·史密斯，目前已经是该疗法最重要的支持者之一，由于之前感到在雅虎讨论版上看到的某些言论有些偏颇，部分出于想离这种言论远一些，通过脸书（Facebook）社交平台另设立了关注蠕虫疗法的讨论组。

“我认为，这一实例充分显示了互联网的力量，以及进行医学‘探索’的新途径所在。”得知我在写这样一本书之后，一位媒体研究专业的研究生在脸书上给我留言。他通过鞭虫让自己的溃疡性结肠炎得到了好转。他还说：“当（我）发现，最底层的患者们终于有所行动，以近乎地下和自助方式进行‘蠕虫流通’的病人终于开始对自己的健康做主，有时甚至不惜和医疗机构发生冲突，都让我深受触动。”

在我看来，蠕虫“流通”仿佛一出慢镜头下的希腊悲剧。即便实验进展缓慢，真正的科研工作者也还在继续推进研究。否则我们如何知道这种疗法究竟有没有效果呢？监管当局也不能不阻止让那些人销售未经批准且存在潜在危险的药物。如果让他们继续下去，势必将引发混乱。而被不治之症折磨的病人们也不得不四处寻求帮助，哪怕要从不可靠的源头购买寄生虫也在所不惜。任何一方都有权利寻求自身利益，但这样一来冲突就不可避免地要发生。

四方寻求帮助的病人们恰恰是这其中最值得关注的人群，对他们来说，多方能够和谐共存才是最重要的。尽管有些科学家出于好意指出地下蠕虫交易有些不妥之处——乔尔·温斯托克称这些交易是在“私售”科学——仍有人认为能将蠕虫交易纳入正轨或许更好。“我猜测，监管当局已经认识到了这一切正在发生。他们不应再逼迫人们不得不到那边（墨西哥）去花钱买蠕虫带回来，这一切也得不到任何管控。”澳大利亚胃肠病学家约翰·克罗斯（John Croese）如此说道。他正在就乳糜泻和蠕虫进行实验研究。

黛博拉·韦德也表示：如果人们要等待数十年，尤其是当这些人可能没有数十年好活的情况下，才能用上一种没多久前大多数人类在不知情的情况下都携带的“药物”的话，就太不应该了。

* * *

生物疗法会议后，我一直很担心黛博拉·韦德的状态。她又从阿基利埃蒂那里搞来了一些蠕虫，但并没有得到好的效果。她的医生都建议她做手术，服药或用抗生素治疗，但她仍然坚持要用蠕虫。我猜测她可能是出现了某些信念上的偏差。很显然，蠕虫对她已经没有效果了，而她却仍然对其坚信不疑。有一天，我在脸书上和她聊天时说，蠕虫治疗理论很可能是完全错误的。“诸多事实显示这不可能全错。不吃药也能恢复的效果太惊人了。”她回答说。

后来，我又问她，为什么在那么多与她的认识截然相反的研究证据面前，仍然能够坚持自己所信。她说，“真的无法不在意自己完全恢复状态”的那两年半时间。

在她最终接受抗生素疗法之前，她就已经受够那些非硬性药物——粪便移植、噬菌体（攻击有害细菌的病毒）——的备选方案了。后来，她又做了个结肠造口术——通过外科手术在她的直肠附近造出一条支流。后来她又尝试了免疫抑制新药——那他珠单抗，一直让她惴惴不安。

一直到了 2011 年 9 月，克罗恩病开始侵袭她手术获得的人造口。而那他珠单抗让这一状况变得更加恶化。事到如今，无论是医学上的对抗疗法，还是地下获得蠕虫的治疗方法，她都试过了，任何一种都已让她心力交瘁。要说可能性，也许还有一种。阿基利埃蒂正在试验一个新的蠕虫品种。韦德打算试上一试，也把这个想法和我说了。她还说，她的医生也知道，没有其他法子可想，因此也没有加以阻拦。事到如今，我对她的境遇也有了更多的了解，便也不会认为想一切诉诸蠕虫就是痴心妄想。或许说，这是一种不屈不挠的乐观精神更为合适吧。她明明已经别无选择，但她仍然不放弃任何一种可能有效的治疗方式。

接着，奇迹接踵而来。韦德的医生说服了保险公司报销她的免疫球蛋白静脉注射液，这玩意儿价格贵到离谱。静脉注射用免疫球蛋白中含有从捐献者那提炼出来的抗体。原理尚不清楚，但身体中流通起这些抗体，能够强化免疫调节，对很多自身免疫性疾病都有效果。韦德也在注射后获得了好转，但不算彻底。2011 年 12 月，她还是去了提华纳市，买了 10 只蠕虫，打算试试新品种是否能有奇效出现。三个月后，她失掉的体重又长回来了，而且整个人都感觉好了很多。“哇噢！”她在脸书讨论组中感叹道，“不愧是蠕虫！”

这时候，我自己的蠕虫尝试也有一年多的时间了。

第十四章

与人类杀手共生

生命，原本就是千疮百孔，虫魔滋生。茎干连接着破损的叶片，腹腔里揣着病变的脏器，翅膀上的羽毛干涩暗淡，而这一切远比万般完美的一切要正常得多。一个毫无瑕疵的动物——或人——仅仅存在于理想或虚构的世界当中，简直跟广告里埃菲尔铁塔上只有一个旅客一样稀奇。这种情形只存在于我们的头脑之中。疾病是我们作为生命体不可或缺的一部分，我们必将与它们在生命过程中共存。

——马莲娜·苏克*：《遍布的生命》

尽管2010年11月我进行了蠕虫自感染，但我并没有幻想它们能治愈我的病，我预期最

* 马莲娜·苏克（Marlene Zuk）：进化生物学家。此段引出自其作品 *Riddled with Life*。——译注

多也就能带来一点缓解吧。如果它们真起作用，我可能就得一直保持蠕虫感染的状态了。如果它们能在更早的时候就阻止我发生免疫系统疾病就好了。现在则让人有点泄气啊。

我对这些寄生虫是否足够亲和也持怀疑态度。我采访过的人倒是没怎么提过是否曾出现一些异样，但最近他们都开始经常性地服用免疫抑制剂了。我没有。我也觉得，是否一些人过于乐观和轻松的心态，让他们无法就感染引发的症状做出真实可靠的评估。我之所以暂且先把自己的判断放在一边，以身试验蠕虫疗法，好奇心之外，也是想亲身见证——亲自用肠道见证——蠕虫究竟有多可怕。如果我想要证明免疫系统需要肠道蠕虫的存在，我得通过第一手的方式亲身感受蠕虫在身体里的存在状态。

我几乎是立即就有了很不妙的感觉。在提华纳，这些蠕虫刚开始透过我的皮肤往身体里钻的时候，我就感到一阵金属重击般的疼痛。我没有像其他人描述的那样“嗨”起来，反而在一瞬间，高海拔症、睡眠不足和宿醉的感觉同时涌了出来。

接受蠕虫后一个星期，我感到手臂有些胀胀的。又过了一个星期，原本像被蚊子咬过的蠕虫钻进去的地方几乎已经看不出痕迹了，却突然又肿起了一些鼓包，还很痒。第三周，我开始出现腹部绞痛，偶尔还会有轻微的头晕。到一个月的时候——此时尚未成熟的蠕虫应该已经到达我的小肠里了——腹痛变得越发厉害。

与此同时我开始腹泻。细节略过不表，我只能说，虽然尚不至于是糟糕透顶，但也是相当难受了。科学家形容腹泻是一个“洒扫”的清除过程。我的肠道正是在使出浑身解数想要摆脱这群寄生虫。数百万年共同进化的痕迹仍然存在。我这辈子都没学习过的知识，我的身体却自然就知道要怎样做。

就在这时候，我终于发现了一些好的变化。我的鼻子超级通透。

有好几天早上我一醒来，就能听到自己的鼻腔噗地一声通开了。

但是我的肠道症状并未好转。我下定决心不吃药。雅虎网站的讨论版上，有感染了蠕虫的人说他们会吃强的松来控制这些症状。但这不就成自欺欺人了么？我想要实现的是寄生虫和寄主之间自然形成的一种平衡状态，而且我想要知道，实现这一状态的过程究竟是怎样。但是肠道翻腾到让我几乎崩溃，我终于忍不住给自己灌了些铋下去。自己的窘态让我忍不住想：这副模样的我不就跟圣经里想要强行从天使那里获得祝福的雅各一样吗？要么就是试图驯服一匹烈驹的牛仔？我真的能"驯服"它吗？还是被它狼狈地掀翻在地？

我的鼻腔保持畅通，我的头痛也始终没停。而且我还在继续闹肚子，难受。我开始后悔为什么非要尝试这个。作为一个饱受哮喘之苦的人，我怎么就忘了人只有健康时才能感觉到世界的明媚这一点呢？我根本就是在自我毁灭。本来明明差不多就可以了……

到来年 1 月中旬的时候，新的变化发生了。本来脱发总是和指甲凹陷同时出现的。指甲和毛发里的蛋白质（或者叫角蛋白）是同一种，而免疫系统会对这些蛋白都进行攻击。结果就是我们这些毛发脱落的人，无一例外都会有指甲凹陷或凹槽。但是到了 1 月中旬，我有些指甲似乎长好了些。真是有点意思。还有一点，不过也许只是我自己的感觉，因为实在难以确定：我觉得自己的皮肤好像变嫩了一点。

打从青少年时期起，我就有点轻微的毛囊炎，头皮上面鼓起一些小包。这些鼓起来的地方也变平了，不能说是彻底，但很明显。更明显的是，我手指头上一些湿疹留下的斑块也消失不见了。

2 月初，胃肠不适极大消退。还是有轻微头痛，基本发生在上午。先是右边眉毛靠内侧，随后是头上斑块处，最后是左眉，陆续开始长出细细的毛发。补充一句，这些毛发非常非常细小，几乎看不出来。我得把脸贴到镜子上才能看清楚。如果我们把毛发全无到毛发丰满用0～10来表示的话，我那时的毛发保有程度应该在0.05左右，但这也是极大的进步了。

那个时节，空气中的花粉含量正在逐步升高。我妻子已经开始打喷嚏了。而我的鼻子还是畅通的。我仔细观察了她。她会在半夜进入极度过敏的状况，鼻涕眼泪流个不停。而这么多年来第一次，我竟然没事。我心中暗自得意。我妻子也开始对我的蠕虫试验不那么不当回事了。搞不好我没有失去理智。搞不好我真的发现了些什么呢。

春天，好转仍在继续。头还是疼。空气花粉含量继续走高，花粉类型也随时间轮番上阵。我的鼻腔依旧清爽，畅通无阻。地铁里，我周围全都是喷嚏不断的人们，有生以来头一回，我竟然不是这些人中过敏最糟糕的。

5月初的某一天，我和妻子一起去布鲁克林植物园散步赏樱。之前几天，我曾有过短暂的眼部不适，总像有砂子似的要流眼泪。走在樱花树下时，我的过敏又进入了火力全开的状态。随后一周，之前所有好转都回复了原状。湿疹回来了。毛囊炎回来了。和大家一起打喷嚏打个不停的那个我又回来了。这是发生了什么？我的蠕虫没有了吗？

阿基利埃蒂给我发来了个小塑料瓶，说给我做个粪便检测。现在的状况可真是让我有点手足无措：我要怎么做，才能体面地把粪便装到一摞硬币大小的容器里去呢？阿基利埃蒂提供了两个方案：把保鲜膜罩在马桶上，排便，然后收集样本。要么就直接坐在马桶上排便，挖起一块作为样本。不用特别考虑样本的清洁。

我决定用第二个方法，收集完毕后用“生物物质”专用快递发到他在圣迭戈南部的家中。没有虫卵（检测是否有寄生虫感染的标准方法就是看样本中是否有虫卵）。阿基利埃蒂又给我寄来了一套采样塑料瓶。他跟我说过两天再采集。这一次还是没有虫卵。至少从他得到的结果来看，我身体里没有蠕虫了。那我要不要再感染一次？绝不！但我还是跟他说，我会再考虑一下。

鉴于我的身体自主驱除了蠕虫，我觉得没有再试验一次的必要了。我很失望，但宽泛地看，这一结果是与进化理论相符的。一个有过敏倾向的人也被预设了会驱除寄生虫。我自己显然就是最好的证明。那么我也就没有必要期望更高了。

澳大利亚胃肠病学家约翰·克罗斯曾花费数年研究蠕虫，也曾亲眼见证蠕虫给克罗恩病和腹腔疾病带来些许好转，并进行了进一步分析。身在发达国家的人要想研究蠕虫，就必须有意让某个人感染寄生虫，从而获得虫源。因为适应人体的寄生虫品种并不适用于寄生实验室动物。

因此，克罗斯和他的同事用从戴维·普理查德那儿获得的可感染性蠕虫幼虫——这些蠕虫正是多年以前普理查德他们最初从克罗斯所在邻国巴布亚新几内亚获得的——感染了他们自己。每个人在感染后的反应都不相同。克罗斯感受到了剧烈的疼痛且很快就腹泻，他的搭档里克·斯皮尔却几乎没什么反应。他们又给自己做了胶囊内窥镜检查，这是一种新近的技术，把一个药片状的微型数字相机吞下去，让其拍摄体腔内部的状况。

通过直接的生体检测，这两位科学家有这样两个重要的发现：首先，他们注意到克罗斯之所以会感觉到剧痛的原因。蠕虫幼虫直接接触的地方变成了糊状。肠子溶解了自身的组织，以使幼虫脱落。这就是恰当功能领域的过敏——驱除蠕虫。蠕虫无法攀附在肠道内壁，就会被冲向肛门。

他们还观察到，无论他们给自己身体里放入多少只幼虫——无论 50 只还是 100 只——最后留在各自身体内的蠕虫数量都始终一致。就拿克罗斯来说，他对蠕虫的反应要比斯皮尔强烈得多，身体里留下了大约 6～9 只蠕虫。而斯皮尔感染后的反应很小，约有 16 只蠕虫在身体里稳定地留存了下来。这正体现了身体对蠕虫的两种不尽相同的对抗策略。一个人（克罗斯）是预先付出巨大代价，早早将蠕虫控制在较少数量，从而在之后被蠕虫劫掠的资源也会比较少。另一个人（斯皮尔）则是尽量避免在初期就付出过高代价，但后面从长期看会相应付出多一点。看起来，两种策略都是遗传基因决定的。

最重要的是，尽管在斯皮尔身体里驻扎下来的蠕虫要比克罗斯的数量大，但两人最终都与各自的寄生虫实现了和谐共处。当他们身体里的蠕虫数量达到了遗传基因认为的"理想"数量时，身体与蠕虫之间的冲突也停止了。

这么说，或许对我来说，理想的蠕虫数量就是零吧。而且，和过去不同的是，现代人的人体组织都营养太充足了，几乎有无穷无尽的资源可以用来对付入侵者。或许这也是个重要因素。我营养太好了，所以容不下蠕虫。

我始终都没有服用任何驱虫药物。而且奇怪的是，尽管我似乎明确失去了所有寄生虫，但我指甲上的凹陷仍然在继续变淡。其他蠕虫存在时的症状——偶尔隐约的头痛和时不时轻微浮肿的感觉——仍然在我的身体上盘桓。到了 9 月末，我已经完全放弃蠕虫试验了，而此时情况又出现了再度的反转。我的鼻窦又变得通透无比，我的皮肤也又柔软起来。手上的湿疹斑块又一次消失了。毛囊炎消退了，细细的毛发再度焕发生机开始生长。此时距我接受蠕虫已经过了十个月，距我身体里的蠕虫消失也过了四个月，而它们似乎又回来了。这一回，我的粪便检测中又有了虫卵。

这其中有一个因素值得一提：在不同说法中有这样一个共识存在，那就是短暂的蠕虫感染并不能够真正调节寄主的免疫系统。反之，这种短暂的轻度感染还可能会促使过敏性疾病的出现。地下蠕虫交易基本上忽略了这一观点，而这一观点正能解释肠道蠕虫和过敏之间偶有发生的冲突现象。

所以说，在头几个月里，我的免疫系统可能是在和新来的蠕虫角力。从我症状的严重程度来看——加之从约翰·克罗斯的研究加以推测——或许我确实成功地将未成熟的蠕虫幼虫数量削减到了很少的几只。这几个幸存者只能先想办法存活下去，却没有机会进行繁殖。这就能解释最开始的粪便检测中为什么会没有虫卵。然而到了某一时间点，收益递减效应出现了。继续驱除存余蠕虫要付出的代价，跟留下它们能获得的好处相比，太不划算了。于是我的免疫系统干脆挥了挥手，放过了最后几只成虫，它们得以在新秩序中幸存下来。从这一刻起，我的免疫调节再度上线了。

我还是有食物过敏，但有些过敏症状——比如喉咙收缩——已经不像之前来得那么吓人了。但和贾斯伯·劳伦斯等一些人不同的是，我的哮喘还是没有得到来自寄生虫的任何压制，没变好也没变糟；我的鼻窦在过敏季节再度来临的时候已然保持着通畅，而我的妻子仍然应季开始打喷嚏。我的指甲上面的凹陷和凹槽越来越浅了。细细的毛发也还在长，但实在是称不上有什么质的改进，所以我也不大提起这个变化。但我的毛囊在被任性免疫系统压制了几十年后，终于有了重返生机的迹象，还真是不寻常，且令我感到振奋不已。

至于我的湿疹呢？好了。

所以，有这么几件事我已经搞明白了。首先，如果你的终极目标是通过童年时期主动感染寄生虫来预防自身免疫性和过敏性疾病，如果我的经验有适用性的话，那么我绝不会推荐感染蠕虫这一途。比如，我绝对不会主动让我的女儿做此尝试。但是，如果我能确定她必定会得上克罗恩病或无法治疗的过敏症的话，我也许不会这么坚决。然而我并不能确定这一点。我甚至无从得知，年少时的蠕虫感染是否真的能预防这些疾病的发生。有很多流行病学研究都认为预防作用能够实现，在啮齿动物身上的试验也证实了这一点。但我们还是要看到，它对人类也有效的明确证据依然十分有限。而且，要想证实这一点必须要通过科学的手段。

另外，作为一个外行，在我的肠道中落户的小生物竟能通开我堵塞的鼻窦，舒缓我的湿疹症状，实在是太不可思议了，而实现这一切还无须承受过敏药的种种副作用。蠕虫显然精确了解我的免疫系统的运作方式，而采用对抗疗法的过敏药则还做不到这一点。

我觉得，发生在我皮肤上的变化中就蕴含了这一蠕虫实验中最为重要的发现。我们看到，皮肤功能紊乱正是轻微免疫调节失常转化为严重免疫性疾病的分叉点。

食物过敏是怎么发生的

如果有人想要给近几十年中越来越多的食物过敏一个官方的解释，那么他必定会提出如下问题：造成过敏的是过敏原本身吗？过敏性疾病的出现是否还存在更深层的原因？

1998 年，英国卫生部给出的结论是过敏原本身即是问题所在，并建议让来自有过敏家庭的婴儿不要接触已知的致敏食物，比如花生。这一建议基于如下两个发现：如果实验鼠从未接触过某种蛋白质，也因此未对其产生敏感的话，就不会在接触到该蛋白质时产生过敏反应。还有一项研究中，科学家发现，连续两年不让儿童与任何常见的过敏原（花生、鸡蛋、鱼等）相接触，这些儿童比对照组发生过敏的情况要少。美国儿科学会也给出了类似的指导建议。

但伦敦帝国学院的一位过敏研究员吉迪恩·拉克，对这些建议始终持保留态度。看起来很简单，如果你对花生过敏，你确实应该尽量避免与之接触。但是，避免接触并不能解释最基本的问题，那就是你是怎么会对花生过敏的。世界上的人们对各种各样的食物过敏，而这似乎也说明，环境因素在其中起到了十分关键的作用，但这仍然不能说明，与过敏原发生接触就是促成致敏的最重要因素。他感觉，如果这其中有什么不同，那就是吃花生比较多的地方的儿童，似乎对花生过敏较少。

人们遵照官方指导建议的这些年里，拉克也发现了证实他猜测的真实证据。他对以色列和伦敦的犹太人中常见的食物过敏进行比较后发现，伦敦犹太人中这些过敏药更常见——对花生的过敏几乎是以色列犹太人的十倍，对芝麻的过敏则是五倍。这是由于接触程度不同造成的吗？在以色列，检查显示婴儿会因为吃一种叫作 Bamba 的花生零食而发生龋齿疼痛。但是在英国，婴儿就不会被给予含有花生的食物。口腔很早就接触过敏原——而不是避免——似乎能够预防过敏。

接下来，拉克试图弄清楚，英国的过敏儿童在其家长殚精竭虑避免孩子接触过敏原的情况下，是如何对花生产生敏化反应的。从 20 世纪 90 年代在美国时，他就曾注意到，啮齿动物能从皮肤接触发生过敏。比如，当科学家将卵蛋白涂抹在有过敏倾向的实验鼠身上，实验鼠就会产生敏感。如果这些产生敏感的实验鼠吸入它们之前只是稍微接触过的过敏原，它们就会发生类似哮喘的症状。这种过敏性肺病是从皮肤接触到蛋白质开始的。那么这一过程是否也会发生在儿童身上呢？也许发生食物过敏并不来自于口腔摄入的过程。

拉克对英国有花生过敏的儿童及其父母进行了调查。结论几乎很快就得出了，花生过敏并非先天存在。被调查儿童的脐带提取的血样中并未发现针对花生的抗体。但是他也注意到，过敏的发生与过敏原的环境接触——不是通过口腔，而是皮肤接触——之间的巨大关联。

很多母亲都不知道，用于缓解尿布疹、湿疹和皮肤干燥的常见婴儿乳霜中都含有花生油的成分。给孩子涂这样的乳霜能够让孩子发生花生过敏的概率提升 7 倍之多。不仅如此，有些大豆蛋白与花生蛋白也十分相似，因为二者都是豆科植物。也有的乳霜中含有大豆产品。给孩子使用这些产品，虽不一定会让孩子对大豆产生过敏，但有可能让孩子对花生产生交叉过敏。孩子发炎的皮肤会吸收大部分的乳霜。最有过敏倾向的孩子，往往是父母在无意中让孩子发生过敏。

皮肤是人体最大的器官。保持皮肤里的水分，对于陆地动物来说十分重要。同时，皮肤还是抵挡各种寄生虫、扁虱、跳蚤、蚊子、虱子、恙虫、螨虫等各种小生物叮咬但却不会让其进入身体里面的第一道防线，毕竟钩虫、血吸虫等肠道蠕虫要钻过我们的皮肤才能进入到身体内部。故而，我们的免疫系统会倾向于将上皮层接触到的真核细胞视为某种寄生虫，并产生抗寄生虫反应——即过敏反应。

但是，通过进食接触到的蛋白质则通常会被放行。这就是口腔免疫疗法（主动培养免疫系统接受花生的过程）会奏效。除非被其他条件所干扰，我们先天就是将从喉咙进入的蛋白质当作食物来对待。有许多病菌和寄生虫也会走口腔进入这一途径，但我们的倡导免疫系统——身体里最为复杂的机制——有多种办法将其与食物加以区分。然而，通过皮肤进入的物质就不那么好判断了。它会被判定为入侵物质。

因此，拉克得出了这样一种解释：儿童会发生食物过敏，是因为他们首先通过皮肤接触到了这种食物的蛋白质，这种接触方式触发了身体的抗寄生虫反应。他的身体所发现的问题在一定程度上变成了结果。首次接触的路径带来了问题。这些儿童并不是在过早的时候不恰当地接触了过敏原，而是通过不恰当的器官接触了这种物质。问题在于，这些孩子应该更早通过口腔接触这种蛋白质，而不是先通过皮肤接触。最糟糕的是，让儿童不再接触致敏食物（即阻止其培养口腔容忍）很可能让该过敏越来越严重。

事实就是如此，官方建议人们应该避开过敏原，而科学家发现，避免进食致敏食物并不能够有效抑制食物过敏的发生。而在英国和美国，食物过敏越来越多了。2008 年，美国儿科医师学会不再坚持之前的观点，修改了他们的指导意见。目前他们建议的是母亲完全母乳喂养四个月，且不过晚接触任何食物。

在拉克进行这些研究的同时，基因学家也把注意力放在了过敏性疾病中的皮肤功能失调上面，但关注的角度却略有不同。

奏响“过敏进行曲”的变异蛋白

2006 年，苏格兰邓迪大学欧文·麦克莱恩实验室的一组科学家译解了与皮肤结构和完整性相关的两组重要的基因变异型。他们标记出的基因编码了一种叫作丝聚合蛋白的蛋白质，这是表皮，即皮肤外层的重要组成部分之一。科学家们识别出的基因变异型阻碍了这种蛋白质的生成。携带两个该“无效”基因寻常型副本的人，其特征就是会有长期炎症性皮肤干裂。

这一结果及这种基因本身都很有意思。而其中一位科学家艾伦·埃尔文的观察结果让他们的发现愈加引人注目。在检查患者病历的时候，埃尔文发现，有寻常型鱼鳞病（Ichthyosis vulgaris）的患者中有很多人都会患湿疹。看上去，缺少丝聚合蛋白会使人更容易发生免疫性疾病。更要紧的是，需要两种基因变异才能造成严重的寻常型鱼鳞病，而只要一种变异复制，就要注意增加罹患湿疹的风险了。

随后，关于这种“无效”丝聚合蛋白变异又出现了大量的研究，所有研究都坐实了它与一般免疫性疾病之间存在的关联。带有这种无功能基因的人，不大可能会逐渐摆脱湿疹，反之会更容易患上哮喘。

这些人对尘螨和猫过敏的概率也比没有该基因的人要高一倍。在丹麦，这种基因的存在便预示着所谓“过敏进行曲”的出现。基因携带者在早年会发生严重的湿疹，随着年龄的增长，哮喘和其他过敏反应也会随之而来。丝聚合蛋白变异甚至还能让斑秃变得更加严重。

该基因在日本人当中有另外一种不同的变异型，但同属于“无效”类型的基因，也会增加患湿疹的概率。总的来说，这几种基因型的携带者比非携带者患湿疹的风险要高出 3～5 倍，患哮喘（伴随湿疹）的概率也会增加 50%～80%。几个变异型还能使花生致敏的风险增加 2～5 倍。

同时，实验结果也充分显示了湿疹、皮肤红肿和食物过敏之间的联系。20 世纪 50 年代末期，一只实验鼠在没有任何人注意到的情况下自发发生了丝聚合蛋白变异。科学家将这只老鼠称为“裂尾”。只要让裂尾鼠的皮肤接触卵蛋白，就会促生变应性致敏。还有其他观察结果显示，抛开丝聚合蛋白变异，用胶布“剥去”老鼠的皮肤——也就是最外面一层的保护，就会通过真皮引起实验鼠的变应性致敏。如果把卵蛋白换成花生蛋白，就连之前吃过花生完全没事的老鼠也会发生过敏。

科学家们由此推断，让红肿发炎的皮肤接触某种你不过敏的物质，是有可能让你变得对该食物过敏的。

透过皮肤就能过敏？

一旦说到过敏，方方面面的证据（基因的、环境的、实验的）都指向了皮肤。经过对“过敏进行曲”的多米诺骨牌效应——由湿疹进而发生花粉过敏、哮喘、食物过敏甚至更糟——进行长期的观察发现，这样的结果并非巧合。通过表皮实现敏化是这其中非常关键的触发步骤。裹覆着我们全身的人体最大器官，给我们出了个难题。

这个难题对我们来说已经不再陌生了。"无效"丝聚合蛋白基因并不是新近才出现的。甚至也并不少见。欧洲人中有9%的人带有这个基因。一个基因可以存在多种无功能型——本质上即是多种形式都以同样方式失效——就说明，无论其本身的作用是什么，它们在我们过去的进化过程中都曾拥有重要的存在价值。

那么，这些基因究竟是因何而存在的呢？皮肤里的丝聚合蛋白如果少一些的话，会有什么好处吗？麦克莱恩和埃尔文推测，或许过去人类的皮肤渗透率——此处说的是细菌能够渗透的程度——要更高，这一适应性是为了让免疫系统能直接获得外界环境中的微生物的样本。通过让微小数量的样本进入体内，免疫系统就能够接触到身体能够承受量的鼠疫、流感或肺结核等高危病原体，若是日后接触到更大数量级的同类病菌，免疫系统就能够预先加以识别。那么，当通往你身体内部的黏膜入口集结起一支侵略者大军的时候，你就已经获得了免疫。这么一想，带有这些无效基因变异型的人们对这些疾病可说是早有准备了。

当今环境下，这些基因又能带来哪些问题呢？事实上，带有"无效"丝聚合蛋白变异基因的人群当中，仅有一半会患免疫性疾病。环境因素在这其中也会产生重要影响。丝聚合蛋白变异基因不但会影响皮肤屏障的保护性能，它似乎还能降低门槛，使其他因素更容易让皮肤状况发生恶化。比方说，健康的皮肤呈弱酸性，而上述基因变异会使得酸性更弱。应有的酸性变低，某些共生细菌就会变得更易附着，并更易让皮肤发炎。这只是其中的一种可能性。还有研究者指出，现代人们使用的肥皂也并非对人完全有益：我们皮肤的微酸性是生来就存在的，但大多数肥皂都是偏碱性的。没错，我们真的有可能会把自己擦洗出过敏来。

然而，决定因素真的来自于外界（微酸性的肥皂、室内采暖等诸如此类）而不是由内部生发出来吗？有研究发现，在不考虑基因型的情况下，有过敏性炎症在身的实验鼠，会自主降低其丝聚合蛋白的数量。还有观察发现，对仅有完全普通丝聚合蛋白基因——而非变异型——的人来说，其过敏性炎症反而会减少其皮肤中的蛋白质含量。设想一下，如果你先天就有丝聚合蛋白生成方面的基因弱点，那么本质上来说，如果你有炎症，你的皮肤就会变得越发脆弱。这就出现了一个先有鸡还是先有蛋的问题：过敏性疾病中先发生的究竟是什么？是引起特应性过敏进程随后引发一系列过敏性炎症的皮肤功能失调，还是被早已脆弱不堪的皮肤放大了的先天易发炎倾向呢？

皮肤表现是内在变化的映射

在发达国家，湿疹存在的多少也与城市和乡村中其他过敏性疾病的分布相同，即城市多，乡村少。农场环境能够抵御湿疹出现，比如饮用未经高温消毒的牛奶，孩子很小就上托儿所。有一项研究发现，在德国，幽门螺杆菌检测阳性的小学生，比班上那些完全没有幽门螺杆菌的同学患湿疹的可能性要低三分之二。本特·比约克斯滕也观察到，童年时期身上的微生物群落多样性较差的孩子，日后更易发生湿疹。相应的，童年时期大量使用减少身体微生物的抗生素，也会增加患湿疹的风险。

与其他过敏性疾病一样，易患湿疹的倾向也是从胎儿时期从子宫里带来的。生活在农场的母亲怀孕时接触的动物越多，孩子出生后发生皮疹的概率就越低。怀孕时母亲接触至少三种不同的牲畜，与未接触动物的母亲相比，前者生的小孩以后患湿疹的概率就会仅有后者所生小孩的一半。我们也别忘了蠕虫这一点。在第七章里我们了解到，母亲感染蠕虫也能起到类似的保护作用。在乌干达，怀孕期间做了驱虫的母亲，她们的小孩会比未驱虫母亲的小孩更容易有湿疹。

2010年，诺丁汉大学的科学家卡斯滕·弗洛尔（Carsten Flohr）发表了到当时为止最大一项安慰剂对照驱虫试验的结果——他在一年的试验期内，给1566名越南乡村儿童多次提供治疗。这些儿童的年龄分布在6～17岁之间。大多数儿童身体里都有蠕虫存在。有些还寄生有巨蛔虫。弗洛尔发现，驱虫后，效果几乎是立竿见影的，有更多的儿童皮肤变得更容易敏化。他们所生活的乡村社区中，过敏性疾病很少见，尽管这些孩子最终没有越过某个神秘的基准线而发生过敏性疾病，但驱虫确实让他们的测量指数微妙地靠近了这条基线。总的来看，这些研究表明，系统性的免疫功能在我们的皮肤保护作用中发挥了无比巨大的作用，极大程度上决定了丝聚合蛋白变异型是否会破坏皮肤屏障或起到其他更重要的作用。

基因学家欧文·麦克莱恩在2011年发表在《新英格兰医学》期刊上的一篇评论中指出，有可能从基因角度推动丝聚合蛋白生成，来治疗湿疹和特应性免疫进程。这已经得到了证实。一旦有合适的手段，这一疗法无疑将会造福许多人。但鉴于大量证据显示，由于皮肤保护问题能放大过敏症状，一系列的失调结果其实最早发源于免疫系统本身——要追溯到胎儿期的免疫基因表达，并与进化史中与人类共生过的寄生虫有关——那么从根上解决问题不是更好吗？

我个人的蠕虫实验，基本来说就是通过让我的小肠接受蠕虫，来推动我的系统性免疫功能发挥作用。这也是我会觉得皮肤上有所变化很说明问题的原因。我不敢肯定蠕虫怎么改变了皮肤的免疫反应，但改变本身是真实存在且显而易见的。我也由此推测，如果我小的时候就有这样的免疫接触，甚至在我还是胎儿的时候就能有的话，我出生后也许就不会遭遇这许多过敏性疾病了。说不定我的自身免疫失调也不会有呢。

第十五章

超级有机体崩溃了，怎么办？

The Collapse of the Superorganism, and What to Do About It

当我们想特别挑出某一事物时，总会发现它与整个世界中的其他事物紧密相连、无法分开。

——约翰·缪尔*

一个讽刺的事实摆在我们的面前，那就是我们必须要找到新的途径，来复制那些昔日我们战胜了的传染性疾病。

——让 - 弗朗西斯·巴赫

在进化的整个进程中，人类这种超级有机体不断有新成员加入，无论是其特性的集结，还是这些特性到来的时机，始终遵循着一个可预见的模式。集结的过程是这样的：新生儿来到世上时，从头到脚都被来自母亲阴道和粪便

* 约翰·缪尔（John Muir，1838—1914）：生于苏格兰，后到美国生活。终生致力于推动环境保护，推崇荒野，也留下了诸多文笔优美的关于大自然的散文随笔。——译注

的微生物群包裹着，这就是人接触到的第一个微生物菌群。接下来，细菌会通过母乳进入人体内。母乳中含有的特殊糖类能够在婴儿的肠道中培养起一个独特的微生物群落。而母乳本身还携带着能够做出免疫回应的信号分子。母乳还能提高某些针对病原体的免疫力，同时还会传达应予耐受的信息。

幼儿断奶后，父母会先把食物嚼碎，再喂给幼儿。通过这一过程，幼儿获得了 EB 病毒和幽门螺杆菌。说不定分枝结核杆菌也出现在其中并让幼儿感染，接着就在大多数人的身体内平静不动了。联系紧密的大家庭结构——兄弟姐妹和孩童众多，父母的兄弟姐妹也在其中——使得其中的成员都能够接触到大量不同的微生物。这样，人在童年时期，就获得了复杂且丰富多样的微生物群落入驻体内。这就形成了一个稳定的生态系统，不易受到来自外界的侵害，相较于今天的人体尤为如此。这样的微生物群带来的免疫刺激基准水平，可远比进入后现代时期的人类有的基准水平要宽厚得多了。

人在幼儿时期即获得蠕虫寄生于体内，不用多，有一点即可。随着时间的推移，人的免疫系统就会变得更善于驱除这些寄生虫，但总有那么一小部分会留在身体里，人就会一辈子保持着身体里有少量寄生虫存在的状态。

地表的水源流过草地森林，穿过山谷，一路接触到各种各样的生命体，腐生菌和土生细菌就会在水中积累下来。如果人一直饮用的都是富含这些微生物的地表水的话，人的免疫系统就会对这些生物加以注意和识别，但并不会有进一步的动作。

人类觅得的各种食物，无论经过烹煮还是发酵，都富含纤维，而且很粗糙，跟今天这些精致的食物相比，都非常难以消化。从母亲、同龄人以及周遭的环境，也许还有其他动物（甚或未及加工的食物本身）那里获得的各种微生物，都帮助人类尽可能地从这些食物中榨取最多的热量。

进化中的人类还会经常拉肚子。几乎有四分之一的新生儿活不过头一年，家庭成员的多寡，气候条件的差异，食物充足与否，有没有遭遇争斗，都会影响幼儿存活的长短。活不到 5 岁的约有 4%。但那时如果一个人活到了第十五个年头，继续活到 60 岁就不那么困难了。人的生长节奏也发生了一些变化。童年时期免疫系统接触到的种种事物，使人必须以比现代人更平缓的轨迹成长，青春期来的也比现代人要晚。人的身高也会矮一点，但也并不一定。石器时代后期的人类身高与今天的人类相当。在工业化之前的欧洲，城镇居民比较矮小，而乡村居民要高一些。

女性怀孕时，前面讲到的微生物社群也会通过人体的免疫系统与发育中的胚胎发生交流。胎儿尚在腹中时，母亲的免疫系统就为他即将降生在一个充满微生物和寄生虫的世界做好了准备。准备工作之一就是强化能够对微生物加以识别的机制。从一怀孕，女性的白细胞中就会充满微生物传感器。但这些白细胞同样有本领撤销那些不必要的发炎。

有一种情况并不常见：包括出生前免疫刺激在内的所有活动中，除非可能性极高，发生过敏或自身免疫性疾病是很稀罕的情况。与微生物和寄生虫的接触本身并不能有效治愈过敏或自身免疫问题，而是长期以来免疫系统与微生物们对抗的过程让这些疾病无法得到发展。在现如今的无寄生虫或微生物的环境中让人易发生免疫功能失调的基因变异型，昔日则是起到保护作用的。那时，这些基因所抵挡的是真实病原体和寄生虫的进攻，而非对假想敌的抵抗。它们甚至还强化了某些组织自我修复的能力。

经历了数百万年的进化，超级有机体最终成功实现集结。直到人们进入了农耕时代并开始定居，这一模式仍然几乎没有什么变化，不过表面上看起来，人群流行病好像出现了不少。

接着，工业革命开始了。

我们回过头来看，标志着超级有机体开始瓦解的似乎并不是过敏或自身免疫性疾病。在18世纪末19世纪初，肺结核流行席卷了整个欧洲。经历了一波猛烈的爆发后，肺结核患病数量在19世纪末出现了锐减，而这一变化始终让历史学家们困惑不解。有基因分析显示，结核分枝杆菌早在我们的祖先走出非洲时就与人类在一起了。人类学家在近东地区发现的九千年前的人类骨骼中就识别出了该细菌存在过的痕迹。生活在古希腊地区的人们早就遭遇过肺结核这种疾病了。

然而18世纪晚期，欧洲人的肺痨则是来自于一种新的感染。是罗伯特·柯赫（Robert Koch）最终确定，这种病菌造成了泛滥欧洲的白色瘟疫——肺结核病，据他估算，19世纪中期，柏林全部死亡人数中，约有七分之一是死于肺结核。有些人认为这是一种比早先更致命的结核病，而基因分析也确实显示出，近代历史中确实有一种新的菌株出现过。但是，英国伦敦大学学院（University College London）的约翰·格兰奇及其同事们认为，现代文明初期涌现的肺结核大流行还与当时发生的一个微妙变化相关。

欧洲实现了城市化，而欧洲人也失去了原本通过泥巴尘土环境能接触到的微生物群。这些微生物本来是能够提高身体对肺结核的免疫力的。住在乡村和小镇里的人也会饮用感染肺结核病菌近亲——牛分枝杆菌——的母牛产出的牛奶。这种分枝杆菌最终成为卡介苗的主要成分。牛分枝杆菌同样能在人类身上治病，但是一旦和这种杆菌有所接触，人就会产生对肺结核杆菌的抵抗力。格兰奇及其研究伙伴认为，当时之所以会出现肺结核流行，就是因为人们和肺结核杆菌相近的细菌相接触的模式发生了改变。格雷厄姆·鲁克的研究则让人们知道，这种细菌是能够强化免疫调节回路，并预防过敏性疾病的。

白色瘟疫横行，也与其他我们探讨过的因素有关。如果说幽门螺杆菌有助于让感染的分枝杆菌保持休眠状态，那么幽门螺杆菌寄生模式的改变或许还减少了免疫系统对结核疾病的抵抗。别忘了，18世纪后期和19世纪早期出生的人也是最早面临了肺癌风险上升的一代，这或许就和这代人接触幽门螺杆菌更晚有关。胃癌发病率的上升或许也反映出，寄生虫开始大批离人类远去了。肠道蠕虫是有可能降低杆菌的致癌能力的。当然，对于过去这些结论主要来自于推测，但在19世纪后期，这一流行病期没过多久，大范围的免疫功能失调就开始露头了。

花粉症和炎症性肠道疾病在富有阶层中的出现，显示出这一人群已经失去了大部分甚至全部的微生物。这一阶层中出现的多发性硬化症也似乎说明，人们接触EB病毒的时间变晚了。上述三种疾病的出现，就是免疫调节弱化了的证据。而一个看似无关紧要的现象，最终将卫生条件的改善与疾病分布图景牵扯在了一起。

19世纪晚期，欧洲北部发生了小儿麻痹症流行，简单来说，这显示出人们摄入的他人排泄物变少了。人们感染小儿麻痹病毒的年龄越来越大，而这也带来了越来越多麻痹性脊髓灰质炎的发生。公共卫生的状况，其实是改善了。

但上述变化并非同时发生在所有地方。一直到20世纪中期，如今早已是发达国家的某些区域还充斥着大量的蠕虫和粪便接触。就拿美国东南部和欧洲南部来说，免疫介导性疾病在这些地方存在到更晚的时候，而这些地方的寄生虫也多存在了好几十年。

1947年，诺曼·斯托尔（Norman Stoll）做了著名的演讲："蠕虫横行的世界"，当时据洛克菲勒基金会出资帮助美国南部驱除蠕虫已经过去了几十年。撒丁岛直到第二次世界大战之后才摆脱疟疾的困扰。这之后，肺结核、麻疹、甲型肝炎等传染性疾病才逐渐减少，而蛲虫等蠕虫一直到 20 世纪 80 年代还在这一地区存在。

总而言之，饮食结构的变化和物质生活的丰富让微生物群发生了改变。第二次世界大战之后，抗生素的使用也变得极为普遍，它们也促使我们的微生物群产生了新的形态。城市化、家庭小型化、人群分散化、水源清洁化，以及卫生条件的改善，都让我们身体里的寄生大军日益消散殆尽，极大地降低了所谓的“微生物压力”（曾对瑞典人和爱沙尼亚人的微生物群进行比较的微生物学家本特·比约克斯滕提出这一概念）。至少从 20 世纪 20 年代就开始的高速增长的消费社会，对清洁和纯净的迷恋几乎到了病态的地步，这一点也极大限制了我们与微生物的接触。

大约在 20 世纪中叶，发达国家的下层人群也追随着前一个世纪中上层社会的脚步，进入了新流行病泛滥的阶段。十几二十年的时间里，人类超级有机体的多重组合层层剥落，其核心所在——人类肠道中的寄生大军——彻底离开了旧时的领域，过敏流行的大幕拉开了。炎症性肠道疾病，多发性硬化症和 I 型糖尿病接踵而至。

以上就是人类超级有机体分崩离析的极简史。而崩离的后果远比过敏和自身免疫性疾病发病率的升高要深远得多。炎症愈发严重普遍，带来了更多的心血管疾病，某些癌症、肥胖、新陈代谢综合征、抑郁，甚至发育失调。现代人的免疫系统，已经神经质到了恼人的程度。

化学制品怎么办？

从 19 世纪开始追溯过敏和自身免疫性疾病的源头是有原因的，即免疫功能失调在如今川流在血管中、聚积在人体组织中的人工合成物质普遍使用之前就已经存在了。但是，了解这一点并不意味着这些物质没有带来任何问题。很多原因都能造成免疫功能失调。

有些合成物值得我们注意：已有若干研究发现，人们自 1972 年开始使用的抗菌三氯生，就与过敏有关。今天的洗涤剂、洗手液、部分牙膏、除臭剂和某些儿童玩具中都含有这种物质。科学家发现，人们使用含有该物质的产品越多，发生过敏的概率就越大。这是一种反向因果关系吗？过敏人群都有洁癖？有可能。三氯生不仅减少了“有益的”微生物，让我们皮肤皲裂，还会降解为二噁英。二噁英会与雌激素感受器——用于接收重要信号的感觉细胞——相结合。随意触发这些感受器会扭曲生长发育。比如在老鼠身上，三氯生就会使甲状腺功能发生变化。而且，这种物质会在环境中存在数十年。2009 年，加拿大医学协会呼吁家居用品中禁止含有三氯生的成分。

还有一种广泛使用的分子，叫作双酚 A（Bisphenol-A），也能与人体的雌激素感受器相结合。食品罐头的塑料内衬、白色补牙填料和一些塑料奶瓶中都有可能渗出双酚 A。人们通过对啮齿动物的实验和对人类的观察发现，双酚 A 与哮喘和乳腺癌的发生都有关联。在子宫时就过度接触双酚 A，会有更高概率发生哮喘。而老鼠在出生前就接触到双酚 A 的话，发生哮喘的也更多。刚出生的雌鼠在接触到双酚 A 后则会肠道发炎。2008 年，加拿大当局禁止婴儿奶瓶中含有双酚 A。两年后，双酚 A 被确认为有毒物质。

终于，科学家们注意到，常见止痛药对乙酰氨基酚与过敏性疾病之间可能存在着联系。在美国，这种药物（在欧洲叫作扑热息痛）最常见的是泰勒诺牌的。虽然目前尚无确凿的定论，但至今为止已有二十多项研究发现，这种非处方类止痛药与变应性致敏或哮喘之间存在着某些关联。关键在于婴儿出生前是否接触过扑热息痛。如果母子都带有能减少身体天然生成抗氧化剂的基因变异型，则他们发生哮喘的风险最大。这种天然抗氧化剂叫作谷胱甘肽，而扑热息痛能干扰其生成。

目前尚无法排除其因果关系。小时候比其他人身体更弱，后来又发展出过敏性疾病的儿童，很有可能就是服用了比其他人更多的扑热息痛。但当某种基因型显示出比其他基因对该药物更加敏感时，这种说法似乎越发站不住脚。还有，服用阿司匹林和布洛芬等其他止痛药的儿童，并未显示出更高的患过敏性疾病的风险（在部分案例中，使用这些非类固醇抗炎药物能轻微增加罹患哮喘的相关风险）。再者，扑热息痛和哮喘之间的关系与服用的剂量有关，服用得越多，发生哮喘的可能性就越大。

还有些人怀疑扑热息痛也与自闭症有关，但相关证据就更少了。但上面说到的两种推测，都与这种药物能对人体天然的解毒进程造成干扰进而增加炎症有关。目前仍然没有结论——尚无动物研究或实验能显示其中是否存在因果关系——但一再显示出某些关联还是会让人很困扰，尤其是医生总会建议儿童和孕妇用这种药来止痛。

更重要的是，正因为我们自身经由生物手段获得的免疫调节正在弱化，我们在现代生活中接触到的物质同样有可能是过敏的原因。环境污染、阻燃剂和杀虫剂的滥用、抽烟等，都有可能是使人过敏的潜在行凶者。如果有人看完这本书之后说："看到没，我的女儿哮喘是因为她没感染蠕虫。只要不用含有三氯生的牙膏，不用渗出双酚 A 的奶瓶，不用没有过滤装置的烟囱不就没事了嘛。"那就不太妙了。

内城区问题 *

在我写作这本书的过程中，一说起本书的主旨，人们的头一个问

* 纽约市的内城区（inner city）可以说是对这个大都市中低收入人群集中居住区的一种委婉的说法。内城区集中了大量拉丁裔的移民，人口密度大，收入普遍较低，不能从字面意思认为是地处城市中心的区域。——译注

题几乎全都是："为什么住在人口密集的内城区的人有那么多得哮喘的？"简单回答：不太清楚。但美国哥伦比亚大学的马修·帕扎洛斯基和他的同事们正致力于发现这个问题的答案。首先，内城区未必能像巴伐利亚的牛舍一样"脏"得可以让人免于发生过敏性疾病。纽约内城区的公寓里的细菌并不比一般郊区住宅里的多。

即便如此，帕扎洛斯基和其他研究者已经发现，即便是在内城区，过敏性疾病的发生比例与环境中的细菌存量是成反比的。人们房子里的细菌越多，发生过敏的概率就越低。这一事实与卫生学假说是相符的。

那么内城区普遍极高的过敏率又如何解释呢？比如说居住在上东区和东哈林区交界的那几个街区中的儿童，患哮喘率还要高 3 倍（内城区儿童哮喘发病率已经有 6.4%，而这几个街区的儿童发病率有 18.5%！）这里有一定的生态原因。帕扎洛斯基发现，低收入街区的建筑（老式公寓和高层公共住房）的环境有利于啮齿动物和蟑螂的繁殖。住在内城区的儿童会比富裕街区的儿童接触到更多的害虫皮屑，但并不会接触到更多微生物。

这一结论与本书中所探讨的问题又有何关系呢？我们可以这样说：生活在内城区的儿童能接触到大量被免疫系统误认为成是寄生虫的蛋白质类型，但是，这些儿童跟所有人一样，都不会接收到来自外界微生物或真正蠕虫的安抚信号。他们不仅免疫系统同样缺乏足够的经验引导，还会遭遇到更多来自免疫系统的攻击。如果让这些儿童接触寄生虫，感染的时机和强度不对的话，不仅不能阻止过敏的发生，甚至还会带来更糟糕的后果。有人认为，童年时期很晚才短时接触寄生虫，很可能会加剧过敏性疾病。

所有这一切表明，内城区哮喘高发现象背后潜伏着这样一个令人不安但又非常重要的问题：是否有些美国少数族裔更容易得哮喘、患过敏呢？帕扎洛斯基又一次指出，这更多关乎环境因素，而非基因。他比较了生活在低收入社区和高收入社区的非裔美国人，他的发现是，高收入社区的非裔美国人接触害虫更少，发生过敏性疾病也更少。害虫是其中的重要决定因素。理论上，没有害虫的高收入社区就不会面临发生哮喘的高风险。那些糟糕的房东们，你们听好了，我这本书可没有提供让你不搞好出租房卫生的理由哦。

不过，还是有人会猜测，即使在经济水平相当的不同种族人群之间，某些族群就是会比其他族群更容易发生过敏。帕扎洛斯基并不赞同这一观点。但已经有很多证据表明，昔日接触病原体和寄生虫最多的人群发展出了大量易发生自身免疫性和过敏性疾病的基因变异型群体。为什么呢？因为在这些人原本的生活环境中，这些基因变异型是能够增加抵抗力的。这又说明了什么呢？说明在现代环境中，当原本来自于寄生虫和微生物的刺激因素缺席时，这些来自热带地区的人会更容易发生哮喘和过敏。

发达国家部分地区过敏症盛行的状况表明，过敏已经成为一种流行病。哥斯达黎加以不设军队，而将大量资金投入到教育、医疗卫生和经济发展上而闻名，也出资用于重要的驱除蠕虫的相关项目。这样一个国家却是整个中美洲国家中唯一一个过敏和哮喘高度流行的地方。哥斯达黎加的青少年中，四分之一的人有哮喘。在秘鲁，这一比例是 26%。巴西也差不多，四个青少年中就有一个会发生哮喘。

南非是撒哈拉以南最富有的非洲国家，这里的过敏性疾病也相当流行。而非洲其他地方，四十年前还几乎不存在任何过敏性疾病，如今患病率也有了大幅提升（说到这一点，东欧国家的年轻一代也比他们的老一辈要容易过敏得多）。

当然，这都是一些非常初始的数据，而且主要来自城市的中心区域，并不一定能够完整反映一个国家的全貌。而且，这些数据的来源是问卷调查，存在许多薄弱的地方。但这些数字与工业化世界在过去和当下的模式是相吻合的。城市中的过敏人群要比乡村庞大，而过敏现象也是率先从市中心开始出现的。

人居环境中的动物们也得了西方病

20 世纪 90 年代末的某一天，加州大学圣地亚哥分校的科学家阿吉特·瓦尔基（Ajit Varki）想到，应该将人类和黑猩猩的 T 细胞加以比对。他想，说不定能够发现我们和黑猩猩之间更多的相近与相异之处。

还真被他猜中了。他注意到，与黑猩猩相比，人类的 T 细胞明显缺少某些能起到制动作用的感受器。人类的 T 细胞反应更快，但恢复镇定也更困难一些。

为什么我们的 T 细胞会活跃过度呢？瓦尔基猜测，人类为了要摆脱在过去岁月中长期困扰自身的某些病原体，交出了这些感受器的控制权。对这一猜测的直观理解就是，也许在人类的祖先与黑猩猩分道扬镳、走上不同的进化道路后，我们自身变得更加肮脏，要在这种条件下存活下去，极度兴奋的 T 细胞就成了必要条件。我们自身的恶疾成了进化的动力。

相比于人类身上的这些变化，更重要的是这些变化带来的后果：我们的身体会反应过当。瓦尔基认为，由于我们的 T 细胞总是非常躁动不安，人类变得先天就容易发生炎症性疾病，像哮喘、风湿性关节炎、I 型糖尿病，以及对抗感染时会发生的自毁现象，如伴有 HIV 发生的痴呆和脑型疟疾等。

我其实是赞成瓦尔基的观点的，但也有种感觉挥之不去：如果瓦尔基说的都是事实，那么这本书里探讨的各种关于共同进化关系的问题——人类对微生物的依赖，需要与寄生虫保持一定接触等等——在其他哺乳动物身上也应该是同理。不仅仅是人类，动物也和我们一样，都面临着红皇后定律的考验。

很快我就了解到，与人类最亲近的动物伙伴们也有跟我们差不多的疾病。狗会患肠炎和湿疹。猫会得哮喘和结肠炎。马也会得肠炎，还会过敏，这一点让我觉得十分不可思议。这可是一种在平原上驰骋了数百万年的有蹄类生物，每天都要面对青草，竟然会花粉过敏？一匹野马要是花粉过敏的话，那可是要饿死的！

当然了，家畜发生免疫功能失调多是近亲交配引起的，但有些失调却与发生在人身上的惊人相似。曾经有一位科学家对斯堪的纳维亚灰狼、动物园的狼和它们的犬类近亲的免疫球蛋白 E 细胞的水平进行了比较。野生狼的免疫球蛋白 E 水平是易过敏的驯养杂种犬的两倍。遗憾的是，我们并不知道这些杂种犬有多容易过敏，但我们可以从对人类过敏的研究推断出，肯定比再出现一只像菲多*那样的狗的概率要小多了。人类携带了寄生虫，免疫球蛋白 E（过敏抗体）的水平就会窜高，这些人就会不那么容易过敏，而免疫球蛋白 E 水平低迷的西方化人群就要流着鼻涕哮喘个不停了。

与此同时，兽医在患有结肠炎的狗身上观察到了与人类炎症性肠病同样的肠道菌群变化——大肠杆菌更多，但能引起调节性 T 细胞反应最重要的梭属细菌群则表现为缺乏。

马甚至还会发生迁移性过敏症状。冰岛出生的马携带不少肠道寄

* 菲多（Fido）：是指“二战”期间的意大利，一个好心工人捡回一只流浪狗并起名菲多。菲多每天和主人一起到广场车站看他上车去工厂，并在广场等待他下班回家，两年来从未间断。不幸的是，菲多的主人在一次轰炸中丧生工厂，而菲多仍坚持每天去广场，等待了十四年，直到 1957 年死去。当时很多媒体都报道了这只狗的故事，它也成为一些影视作品中的角色。——译注

生虫。当它们被引入到欧洲内陆时，会接受驱虫，有不少会对当地的咬虫发生严重的过敏。但是，如果它们接受了驱虫后很快就接触到这些咬虫的话，由于自身的调节机制仍然能保持高效运转一段时间，这样的马就不会过敏。它们会和当地出生的马一样不会对这些小虫反应过激。

我又了解了一下灵长类的情况。事实是，被人豢养的灵长类会有和人类相似的炎症，有些症状还会甚严重。20 世纪 80 年代，加州大学戴维斯分校的科学家就曾给一只豢养的老年黑猩猩治疗过敏性哮喘，它的哮喘病会季节性地发作。科学家们发现，这只雌性黑猩猩对各种草和树的花粉过敏。还有一个案例是，动物园管理员注意到，有一只雌性大猩猩患上了湿疹。他们将出疹归咎于大猩猩种群内部的冲突。这是对我们的类人猿近亲会发生过敏和自身免疫性疾病的一种回退性解释。有何不可呢？现如今，已经有许多人用同样的心理因素来解释为何人类会发生炎症性肠病、哮喘甚至自闭症。

还有一个案例，有一头人类养大的大猩猩患上了极为严重的溃疡性结肠炎并因此丧命，养育者感到困惑不解。他们明明给大猩猩服用了抗生素，为什么会没有效果呢？经过尸检发现，这头大猩猩的肠子里根本没有病原体，完全是体内共生的细菌引起了严重炎症造成的后果。

我又稍微做了些调研，发现在某些被人豢养的灵长类动物中，自发性结肠炎是显著存在的。有相当多的狒狒和猕猴因为炎症性肠道疾病而暴毙。生活在南美的小型猴子，皇帝绢毛猴（髭狨），会有极似人类克罗恩病的症状。在一项对人类豢养环境中生长的成年猕猴的研究发现，癌前病变和结肠癌在这些猕猴中非常高发。

20 世纪 90 年代后期，科学家们甚至还对野外生活的灵长类进行调查，以确定这些动物在自然环境中的发病率究竟如何，研究对象集中在南美洲的棉顶狨猴，猕猴没有纳入在内。科学家们发现，在这些野生的灵长类当中，癌前病变和结肠癌几乎完全不存在。在有记录的69只人类养育的猴子中，三分之二以上都有严重的结肠炎，12只患有结肠癌。而接受了检查的88只野生猴子中，没有任何一只被检查出严重结肠炎或结肠癌。“观察结果显示，结肠炎和结肠癌在绢毛猴样本当中的发病率与环境因素有关。”该研究的作者如此干巴巴地总结道。

那么究竟是哪些因素呢？在上面的研究中，科学家在野生绢毛猴身上检查到了丝状蠕虫的存在。另一种与绢毛猴不同的卷尾猴则严重感染了肠道蠕虫。我们在前面提到过的科学家温斯托克认为，这些蠕虫能够带偏身体的免疫反应并强化调节，从而使寄主免遭炎症性疾病侵扰。蠕虫甚至还能抵抗癌症。在第十二章里，我们还发现，嗜酸细胞有很强的杀肿瘤能力。寄生虫则会诱导嗜酸性细胞。

圈养的灵长类终生都生活在室内环境中，吃的是加工过的食物，还有水果和蔬菜作为补充，身体里共生的微生物群落也与野生灵长类不同。改变了的微生物群落并不见得一定会引发某种特定的疾病。但是在某些情况下，这也时有发生。比方说，在圈养猕猴中，有结肠炎的猴子，其体内的微生物群落的构成就与它健康的猴子伙伴有可见的不同。

生活在某一圈养栖息地的日本猕猴甚至出现了一种类似于多发性硬化的状况。和人类一样，这种状况也与疱疹病毒感染有关。尤其是这群猕猴中更早的几代——该栖息地是在1965年圈定的——当中从未出现过这种紊乱症。现如今这里约有2%的猕猴被感染。

灵长类还会发生皮肤问题。自身免疫介导性脱发就十分常见。曾有两只生活在动物园的黑猩猩患有全身性脱毛症。其中一只生活在印度，名叫古鲁。另一只在美国的圣路易斯，因为皮肤是灰色的，所以名字叫小灰*（不幸的是小灰已经死去了）。因为没有了毛发，它们俩看起来肌肉暴突在外。但它们又是为什么会脱毛呢？

答案又一次倒向了压力引发自身免疫性疾病这一套路。但如果你去读一读神经学家罗伯特·萨博斯基（Robert Sapolsky）所著的《一个灵长类的回忆》，你就会发现，野生灵长类的生活中其实充满了压力——这些压力并非来自狮子和土狼这些捕食者，而是来自族群中的其他灵长类。不仅如此，尽管圈养灵长类似乎承受着某种压力——一般会认为是极端无聊透顶造成的——但人类养大的灵长类通常会比它们生活在野外的同类要长寿许多。不仅如此，人类经过长时间——数年乃至数十载——对野生灵长类进行观察，从未有任何研究提到过无毛的黑猩猩或者大猩猩案例。

当然我也承认，没有证据并不意味着证据不存在。然而在2010年，发现圈养猕猴容易患秃头症和类湿疹症状的哈佛医学院科学家进行了一项比较研究，再一次指明了洁净的环境对免疫功能失调的重要影响。他们将一组始终生活在室内空间、没有接触过任何病原体的研究用猕猴，和一组生活在野外的猕猴进行了对比。他们发现，不管这些猴子后来是否被圈养，在野外出生的那些患秃头症的要比室内出生的少一半，皮肤发炎的也要少很多。最重要的区别在哪里呢？与室内猴不同的是，野生猴的肺部寄生有螨虫。

人们会给圈养动物和家畜驱虫，还会给他们用抗生素治病，这些方面和现代人的经历是很相似的。生活在室内的动物所接触到的也是存在于室内的微生物环境，这似乎和动物们的有机体本身所“期待”的群落有所不同。这些动物吃的是无菌和处理过的食物。在上述情况下，动物们就会更早遇到跟人类相似的自身免疫和过敏性疾病的折磨。

* Cinder，灰烬之意。

瓦基（Varki）认为人类相较于黑猩猩，有着相当高的倾向生发出免疫介导疾病，这一观点或许是对的。那么这一倾向能有多高呢？如果你用纽约人和黑猩猩做对比，可以说会比黑猩猩的倾向要高出许多。但如果是生活在亚马逊丛林中的人跟黑猩猩相比的话，生发这些疾病的概率上的区别也许就没那么明显了。主导免疫功能的规则和微生物群组是适用于所有生物的。无论是狗，是马，还是灵长类，规则都是一样的：如果让自己从一路进化过来的生命网络中脱离，免疫系统就会迷失方向。

够了！还是做点什么吧？

从 2012 年初，就有科学家们着手进行一系列肠道蠕虫对多发性硬化症、自闭症、花生过敏有何作用的实验，以及一项将温斯托克的鞭虫卵治疗炎症性肠病的大型实验。接下来的几十年，我们也许有望见证基于肠道蠕虫和细菌的免疫调整药物得以开发。不过，我们还是应该牢记，一剂药物并不一定能够完整地再现活体寄生虫和细菌对人发生的作用。肠道蠕虫会持续颠覆寄主的免疫系统。它们会适应寄主自身做出的调整。细菌也会对调整做出回应，但不是对寄主本身，而是对身体里的其他微生物寄居者。药片是轻易做不到复制所有这些持续的调节动作的。我们可能会在真正的现实面前卡住。

粪便移植已经近乎成为一种主流治疗手段，至少在治疗艰难梭菌感染上是如此*。但对这种方法加以更为精细地应用，如用于矫正免疫

---

* 艰难梭菌（Clostridium difficile）：存在于人体肠道内的一种厌氧型的细菌，但若数量太多，比如服用大量抗生素则会促进其生长，从而影响其他细菌，并引起炎症。现如今，将健康捐献者的粪便处理后移植给艰难梭菌感染病患，通过其中有益的粪便细菌来达到治愈目的，已经有了一定程度的广泛应用并逐渐成为治疗艰难梭菌的标准疗法。——译注

和新陈代谢失调上，则仍有待进一步的发展。科学家称微生物群落为“失落的器官”并非没有缘由。但目前科学家们注意到了这些微生物的重要性，搞清楚如何对它们加以利用却仍然停留在起步阶段。

关于农场环境的作用方面的研究，可以说是最令人振奋的。我们可以通过混杂在一起的多种微生物来让我们的后现代免疫系统做出正确的判断，这些恰到好处的微生物就存在于那里，而我们只要能把这些微生物携带回来就足够。

但是，人们对这一作用的了解并没有对大型寄生虫的了解那么多，人们尚且搞不清楚，接触牛棚、鸡圈、猪舍这些环境，是如何让人免于过敏的。是因为微生物进驻了人体的肠道吗？这些微生物真的能组织更有害的细菌得利吗？它们真的能刺激免疫，从而让免疫系统遭遇引起哮喘的病毒时毫不迟疑地将其击退？或者说，人类在过去的历史中遭遇的无数微生物所做的，就是让人的免疫系统强健运作？所以过敏研究者詹姆斯·格恩（James Gern）才会说：“如果我们想让那些没有生长在农场的人真正从农场环境所带来的重要健康利好受益，先把这些问题搞清楚是至关重要的。”

人们对于益生菌和益生元（即那些原生有益细菌的养料）以及前两者结合而成的合益素的兴趣与日俱增。这些物质能够明确抵抗艰难梭菌感染，而且似乎还是免疫调节反应的可靠工具。不过到现在为止，人们对这一手段所进行的研究及显示出的结果还有诸多矛盾的地方。让人恼火的地方在于菌群的多样性：如果避免免疫功能失调的关键是与品种多样的微生物群落发生接触——很多相关研究都指出这一点是最起码的——那么当前人们所知的益生菌也就那么几种，真的能有作用吗？

这当中最可靠的方法就是通过膳食结构来实现了。饮食中应保证有大量的水果和蔬菜——这些也是有益细菌的食物——大量的抗炎

Ω-3，并避免过高热量和精加工的食物。这样的饮食习惯是不会错的，对孕妇尤其如此，而且还很有好处。当然了，你也不能因为有这个方法就以为万事无忧了。如果你已经患有哮喘，那么就算你天天遵守地中海式饮食*结构也不会让你的哮喘离你而去。

尽管没什么实质内容推荐，让这一方法显得力不从心，但我们仍应从中看到一些没有明说的潜台词：我们前面讲到的那些研究，包含了世界各地数千名科学家的共同努力，展现出的是我们在研究人类自己这个生命体的过程中出现的范式变化。

首先，人的身体就是一个不同有机体协同工作的王国。肠道，可谓是我们身体里最为闪耀的免疫器官，在其中充当了主要指挥中心，这里就是一个从各方面赋予免疫和新陈代谢功能的反应车间。正是这样，生活在肠道的微观居民，其构成和活力才会产生难以计量的深远影响。对于免疫系统来说，最最重要的或许是，和平状态要通过持续行动——而非停止行动来保持。持续平衡状态并非是与生俱来的常态，而是后天生发出来的能力。

此种情境下，过敏性疾病可以说就是由于真正寄生虫和关键微生物群落的缺席，使得这一原本由寄生虫掌控的机制变得失控。自身免疫失调则可说是由于监督管理上的薄弱，使得身体组织的防御维护进程变成了自毁。关键在于，我们曾经视为死敌的微生物和寄生虫才是真正指导免疫系统应该如何运作的“装置”。正因如此，在我们对这

---

* 所谓的地中海式饮食（Mediterranean style eating）并不是指地中海地区的烹饪方式，简单来说指的是 20 世纪中期开始风靡的受现代营养学推荐的一种饮食结构，即地中海地区人们的饮食以大量的果蔬、谷物和橄榄油为主。人们认为地中海地区的人之所以长寿，正是得益于这样的饮食结构，但其实这当中存在着诸如运动和当地气候条件等更为丰富的原因。事实上，地中海地区的人们摄入的脂肪量并不少，而他们罹患心血管疾病的比例却比其他同样摄入类似脂肪量的国家要低很多。也有观察发现，地中海饮食的盛行使得全球麸质过敏的人数也大大增加。——译注

其中的原理还一知半解时，我们已经能看到这些生物所起到的效果。

首先，今后的医生会更看重如何预防疾病，而且预防应该从孕期就开始。医生会检测孕妇的基因，从而了解其家族病史。孕妇在自身免疫和过敏性疾病方面的遗传易感性就会得到记录，还会对其发炎与调节对策加以考量。在怀孕期间——也有可能在怀孕之前——医生就会对孕妇的免疫功能施加刺激，并不一定是为了对孕妇自身，而是对未出生的孩子发生作用，包括饮食结构变化、益生菌、益生元，可能还需要进行粪便移植。这一切的目的都是为了让胎儿在一个更健全的免疫环境中成长。

孩子出生后，医生会确保合适的微生物群落以恰当的顺序在体内定居下来——这样一来，孩子成长过程中这些微生物也会保持多样性以及健康稳定的状态。医生也许还会给儿童用一些人工培育的微生物来施加适当的压力，比如腐生生物，免疫系统对它们有从祖先那里承袭下来的记忆，畜舍尘污也是如此的。说不定医生还会在儿童幼年时期让其接触 EB 病毒或幽门螺杆菌。学习走路或再大一点的时候则可接受一两只肠道蠕虫。后面三种情景看似强行施加得有些过于刻意，但或许到了那个时候，不会造成潜在伤害也能模拟这些生物介质的药物就出现了。当然人们要注意，所有这些方法都会给人的身体留下永久居民。真正有效的预防措施也必须是长效的。更重要的是，未来的医生一定会遵照人类超级有机体原本的集合范式，通过一系列的培育行为来对人的免疫系统加以引导。

医生还会引导人避开那些已知的陷阱。如果药方中有抗生素，医生也会同时开出益生菌，从而保证人身体里独特且复杂的微生物群落在战损后有后备力量可以补给；要么就是预制的“完美”微生物组合，让你的肠道内社群保持热闹的状态。随着年龄的增长，医生还要确保人体内的微生物群落仍能保持良好的形态，不会走上致病的歪路。如此维护将会让人在进入中年和老年阶段后免于发生退行性疾病。

我们还能做些什么?

上面那些我想象的未来图景，几乎可以说是一个生态系统修复工程了吧。其中点到的问题实际上是一种生物多样性危机。我们身体里的物种灭绝危机与发生在这个星球各处的物种灭绝其实如出一辙，这一事实我们不应视而不见。过去的数千年中，我们过量捕猎、过量燃烧、过量砍伐、过量耕种、过量捕捞，让整个生物圈变得日渐稀薄。近年来，我们甚至还让海洋、大地和大气层的成分都发生了改变。科学家预言，当今世界的生物大灭绝已经仅次于六千五百万年前的那次彗星撞击所带来的后果。

不同的生态系统都是层层嵌套在彼此当中。这些生态系统不是彼此分裂的，同时在不同层次上发生的危机也不是孤立的。当然这并不是说要想治愈炎症性肠病就得解决全球变暖问题，也不是说扭转了全球珊瑚礁面积减少的局面就能治愈哮喘，但它确实从某个角度指出了是怎样简单粗暴的做法导致了今天的一切。这一切，都表明了人类对于生命体系的漫不经心，而我们与这些生命体本是你中有我，我中有你。

进一步来说，修复我们身体内部的生态系统，基本规则与保护宏观世界的生物多样性是一样的。核心规则就是，如果你想保护老虎，那么你必须也保护老虎生存的丛林及其中所包含的一切，下至土壤中的微生物和蚁群，上至丛林树木。这从上到下的一切构成了一个完整的生命联合体。所以，如果你想保持微生物群落的正常状态，就必须保护其生存的生态系统。这并不意味着我们就得回归到狄更斯笔下的肮脏世界，或旧石器时代蠕虫横行、虱咬不断的场景之中。肮脏与

“洁净”的两极之间，有足够的余地让我们利用智慧与策略加以周旋。不仅如此，从生态系统本身入手来解决问题最为有效，也是有其重要原因的。

统览本书内容就会发现，本书已经表达了这样一个意思，即现代人类居住环境是相当缺乏微生物的，这是事实。但缺乏并不等于没有。真空与自然是相抵触的。当我们自以为成功创造出了无微生物环境，已经有证据显示这样的现代居住环境仍然能够成功培育出致病微生物。

这也是赫尔辛基大学的微生物学家玛雅·萨尔基诺雅－萨洛宁（Mirja Salkinoja-Salonen）研究发现得出的结论（她对芬兰和俄罗斯的卡累利阿酒店房间里的微生物进行了比较）。每当所有者抱怨“病态建筑综合征”——在一幢建筑中工作或生活的人总是感觉不舒服——她总能从该酒店的角落或缝隙中发现有害细菌的存在。她发现，这些有毒的微生物也存在于日托中心和学校当中。

萨尔基诺雅－萨洛宁注意到，干燥储存的奶粉和预包装的方便食品，通常含有的都是一些有害细菌。高糖、高脂肪的干燥环境，对大多数微生物来说就跟撒哈拉沙漠差不多，但对于这些食物中的细菌来说并非如此。这种细菌喜爱此种环境，并能在这里蓬勃生长。电器上也是同理。她从办公室电脑上也分离出了有害微生物的副产物。美国俄勒冈大学生物和建筑环境实验室的科学家也有类似的发现。有中央空调的建筑，比如医院，恰恰是致病细菌喜欢的地方。打开窗户，让室外的微生物进来，反而能让这个房间更健康一些。

我们要看到，那些在现代人居环境中繁荣起来的有毒细菌，在其他环境中反倒不见行迹。举个例子，在芬兰的畜棚萨尔基诺雅－萨洛宁就未能找到这些细菌。这些细菌就跟某些流窜生存的物种一样，无法在高度进化的复杂社群中博得一席之地，只有在人造的生态荒漠中才显得十分活跃。所有这些观察结果都让我们的“老伙计”假说的复杂性又推进了一个层次。现代人居环境不仅把有益健康的细菌驱逐出境，甚至还积极培育了那些带来危害的微生物。

我们周遭的微生物群落对我们的健康可谓利弊兼而有之，而我们在这一微生物环境中生活的时间又相当的长，那么未来，我们最好能设计出能够自然培育出有益微生物，并阻止有毒和促炎微生物进驻的建筑环境。最最简单、最最经济的方法，搞不好就是让农场牲畜和人一起住在公寓里呢。不过也有人设想过一些比这个更折中的办法。

对人类最有益的微生物大多都存在于有生命力的土壤和动物身上。或许哥伦比亚大学的迪克森·戴波米亚倡导的垂直农场——能在摩天大楼中生产食物的生态系统——也能够给城市环境带来这样的微生物群落。一想到大厦里的农场伸出一根根管子，连接到建筑里的每一间公寓，生机勃勃的有益微生物顺着通风管进入到每一间客厅和卧室，就让人心动不已。

还有一些看似不相干的潮流也在朝着相同的方向推进——新都市主义、美食文化、绿色空间、本地食物、社区农场，等等。敞开胸怀，接纳和培育那些“好”微生物，而摒弃那些坏的，不是很好吗？城市里的孩子可以在成长阶段多到社区农场去体验劳动。怀孕母亲也应该这样做。如果你检测过当地的乳牛是否携带病原菌，说不定还可以时常饮用未高温杀菌的牛奶呢。本地出产的食物中或许还能有含活菌的发酵食品出售——而不是添加到在食品工业中杀死原生菌群之后再人为添加“益生菌”。复杂的微生物群体才是实现发酵的真正作者。

毫无疑问，上面这些到现在还只存在于想象中。但也有些离我们没有那么遥远——而且十分现实，那就是我们对待内在和外在日常生态的手段将发生变化。大约在二十年前，乔治·威廉姆斯和兰道夫·内瑟声称，医生若想真正理解人们生病的原因，就必须理解人类是如何进化的。如若不然，他们就会卡在治标却不能治本的困境上。两位科学家把这一概念称为“进化医学”*。

我们也可以由此加以延伸：要想治疗人的现代疾患，不仅要考虑人类的基因组，也要对人类的环境基因组（即能让人类超级有机体得以平稳运作的另外99%的必要构成）有所考量。与其扫地出门，不如积极培养。人类对微生物理论**的理解还有很长的路要走。但是，为了最大化实现人类的健康与幸福，尤其是让我们所爱的人能够健康与幸福，我们就必须要摒弃那些以根除为目的的野蛮策略，而是像园丁一样，对人类超级有机体加以精心培育。

---

* 进化医学也叫达尔文医学（Darwinian medicine），与现代医学研究实践从分子层面和生理机制上关注人为何会生病，进化医学关注的则是我们为何会进化出让人易得这些疾病的机制。这一理论在人类理解癌症、自身免疫性疾病和解剖学当中都起到了重要的推动作用。——译注

** 微生物理论也叫细菌理论（Germ theory），这种理论认为，很多疾病都是由微观有机体造成的，不仅仅只是细菌，还有病毒、朊病毒、类病毒、真核生物、真菌等。由于其致病性，这些微观有机体也被称为病原体，由病原体引起的疾病属于感染性疾病。病原体作为致病原因出现时，环境和遗传因素也会对疾病的程度，乃至携带者是否会因暴露在病原体环境中感染产生影响。——译注

后　记

Afterword to the Paperback Edition

写这本书的目的，借用小说作家内森·英格兰德（Nathan Englander）的一句话来说，是尝试**不去**缓解自己无法忍受的冲动。

2010年初，数百万青年涌入了中东和北非的大街小巷——“阿拉伯之春”开始了——凭借着摧枯拉朽之力，他们终结了整个地区腐朽的独裁统治，永久地改变了这一地区的历史走向。

与此同时，我的眼睛正紧紧盯着电脑屏幕，试图理解在患有疾病Z的老鼠身上进行X刺激所导致的Y结果及其含义。

2011年，自称“99%的大多数”的人群走上了纽约和其他一些城市的街道，展开了“占领华尔街”运动，以此抗议美国经济的不平等现象。

而我还在曼哈顿过着两点一线的生活。

我不断地研究，不断地写又不断地重写，

历史似乎在加速演进，而时间似乎停止在了我的书桌上。一种强烈的采访冲动在挑唆我冲出去，在随便哪个广场从激动的人群中随便拎出一个来，去采访他，了解他的动机、期望和诉求，去目睹那些激动人心的场面——而不是缩在书桌后，淹没于浩如烟海的PDF文档和斗胆点开的在线期刊中。而我抵抗着这种诱惑，在书桌前岿然不动。任何其他行动之前，我必须得先完成这里的工作。这可真是件不容易的事啊。

最初注意到的几件微不足道的小事将我拖入了一个快速扩张的科学体系，这个体系日新月异，展现了人类对于自身生物学理解的范式转变。植物学家很早以前就知道为了生存和发展，植物与微生物之间存在着各种各样的共生关系。昆虫学家在自己的领域也早有此发现。一些物种会在产下的卵中附带有益的共生细菌，为其后代提供良好的保障。任何畜牧者都知道，牲畜体内拥有数量庞大且十分有用的微生物群落，能够帮助它们消化吃下去的草。

现在轮到了人类，医学发现人类也和其他物种一样，与微生物有着古老而复杂的联系，一旦这种联系断裂，就可能导致疾病的发生。

结果，我还是从中获得了诸多乐趣。就在我撰写此书的时候，一个念头浮现在我的脑海：我应该确认我携带的是美洲板口线虫，而不是其他人适应寄生虫比如十二指肠钩虫之类，或者我干脆就不应该携带什么寄生虫。判断寄生虫这事可没有说起来那么简单。由粪便排出的卵其实难以分辨，而这些寄生虫的幼虫长得又十分相似。要想圆满解决，似乎只能进行基因测试了。

我给我认识的一位科学家打了电话，问他是否能找到合适人选为我进行测试。让我意外的是，他直接邀请我去他的实验室进行基因测试。他说我可以在他那里自己完成这项任务，还说“让你实际体验操作一下”，对我真是再好不过。所以我用试管收集了几天的粪便，保存在冰箱里，然后带着一起去了他的实验室。

在实验室，这位亲切的博士后尽管还有许多工作要做，还是拨冗为我演示了 DNA 提取、聚合酶链式反应（简称 PCR），以及凝胶电泳等一系列操作。整个过程让人着迷，也十分辛苦。不过还是让我直奔主题：最终的测试结果表明我携带的不是美洲板口线虫。

基因检测依靠放大目标生物体的 DNA 片段来运作。DNA 相当于是有机物的徽章，带有这种生物体的独特分子签名。我们从一个荷兰寄生虫研究小组那里获得了美洲板口线虫和十二指肠钩虫的 DNA 数据。而检测结果表明我似乎携带的是十二指肠钩虫，这种寄生虫导致的疾病和死亡是美洲板口线虫的 4 倍。这个结果似乎也能解释我的症状——时隐时现的感染。这是因为十二指肠钩虫会休眠，并赶在外界环境变得温暖湿润的时候进行繁衍。

于是我打电话给“寄生虫供应商”加林·阿基利埃蒂，用十分气恼的口气指出他给我植入了错误的寄生虫这一事实。起初他对我的气恼报以嘲笑，毕竟一个新手想分清楚这些寄生虫的幼虫是十分困难的。不过当我告诉他我是通过基因测试知道了这一点，并且在测试过程中有专业的科学家进行指导的时候，他沉默了。我在电话里告诉他，他应该预先进行测试，并且，在解决这个问题之前，应该谨慎考虑是否要为女性接种寄生虫。因为十二指肠钩虫可能进入胎盘，还能够通过母乳传播。这种情况对胎儿是非常糟糕的。

阿基利埃蒂开始担心了。他发出了一封电子邮件，引起了整个钩虫黑市的恐慌。在邮件里他写道，一名“客户”通过测试发现接种的寄生虫种类有误，二次确认测试正在进行中；同时，有关的客户应当尽快与他取得联系。

围绕着这个事件，钩虫讨论版活跃了起来。人们应该怎么做？即使已经见效了，也要进行除虫吗？这种寄生虫是否会更频繁地引起贫血？女性要怎么做？

与此同时，我也对我进行的测试产生了怀疑。我们手里并没有合适的阴性和阳性结果对照组。这意味着我们无法知道测试是否正常运作，还是完全没有效果。我曾经天真地以为 DNA 分析就是把样品放入一台机器，几分钟后就能拿到结果。但是当我亲身操作的时候我才知道整个过程有多么复杂。这不像是星际迷航的桥段，更像是用从未使用过的家庭食谱烤面包，然后为了好玩而修改烤箱的设置。而且整个测试要花费数日才能完成。

我想要一个有合适对照组的可信的测试。我需要找到一位一直在做此类分析的科学家。这个时候，我的编辑开始催稿，以使这本书能够在秋季出版截止日之前完成。我辩解说我需要知道我是否被接种了错误的品种，这对我和这本书来说都十分重要。我恳求他将截稿日期延长一周，而我自己都不确定在一周的时间里我能不能搞定这件事。

我找了一位科学家，给他打了电话。不过当我向他解释时间的紧迫性的时候，他那边就显得不是那么乐意配合了。我有一本书要出版。而他能不能在一周之内做完测试呢？在电话这头我几乎都能听到他的想法："这家伙自己去感染了钩虫，现在又急着让我对这个钩虫进行基因测试？对不起，我还有更多要紧事要忙呢。"

谢天谢地，有人向我推荐了耶鲁大学的迈克尔·卡佩罗（Michael Cappello）。我给他发了电子邮件，告诉他我有一份来自"地下"的样本，想验证它是否和广告中宣传的一样。接下来在电话里我向他解释了这个尴尬的现实，这个样本的携带者就是我自己。"我正在写一本书，所以我接受了钩虫接种。"我说。经过了一阵沉默，他说："好吧，你真疯狂，但你还不是打电话过来的人里最疯狂的。"他经常接到那些自认为感染了寄生虫但其实并没有的人们的求助——这种情况我们称之为"寄生虫妄想"。与这些人相比，起码我确实是感染了寄生虫。因此他同意帮忙。

卡佩罗有合适的对照组。不仅如此，他标注出来的 DNA 片段更长。对此他解释说，DNA 片段越长，出现误判的概率就越低。假阳性的结果十分普遍，他这么对我说。

结果是，测试表明我感染的就是美洲板口线虫（同时他也发现了我在第一次测试时得出的假阳性结果）。这时候距上次测试已经过去一个月了。我给阿基利埃蒂打了个电话，当我告诉他这个消息的时候，他在电话那头听起来如释重负。他告诉我："我觉得几周以来的千斤重担终于从我的心头卸下了。"把这个"蠕虫供应商"带入如此境地让我觉得有点过意不去，于是我向他道了歉。顺带一提，我也赶上了出版截止日。

这本书最终面市的时候，似乎赶上了人类与微生物之间关系的第一波热潮，当然我认为真正的热潮尚未到来。本书出版于 9 月，而在这之前几个月，美国国家卫生研究院的人类微生物组项目发表了第一批成果，一个微生物多样性的目录，这个目录涵盖了人类的各个生态位——鼻子、皮肤、阴道、结肠，等等。该项目的研究数据来自 300 名健康的美国人，新的数据层出不穷。

《纽约客》、《纽约时代杂志》和《史密森尼》等美国主要杂志都刊登了长篇幅的文章，探讨在健康和疾病状态下人与自身微生物群落的关系，其中也包括本书涵盖的领域。而有关自身免疫性疾病的猪鞭虫试验也正在如火如荼地进行，范围还在不断扩大。目前该试验的研究包括了炎症性肠病、多发性硬化症、银屑病、自闭症以及 I 型糖尿病。

其他关于自然发生的微生物群落（在人体内）的研究则向我们暗示了非常有诱惑力的预防疾病的新角度。说几个我最感兴趣的与诸位分享一下：在一项针对遗传性乳糜泻风险的小型前瞻性研究中，科学家们注意到，乳酸杆菌水平会在疾病发生前出现下降。那么据此我们是不是可以考虑通过维持乳酸杆菌的数量来预防乳糜泻呢？多棒的想法！

另一项研究对过去一万年来口腔微生物的多样性的减少进行了分析。科学家们分析了牙齿化石斑块中的微生物特征。似乎在从狩猎采集生活过渡到农耕生活的过程中，我们口腔内的微生物多样性出现了萎缩。工业革命以后，随着人们消费越来越多的精制食品，多样性进一步萎缩。这种多样性的丧失带来的后果就是龋齿和蛀牙的增加。试想一下：从某种程度上来讲，牙齿腐烂可能真的在一定程度上因口腔生态系统崩溃而起。

第三项研究比较了孟加拉国贫民窟中的儿童与一般美国儿童体内的微生物。数据表明贫民窟儿童的微生物多样性更为丰富，其中还包括美国儿童体内完全没有的微生物。科学家们一再将微生物多样性的丧失与疾病的出现联系在了一起。这项研究表明，哪怕是通常人们认为十分不健康的贫民窟环境，也有着可能抵抗多种疾病的微生物多样性。

如同布置新房一样，我们获得的知识也随着时间找到自己的位置。自本书出版以来，我也有了一些想法。其中之一就是，疾病的性质已经发生了改变。有几位科学家这样评说：在过去的一百五十年里，我们已经采集了所有触手可及的果实，现在只有高挂枝头的果实还没人采摘。但显然，既然是高挂枝头的，那必定不易摘得。

这其中的潜台词就是，现代医学的基石——微生物理论，似乎不足以让我们攀上高枝。消灭微生物（或者接种针对这种微生物的疫苗），你就能彻底治愈或做到防患于未然，这就是微生物理论的手法。这个理论在 19 世纪提出的时候无疑很具有颠覆性意义——它与传统知识的冲突是如此强烈，所以建立这一理论需要大量的论证与说服力。

然而，微生物理论的统治地位一经确立，就支配了我们对疾病的认识长达一个多世纪。现在，在发达国家，虽然艾滋病病毒和抗生素失效的问题尚未得到解决，我们已经基本上依靠微生物理论找出了大部分疾病的病因。但是，近年来我们面对的新型疾病——自身免疫性疾病、癌症和退行性疾病——并不符合微生物理论的模式。它们没有单一病因，它们似乎源自于生物网络的损耗。

在微生物理论的庇护下，我们似乎已经变得懒惰。我们继续寻找疾病的单一病因，结果却一无所获。所以，至此医学发展来到了一个至关重要的拐点。有些人喜欢把它叫作“系统生物学”，这样显得更精细。其他人则使用了一个科学家们通常极力避免使用的词——“整体”。对此我的看法是：我们最好把人类超级有机体当作一个整体来看，因为我们期望这10万亿个人类细胞和100万亿个微生物细胞能和谐共存，协同运作。

上面这些观点将我们指向了近乎神秘的结论。人类基因组计划宣布人类基因组只包含2万～2.5万个基因，这真是令人惊讶。但是我们同时也携带着250万个微生物基因。人类和微生物的基因可以互相沟通。所以健康的窍门并不一定是要继承正确的基因，尽管这样可能确实有所助力，而是让你拥有的基因实现最佳的表达。

下面就是其中玄奥的部分了：完美确实存在，难点在于如何表达这种完美。你随身携带的大约250万个微生物基因可能会对你有所帮助。我们的教训是，我们的生物膜*，无论是植物性的还是动物性的，都对我们自身基因有着巨大的影响力。

也就是说，在这里我必须强调，在任何一个已经确诊的疾病状况

* 生物膜（biofilm）：也称为生物被膜，是指附着于有生命或无生命物体表面被细菌胞外大分子包裹的有组织的细菌群体。——译注

中投放微生物并没有你想象得那么简单。借用我在某个地方读到的概念，你的免疫系统有一个“档案”。正如人的个性在其早年的家庭生活和文化环境中被塑造成型，你的免疫系统也是在你幼年时被众多微生物以及你的饮食习惯和其他的寄生因素所塑造。到了青少年时期，模式和形态基本已经定型。一旦你长大成人，基本上就不会再有大的变化了。免疫系统也是如此。在时间的作用下，你无法轻易地变成其他人。

所以关键就是时机。旧的微生物理论认为一个问题对应一种疾病，这种观点在当下已经无力解决我们所面对的复杂性难题。但是，我们也不应就此放弃微生物理论并宣布它已死亡。与其如此，我们更需要为现代医学树立起另一块基石。

这个基石的一个方面就是承认某些疾病的出现可能有多种病因。拿哮喘来举例，我们越来越多地意识到，一部分病例在出生前就患有哮喘。风险因素有哪些？孕妇在孕期被感染；错误的细菌进入宫颈引起的低度炎症——绒毛膜羊毛炎；母亲肥胖，也会表现为低度炎症；孕期暴露于汽车带来的细小污染物，同样能引发炎症；过量消耗饱和脂肪能够促炎；慢性压力，也能对免疫系统造成严重破坏。

你可能会问，难道上面那些都是病因吗？是的，都是病因。所以，我再次重申我们应该停止对现代疾病单一病因的坚持。

然后就是缺乏微生物刺激，从中欧那些农场环境中的母亲所产下的婴儿或多或少不易患哮喘和过敏的案例来看，对于今天的很多城市人口来说，这种重要的微生物刺激已经消失。我们总是要问，当这些良性刺激存在时，其他刺激是否会产生与这些良性刺激缺乏时同样的不良后果。也许不会。也许一个良性的刺激会防止一个恶性的刺激发生。

交互作用。复杂性。反馈互联。对于气象学家来说，可能他们对这些概念比微生物理论下培养出来的疾病专家要更为熟悉。然而，这些相互作用正在成为现代疾病的基础。哮喘可能没有单一病因。所有的可能性都可能是真的，不过这些可能性的主题一致：在怀孕期间，任何来源引起的额外炎症都可能对腹中胎儿产生巨大的影响。

因此，科学界正在迅速将焦点转移到这个母亲与胎儿之间的相互作用上来。这是有道理的：在胎儿从一个细胞繁殖到数万亿细胞的九个月里，母亲的免疫信号（当然已经由她的微生物校准过）是最有影响力的。而我怀疑我们将会从这里着手，小心翼翼地开始尝试益生菌疗法。

从某些角度来讲，我又希望这些都是错误的——要是我在本书中探讨的假设最终都被证明错得离谱，我们会患自身免疫性疾病都是因为牙膏之类的就好了。然后就简单了：扔掉牙膏，我们就都痊愈了。

然而，如果本书所探讨的观点是正确的，那么目前科学调查模式中的那些试图量化单一原因及其单一影响的努力，可能无法达成使命。除非它也随之进化。作为一位记者，我提出如下建议：更多的跨学科合作，更广泛的阅读，更宽的视野，以及更多的科学家共同努力。大学应该有意识地强化甚至强制推行这种交叉施教。答案就在十字路口等着我们。

实际上，我们已经在学科交叉上取得了一定的成果，如若不然，我也不会有写就本书的那么多材料。不过作为一个科学作家，我还是会不时地被我的采访对象震惊，震惊于他们对自己以外的那些重要的相关研究毫无知觉。就好像每个科学机构都像一叶扁舟一样孤立地漂在科学的海洋之上，彼此没有往来。这样的境况就导致一闪而过的机遇没能转化为成果；假说不能得到它们应有的论证和完善；试验无法为科学知识的累计做出足够的贡献。

近来，我惊讶地发现有一些科学家在此方面也与我有类似的感受。前些日子，一位不具名的研究员向我吐露了一个令他困扰的事实——花费数亿美元的人类微生物编目分类项目到目前为止，怎么会一点有用的东西都没有浮出水面？哪怕一个简单实际的建议都没有？

这位科学家认为，资助这项工作的美国国家卫生研究院应该促使这个项目把注意力放在解决真正迫切的问题上面——这也应该是研究院投资的一个先决条件。如若不然，科学家们将会满足于仅仅建立一个庞大的数据图书馆，而由于DNA测序的方法目前尚处在不断发展的阶段，这个包含海量数据的图书馆只会不断更新自己的内容而做不出任何有实际意义的事情。

这位不具名的科学工作者还忧心忡忡地向我表示，这个项目里其实缺乏足够的营养学家，也没有足够的人类学家、流行病学家、生物进化学家，甚至医生的数量也不足。

用这位仁兄的话来说，这个项目，目前是由那些生物信息学“狂人”主导。如果不加节制的话，他们只会为了累积而累积知识。

作此评论的人当然清楚地知道，这些“狂人”没有做出任何保证，他们是如此的谨言慎行，惜字如金。也许是因为不想像之前的人类基因组计划那样吧，这个计划曾经对成果开了许多空头支票，可惜很多都没能兑现——至少现在还不能。

那么在大包大揽和小心翼翼之间就没有一个折中的中间地带了吗？

我担心，如果各学科之间不能真正融合——跨学科的通力合作，专注于寻找途径和解决方案——的话，这些造成社会巨大经济负担和给人们带来无比痛苦的慢性退行性疾病等现代疾病，仍将无情地在人世间蔓延和肆虐。

罹患自身免疫性疾病的人数将持续增长，而造成的经济损失也会继续上升。患有医生无法治疗的终生不愈的痛苦疾病的人数也会不断增加。

每当我想到我的女儿和我遗传给她的那些可怕的基因，目前这种止步不前的境况都会让我抓狂。

看起来，目前我们的科学似乎正走在一条康庄大道上。然而在此我仍要发出悲愿：鉴于这项研究已经有了一个实实在在的开端——由大量的流行病观察研究和动物试验支持（多到本书中都不能一一概述，编辑告诉我那会导致篇幅过长而最终不得不删减许多）的一种全面考量疾病的思维方式——我们其实应该能够走得更快。

我敢肯定这些话听起来绝对像一个大言不惭的记者的夸夸其谈。但是请诸君好好想想，有五分之一的美国人患有过敏，十三分之一的美国人患有自身免疫性疾病，三分之一的美国人体重超重，以及那些可能被心脏病、癌症和中风夺去生命的美国老年人，你就会明白：慢性疾病是何等可憎。

上面列举的所有情况当中都有免疫功能失调的存在——而不适当的炎症是它们之间的关联——这一点格外重要。因此，如果本书所探讨的假说哪怕有一丝微小的真相，为了对抗无处不在的现代疾病，我们也应该有序地组织起来，互通有无，协调一致，尽一切力量紧紧咬住真相不放。时不我待，与诸君共勉。

术语表

Adaptive immunity（获得性免疫 / 适应性免疫）：免疫系统具有记忆和学习能力。比如，我们接种麻疹疫苗就是为了让我们自身的适应性免疫系统识别并且记录麻疹病毒。只有颌类脊椎动物（从鱼到人类）具有这种适应性免疫系统，说明这种免疫系统的出现是多细胞生物漫长进化过程中的一次较晚的创新。然而我们也注意到无脊椎动物仍然在我们星球的生物多样性上占有更大比重，这表明适应性免疫系统并不是在这个星球上生存下去的必要条件。

Allele（等位基因）：位于一对同源染色体的相同位置上控制某一性状的不同形态的基因。举个例子，就好像我们人类的肤色从黑到白有许多深浅不同的颜色。这些显著的差异就是由相同位置但不同版本的色素基因控制的。

Allergy（过敏反应）：当免疫系统遭遇无害的蛋白质如花粉、猫皮屑或花生时产生的与所受威胁等级严重不符的激烈反应。过敏性疾病的临床表现主要有食物过敏、湿疹、哮喘、花粉症以及荨麻疹等症状。严重的过敏性休克是一种极端的过敏反应，可致死。在 20 世纪后期，发达国家中过敏性疾病的发病概率急剧增加。

Antibody（抗体）：B 细胞制造的 Y 形分子。这种分子的叉子状尾端可以绑定到目标物质上，目标物质一般是寄生虫或入侵的细菌等。另一端则可以与白细胞的感受器相融。抗体种类多种多样——比如免疫球蛋白 A、免疫球蛋白 E、免疫球蛋白 G 和免疫球蛋白 M 等——每一种不同的抗体都会引起略有不同的免疫反应。

Asthma（哮喘）：一种可阻塞气管的慢性肺部炎症。症状包括气喘、呼吸困难和低血氧。长期罹患慢性哮喘可能引起永久性支气管壁增厚，从而导致肺部进气减少。在某些情况下，哮喘是由过敏引起的；过敏原通常是尘螨或者猫皮屑。不过，其他病例中并未见到明显的过敏反应。这种病症目前还未找到明显的发病诱因。

Autoimmunity（自身免疫）：指免疫系统反过来损害或摧毁身体组织器官的现象。目前确诊的自身免疫性疾病病例有 80～100 例。这类自身免疫性疾病的发病率在 20 世纪后期呈上升态势。

B cell（B 淋巴细胞）：适应性免疫系统的一种淋巴细胞，能够产生抗体。不同的抗体分别针对不同的物质。比方说，当你接种麻疹疫苗后，免疫系统就会对这种特定的麻疹病毒产生带有长期记忆的 B 细胞。在未来的某一特定时刻，当这些带有麻疹病毒记忆的 B 细胞遭遇麻疹病毒蛋白质的时候，它们会醒来并且迅速开始制造大量对抗麻疹病毒的抗体，以帮助你抵抗病毒的侵害。这种细胞在我们的骨髓中生成。

Commensal（共生体）：寄生在宿主身体或体内对于宿主没有危害也没有显著提高宿主健康的生物体。我们肠道内的许多细菌都是共生体。当然，占用空间而不造成危害也是一种有益结果：毕竟这样可以一定程度防止有害物质挤占进来。该词从拉丁语“共用一个桌子”而来。

Cytokine（细胞因子）：一种白细胞，可以向其他白细胞发送信息。细胞因子种类繁多，根据淋巴细胞制造出的不同细胞因子所发出的信号，其他白细胞会做出不同反应，比如攻击或者阻挡。为了简单起见，本书中细胞因子被分为抗炎性细胞因子和促炎性细胞因子。

Dendritic cell（树突细胞）：先天免疫系统中的一种细胞，带有树状突起，主要分布在我们的皮肤和肠道，居住在我们人体与微生物世界交界的前沿阵地。树突细胞对于激活适应性免疫系统至关重要。在吞噬入侵者之后，这些细胞把入侵者粉碎成小块并交给适应性免疫系统（T 细胞和 B 细胞）。然后，免疫系统的细胞就知道该如何跟进。树突细胞一个更重要的作用是告诉免疫细胞不再追踪哪些给定物质。它们可以诱导免疫细胞放过那些物质。

Dysregulation（调节异常）：免疫系统是一个动态平衡的系统。相反的信号——如抗炎和促炎——在这个系统中保持平衡。当免疫系统的这种平衡被打破，一个因子衰弱而使得相对的因子变得过于强大时，我们称之为调节异常。在本书中我们提到的调节异常现象主要是指抗炎信号萎缩，而导致促炎信号变得过于活跃。

Endotoxin（内毒素）：革兰氏阴性细菌外壁上的一种物质。我们的先天免疫系统会立刻认出内毒素，并开始发炎反应。适量的内毒素可能是有益的，剂量过大时可能会导致感染性休克。由细菌环境引起的低等级的免疫激活可以防止过敏。有时，我们会用内毒素水平来快速判断周围的细菌环境。

Genotype（基因型）：基因型就是指你携带的所有特定基因组。人体免疫系统的基因非常多样化。每个人都会对免疫刺激产生不同的反应。根据基因型的不同，有些人会在接触细菌环境时产生更多的抗炎白细胞介素-10（IL-10），有些人则少一些。因此，某些基因型的人在农场环境下会获益，另一些基因型的人则会受到健康威胁。

Germ theory（微生物理论）：认为导致疾病的原因是微生物而不是糟糕的气味或瘴气的理论。这个理论在当时是革命性的，且一直到19世纪末才被广泛接受。微生物理论是现代对抗疗法的基石。

Helminth（蠕虫）：生活在宿主体内的寄生虫的统称。人类易感染的蠕虫主要有三类：绦虫、线虫（蛔虫）、吸虫。本书中涉及最多的是土源性蠕虫，一种在土壤中孵化并带有传染性的线虫。

Hookworm（钩虫）：一种寄生蛔虫。这种微观寄生虫的幼虫能够钻入宿主的皮肤，在静脉中沿着血液流动通过心脏和肺部，并在咽喉钻出，长驱直入到达胃部并最终钩黏在小肠进行交配和繁殖。受精卵随宿主的粪便排出体外。在适合的温度和湿度下，土壤中的这些卵一周可以变为幼虫。人类主要会被两种钩虫感染：十二指肠钩虫（*Ancylostoma duodenale*）和美洲板口线虫（*Necator americanus*）。十二指肠钩虫感染主要出现在亚热带，而板口线虫感染则主要在热带，尽管两者之间有着很大的区域重叠。钩虫可以通过母乳传染，所以更具感染性。钩虫因成虫的形状类似钩子而得名，其口器就位于钩子尖端。

Host（宿主）：对寄生生物或共生生物所栖息的有机生物体的一般统称。

Hygiene hypothesis（卫生假说）：这种假说通过一系列的观察认为暴露于微

生物环境可以预防过敏性疾病。这个概念被认为最早是由流行病学家大卫·斯特罗恩在1989年发表的一篇论文中提出的。他认为儿童时期的感染可以预防同类型的过敏。然而，这一观点已被取代。现在科学家们认为儿童时期暴露在丰富而无害的微生物环境中可以预防过敏性疾病。他们认为“卫生”这个词不够准确，有人提出了不同的主题，包括“老朋友”假说，“微生物匮乏”假说以及“消失的微生物群”假说等等。

Immunoglobulin（免疫球蛋白）：参见抗体。

Immunoglobulin-E（IgE）（免疫球蛋白E，血球素）：过敏反应的抗体。免疫球蛋白E水平通常在出现过敏性疾病如花粉过敏或食物过敏时升高。很多人认为免疫球蛋白E最早出现时为了击退寄生虫，它对过敏性疾病的贡献完全是进化过程中的一个意外。当我们过敏时，抗体负责提示血流增加、黏液分泌以及黏膜肿胀。当出现蠕虫感染时，免疫球蛋白E的这些措施可以帮助我们祛除寄生虫。

Inflammatory bowel disease（IBD）（炎症性肠病）：原因尚不明确的一组肠道炎症。有一种说法认为炎症性肠病是由于我们体内益生菌的匮乏所导致的。炎症性肠病主要分为两种：溃疡性肠炎，患处在结肠；克罗恩病，通常在小肠发病，但也可能发作于肠道从头到尾的任意部位。20世纪后期炎症性肠病的患病率急剧上升。

Innate immunity（先天免疫）：先天免疫系统无需指导或培训就能够锁定目标。先天免疫系统与适应性免疫系统的区别在于，先天免疫系统不需要后天学习，其免疫细胞天生就知道如何索敌。它们的传感器在数百万年的进化过程中已经知道如何识别数种细菌、病毒和寄生虫的分子模式。

Interleukin（白细胞介素）：免疫系统的中一类信号分子。一些白细胞介素能唤起炎症，而另一些则能让炎症消退。有些白细胞介素可以引起抗寄生虫免疫反应，还有一些会引起抗病毒或抗菌反应。本书中经常出现一种白细胞介素的是白细胞介素-10（IL-10），这是一种重要的消炎白细胞介素；另一个是肿瘤坏死因子-α（TNF-α），一种引起发炎的白细胞介素。

Lipopolysaccharide（脂多糖）：参见内毒素。

Lymphocyte（淋巴细胞）：一种白细胞。淋巴细胞聚集在淋巴结周围，具有学习和记忆的能力。淋巴细胞种类纷繁复杂，每一种的功能稍微不同。它们是保护人体免受侵害的卫士，也是与我们体内微生物群交流的信使。

Macrophage（巨噬细胞）：先天免疫系统的一种块状细胞。不同于T细胞或B细胞，巨噬细胞不需要学习如何锁定目标，它们会自行寻找某些常见模式的入侵者。Macrophage来自希腊语，意思是"大+吃货"。

Microbe（微生物）：病毒、细菌、酵母、阿米巴原形虫等微观生物的统称。微生物通常都是单细胞生物。Microbe来自希腊语和法语，意思是"小+生命"。

Microbiota（微生物群落）：任意一种微生物聚集的群体，不过在本书中通常是指人体内的微生物群体。科学家在我们人体的每个表面都发现了微生物——肠道、肺部和皮肤。大部分人体内的微生物都生活在结肠，肠道的最后一部分。

Multiple sclerosis（多发性硬化症）：一种中枢神经系统的退行性自身免疫性

疾病。免疫系统会攻击髓磷脂，即神经元的脂肪层。随着髓磷脂的降解，神经元无法传递信号。这种疾病的症状包括四肢无力、视物模糊等，随着病情发展还会伴有呼吸困难。

Mutualist（共生生物）：一个有机体与另一个有机体结成一种互惠互利的生态，这两个有机生物我们称为共生生物。不过，这两种生物并不一定非要依赖彼此才能生存。

Parasite（寄生）：需要依赖另一个生物才能完成自己生命循环，其对自己的宿主并无任何益处可言，这种行为叫作寄生。寄生生命通常要比它的宿主小，但也有例外。杜鹃就是如此，这种鸟通过诱骗其他鸟类养育自己的幼鸟，其体形要比宿主大。有些蚂蚁会奴役其他蚂蚁，一个蚁巢寄生于另一个蚁巢。病毒也是一种寄生生命，通过接触宿主的细胞进行自我复制。有些寄生生命需要指定的宿主才能生存，另一些则不用。比如霍乱弧菌，这种会引起霍乱的病毒有时会寄生在某个倒霉蛋身上，但它们也可以独立生存。有些共生生物的模式很像寄生。牛椋鸟，这种鸟类通常栖息在非洲牛羚背上。它们以牛羚难以够到的虫子为食，但也经常啄食牛羚的皮肤——这就是一种寄生行为。有时候，寄生行为也会变得像共生一样，比如我们本书中所讨论的一些寄生生物。寄生这个词的希腊语“parasitos”意思是“在别人的桌旁吃饭”。

Pathogen（病原体）：一种可致感染并导致疾病的生物体，比如天花病毒和麻疹病毒。微生物的致病性是衡量其对宿主影响大小的一个因素。比如普通的感冒病毒，对人的影响相对较小；而可以导致霍乱的霍乱弧菌则是致命的。有些微生物，像导致腹泻的艰难梭菌或者酵母白念珠菌，平时是无伤大雅的，但当更大层面的微生物环境被破坏时，就可能产生疾病。

Regulatory T cell（T-reg）（调节性 T 细胞）：这种 T 细胞对于抑制免疫系统至关重要。它们可以让我们在恢复阶段平息炎症。当我们遭遇一些无害蛋白质比如猫毛时，调节性 T 细胞可以让免疫系统按兵不动，使我们可以与体内的微生物群落和平共处。这些细胞也是防止我们罹患自身免疫性疾病的卫士。

Symbiosis（共生）：一个或多个生物紧密地生活在一起的行为，称为共生。目前科学家还在争论共生是否意味着这些生物必须生活在一起，共生是否包含共生体、共生生物和寄生生物。在日常生活中，它通常指共生生物——这个群体里各方都从这种共生关系中受益。笔者通常也是这样使用这个词的。举例来说，我们体内的一些微生物群可以帮助我们消化植物纤维和糖。作为交换，我们为这些生物提供温度稳定、潮湿、厌氧（大部分）的生存环境。我们也为它们提供营养来维持生存。

T cell（T 细胞）：一种自适应免疫系统的淋巴细胞。一般来说，每个 T 细胞对应一种物质产生受体。这种淋巴细胞在胸腺中生成。胸腺是人体在胸骨下的一个螺母大小的器官。

T-helper-1（Th1）（辅助 T 细胞 1）：T 细胞依照不同的遭遇情况从免疫系统中唤起不同反应。它们可以安排反击行动，或者在一些情况下可以息事宁人。辅助 T 细胞 1 通常是针对细菌和病毒产生反应。这种细胞的细胞介导会让免疫系统直接对抗入侵者并摧毁它们。在卫生假说中，在儿童时期刺激人体的辅助 T 细胞 1 可以防止由控制的辅助 T 细胞 2（Th2）所导致的过敏。但是在自身免疫性疾病的情况下，过度的辅助 T 细胞 1 反应则有问题的。

T-helper-2（Th2）（辅助 T 细胞 2）：另一种 T 细胞，主要应对蠕虫和其他大型寄生虫，如蚊子和虱子。辅助 T 细胞 2 会引起流鼻涕、生黏液和局部肿胀，这些可以帮助击退入侵者。Th1 反应是细胞介导的，Th2 反应引起体液变化，这意味着它是由抗体介导的。如花粉热或湿疹等过敏性疾病，其实就是 Th2 反应异常的一种表达。然而，在我们称为缓和 Th2 反应的慢性蠕虫感染的情况下，则不一定引起过敏。这说明缓和 Th2 反应是比较温和的。

Toll-like receptor（TLR）（Toll 样受体）：先天免疫系统的白细胞上的微生物传感器。归功于这些传感器，从你出生的那天起，体内的白细胞就能识别常见的微生物和寄生虫。据说在 1985 年德国研究员首次发现这种受体时喊道“Das war ja toll!”（这可真奇怪！），因此这些受体被命名为 Toll 样受体。哺乳动物至少有十一个 Toll 样受体。

Whipworm（鞭虫）：一种栖息在结肠的寄生蛔虫。毛首鞭形线虫，这种寄生于人类的鞭虫，会用自己的前端穿透并附着在大肠的指状突起上。这种虫子的卵在环境合适的土壤中要经过两周到一个月才具有传染性。成虫有一年甚至更长的寿命。疾病预防控制中心（CDC）的数据显示，全世界约有 8 亿人被鞭虫感染，这些人口主要分布在发展中国家。

White blood cell（白细胞）：一种保护机体免受外来微生物侵害的细胞，同时也是我们与体内微生物常住民交流的信使。作为一个群体，白细胞既存在于适应性免疫系统，也存在于先天免疫系统。

部分参考文献

Ashenburg, Katherine. *The Dirt on Clean: An Unsanitized History*. New York: North Point Press, 2007.

Buckman, Rob. *Human Wildlife That Lives on Us*. Baltimore: The Johns Hopkins Universit Press, 2003.

Clark, William R. *In Defense of Self: How the Immune System Really Works*. New York: Oxford University Press, 2008.

Crawford, Dorothy H. *Deadly Companions: How Microbes Shaped Our History*. Oxford and New York: Oxford University Press, 2007.

Holland, C., and M. W. Kennedy. *The Geohelminths: Ascaris, Trichuris, and Hookworm*. New York: Kluwer Academic Publishers, 2002.

Hoy, Suellen M. *Chasing Dirt: The American Pursuit of Cleanliness*. New York: Oxford Universit Press, 1995.

Jackson, Mark. *Allergy: The History of a Modern Malady*. London: Reaktion, 2006.

Kaplan, E. H. *What's Eating You?: People and Parasites*. Princeton, NJ: Princeton Universit Press, 2010.

Kruif, P. D., and F. Gonzalez-Crussi. *Microbe Hunters*. New York: Harcourt Brace, 2002.

Lenton, Tim, and A. J. Watson. *Revolutions That Made the Earth*. Oxford and New York: Oxfor University Press, 2011.

McFall-Ngai, Margaret J., Brian Henderson, and Edward G. Ruby. *The Influence of Cooperativ Bacteria on Animal Host Biology* (Advances in Molecular and Cellular Microbiology) Cambridge and New York: Cambridge University Press, 2005.

McNeill, William Hardy. *Plagues and Peoples*. New York: Anchor Books, 1989.

Melosi, Martin V. *Garbage in the Cities: Refuse, Reform, and the Environment. History of th Urban Environment*. Rev. ed. Pittsburgh: University of Pittsburgh Press, 2005.

Nakazawa, Donna Jackson. *The Autoimmune Epidemic: Bodies Gone Haywire in a World Out c Balance—and the Cutting-Edge Science That Promises Hope*. New York: Simon & Schuste 2008.

Patterson, P. H. *Infectious Behavior: Brain-Immune Connections in Autism, Schizophrenia, an Depression*. Cambridge, MA: MIT Press, 2011.

Pollard, Tessa M. *Western Diseases: An Evolutionary Perspective* (Cambridge Studies in Biologic and Evolutionary Anthropology). Cambridge and New York: Cambridge University Pres 2008.

Poulin, Robert. *Evolutionary Ecology of Parasites*. 2nd ed. Princeton, NJ: Princeton Universit

Press, 2007.
Ridley, Matt. *The Red Queen: Sex and the Evolution of Human Nature.* New York: Perennia 2003.
Rook, G. A. W. *The Hygiene Hypothesis and Darwinian Medicine* (Progress in Inflammatio Research). Basel and Boston: Birkhäuser, 2009.
Ruebush, Mary. *Why Dirt Is Good: 5 Ways to Make Germs Your Friends.* New York: Kapla 2009.
Sachs, Jessica Snyder. *Good Germs, Bad Germs: Health and Survival in a Bacterial World.* Ne York: Hill and Wang, 2007.
Sapp, Jan. *Evolution by Association: A History of Symbiosis.* New York: Oxford University Pres 1994.
Trevathan, Wenda, Euclid O. Smith, and James J. McKenna. *Evolutionary Medicine.* New Yorl Oxford University Press, 1999.
Zimmer, Carl. *Parasite Rex: Inside the Bizarre World of Nature's Most Dangerous Creatures.* Ne York: Free Press, 2000.
Zuk, M. *Riddled with Life: Friendly Worms, Ladybug Sex, and the Parasites That Make Us Wh We Are.* Orlando, Fla.: Harcourt, 2007.

译后记

我在寻找关于过敏性疾病的科学书籍时注意到了本书。作者贝拉斯克斯—曼诺夫先生开篇就讲到自己少年时就陷入的窘境：脱发。从头顶的第一块斑秃，一直到全身上下一点毛发都不剩（他还自嘲为人类中“0.1% 的无毛精英”），一共只用了五年。这是他身患的多种过敏和自身免疫性疾病的症状之一。作为一位关注科学前沿的调查记者和撰稿人，他调查访问了数千个病例、阅读大量医学及相关学科文献以深入了解免疫系统疾病相关的各项研究，为的就是探索这些疾病在未来可被治愈的可能性。

而这也正是我和我的先生李黎，寻找此类书籍并翻译这本书的动机。

三年前，或者在我还未注意到的更早些时候，我出现了一些前所未有的状况。我的眼角内侧总是奇痒无比，挠一挠就会刺激眼睛流出泪水。还会止不住地流清鼻涕，打喷嚏；上颚也仿佛起了一片疹子似的痒得要命，手指伸不进去，只好奋力用舌尖抵住。简单考量了一下家中的环境，我将这一切归咎于李黎抽烟，可在他当机立断戒掉了旧习后，我的种种症状依然坚挺。很快，我给自己找到了第二个原因，就是遗传了老爸的“过敏性鼻炎”。

在室内外温差较大的环境中切换时，老爸的鼻孔就会陷入长时间堵塞，继而带来头晕头痛、眼部鼓胀，时间久了整个人都没什么精神。而我的症状似乎和他差不多。我去了医院，想给自己开点药。但挨了几十针的过敏原测试和若干呼吸检测后，虽然我毫无意外地被诊断为患了过敏性鼻炎，但我的过敏原却来自于家中朝夕相处了十几年的三只老猫：猫皮屑。

我的心里有十万个为什么在翻腾：为什么我没有在一开始养猫的时候就过敏？为什么别人养猫并不过敏？如果我没养猫，我还会不会过敏？我现在的过敏性鼻炎能治好吗？我还会对其他东西过敏吗？……我和李黎从咨询医生、翻译本书以及查阅资料的过程中找到了一部分答案，同时也意识到，在中国，虽然患有各种过敏性疾病的人越来越多，但即便是这个人群本身，恐怕对“过敏是什么”也不太清楚，甚至很多人觉得过敏就是“矫情”。就在这些误解广泛存在的同时，据《中国新闻周刊》一篇关于中国过敏症流行现状的文章中所列数据显示，过敏性疾病已经成为世界第六大疾病，在近三十年间，过敏性疾病的患病率至少增加了 3 倍，涉及全世界 22% 的人口，光是中国成人的过敏性鼻炎患者数就已高达 1.5 亿人。我所就诊的北京协和医院变态反应科，2017 年门诊接诊量为 10 万，比八年前增长了 43%。

那么，过敏是矫情吗？硬要让花生过敏的人吃花生，其免疫系统做出的应激反应有可能会令其休克甚至死亡。过敏能够被治愈吗？引用协和医院文利平医生在《摆脱过敏》一书中说的，“过敏一旦发生，这种机制就不会再离开你的身体。或者说，在你身体的免疫系统里，藏着一套敏感机制，时刻准备着，只要一接触过敏原，它就自动发生，呈现出过敏症状。”

为什么过敏症会呈现大流行的趋势呢？这本书中，作者注意到了大卫·斯特罗恩提出的“卫生假说”，并参照其他科学家所提出的正反两方观点，翻阅海量的资料，同时结合自己与诸多过敏和自身免疫性疾病患者的经历后指出：过敏病例的陡然增高，与20世纪初的卫生改革进程似乎存在着正相关的关系，越来越多的寄生虫、微生物被驱除，而卫生条件的改善似乎也打破了诸多很可能与人类长久共生数百个世纪的肠道微生物与人之间的某种“平衡”，在协同抵御外来病毒和细菌无数次入侵之后安定下来的微生物，因为人们对清洁的执着而被无情地扫地出门，而突然变干净这件事让早已习惯与“脏东西”们共存的免疫系统“不太适应”。在最早实现卫生改革的西方发达国家，越来越多的儿童一出生就有诸多过敏并产生哮喘症状，猫、狗、花粉、尘螨、真菌、食物……都成为让人焦虑的过敏原，而只要你身体里有敏感机制，过敏就会如影随形，无所不在。

为了对抗过敏和自身免疫性疾病带来的持续痛苦，很多人在治疗无果或承受了药物的巨大副作用之后，铤而走险尝试那些尚未得到临床医学认证的“偏方”，作者本人也在深入调研的过程中走出了更远的一步，他动身穿过了美国边境，在墨西哥的一家诊所给自己接种了20只美洲板口线虫的幼虫，并为此花了2300美元！这段经历读来如同猎奇小说，惊险刺激得让人汗毛倒竖，却又令人慨叹这些疾病给人的身体与精神以何等的摧残。

书中就种种“改造”免疫系统反应的方法都有所探讨，尽管有些是未经临床和理论上的医学认证的，但却在部分敢于尝试的人身上产生了奇效。当然，这一行为本身就有诸多问题存在：很多寄生虫已经在美国境内宣告绝迹，因此任何传播寄生虫的行为都是违法的，以此营利就更是错上加错。接种寄生虫是因为肠道菌群在有这些小生物之后仿佛会恢复某种平衡，从而减轻原有疾病的痛苦，而人体的内环境似乎已经无法让这些肉眼几乎看不到的小虫子活下去。就算它们活下来，在体内的长期存在仍然会对人的健康造成可能致命的伤害，而这也是当初人们一力要消灭它们的原因。相比于病患能够获得的好转，结果非但不可预知，甚至无法证实是否真的是这些肠道寄生虫在发生作用。那么这些疾病究竟要如何才能治愈？作者在书中提出了无数个令人唏嘘的如果：如果我们在进化过程中没有遭遇那么多瘟疫，我们的免疫系统也许不会留下那么多对特定基因片段的“深仇大恨”；如果我们没有在卫生改革中一劳永逸地驱逐大量微生物，也许我们的肠道生态还有重建的可能；如果我们的医学一开始就能关注人类与其他生物共生的“超级有机体”，我们对待自己生命的态度也许就会更加开放。

翻译这本书的过程中，李黎一边阅读了作者列举过的许多英语文献，一边感叹，看得越多，越觉得免疫系统仿佛寄生在我们体内的外星骑士，恪守千百年不变的原则守卫人类身体的边疆，却在今天显得像个和平年代有力气无处使的蛮将，风吹草动就兴师动众。同时他也为改善家中的呼吸环境做出了各种尝试。我们在每个房间都放置了大功率的空气净化器，随时用吸力强劲的涡轮吸尘器打扫卫生，铺设拍着胸脯承诺对过敏人群友好的新风系统，拉着我锻炼提高“免疫力”，保证食材品种丰富——养好我肠道里的小兄弟们，创造条件接触农场环境来接触更多微生物——据说有益于重建肠道菌群——然而这末一条未能得到我的医生的首肯：对于成年过敏症患者来说，贸然接触更多微生物有可能会加剧过敏，而不同个体可能遭遇的结果是无法预期的。已经给我找好了室外马场的李黎只好作罢。

虽然今后的每一天，我都将与自己的过敏共存，但本书作者所做的大量功课也让我们看到一些充满希望的图景：几乎无法治愈的自闭症似乎也与微生物的得失有着某些关联；人类童年时期出现的许多过敏，如果应对得当，是能够在成年后逐渐消失的；医学对“超级有机体”的认识启迪人们从新的角度看待免疫系统与微生物的共生机制；遗传学研究的深入让未来出现有针对性的基因靶向药物不再遥远。面对过敏这一人类存在史上的“新鲜事物”，也许还有太多疑问不得解，但正如作者所言，这本书中所探讨的一切都是为了探寻这其中的真相。愿这真相离我们不再遥远。

丁立松

2018年9月

新知文库

01 《证据：历史上最具争议的法医学案例》[美]科林·埃文斯 著　毕小青 译

02 《香料传奇：一部由诱惑衍生的历史》[澳]杰克·特纳 著　周子平 译

03 《查理曼大帝的桌布：一部开胃的宴会史》[英]尼科拉·弗莱彻 著　李响 译

04 《改变西方世界的 26 个字母》[英]约翰·曼 著　江正文 译

05 《破解古埃及：一场激烈的智力竞争》[英]莱斯利·罗伊·亚京斯 著　黄中宪 译

06 《狗智慧：它们在想什么》[加]斯坦利·科伦 著　江天帆、马云霏 译

07 《狗故事：人类历史上狗的爪印》[加]斯坦利·科伦 著　江天帆 译

08 《血液的故事》[美]比尔·海斯 著　郎可华 译　张铁梅 校

09 《君主制的历史》[美]布伦达·拉尔夫·刘易斯 著　荣予、方力维 译

10 《人类基因的历史地图》[美]史蒂夫·奥尔森 著　霍达文 译

11 《隐疾：名人与人格障碍》[德]博尔温·班德洛 著　麦湛雄 译

12 《逼近的瘟疫》[美]劳里·加勒特 著　杨岐鸣、杨宁 译

13 《颜色的故事》[英]维多利亚·芬利 著　姚芸竹 译

14 《我不是杀人犯》[法]弗雷德里克·肖索依 著　孟晖 译

15 《说谎：揭穿商业、政治与婚姻中的骗局》[美]保罗·埃克曼 著　邓伯宸 译　徐国强 校

16 《蛛丝马迹：犯罪现场专家讲述的故事》[美]康妮·弗莱彻 著　毕小青 译

17 《战争的果实：军事冲突如何加速科技创新》[美]迈克尔·怀特 著　卢欣渝 译

18 《最早发现北美洲的中国移民》[加]保罗·夏亚松 著　暴永宁 译

19 《私密的神话：梦之解析》[英]安东尼·史蒂文斯 著　薛绚 译

20 《生物武器：从国家赞助的研制计划到当代生物恐怖活动》[美]珍妮·吉耶曼 著　周子平 译

21 《疯狂实验史》[瑞士]雷托·U. 施奈德 著　许阳 译

22 《智商测试：一段闪光的历史，一个失色的点子》[美]斯蒂芬·默多克 著　卢欣渝 译

23 《第三帝国的艺术博物馆：希特勒与“林茨特别任务”》[德]哈恩斯－克里斯蒂安·罗尔 著　孙书柱、刘英兰 译

24 《茶：嗜好、开拓与帝国》[英]罗伊·莫克塞姆 著　毕小青 译

25 《路西法效应：好人是如何变成恶魔的》[美]菲利普·津巴多 著　孙佩妏、陈雅馨 译

26 《阿司匹林传奇》[英]迪尔米德·杰弗里斯 著　暴永宁、王惠 译

27《美味欺诈：食品造假与打假的历史》[英]比·威尔逊 著　周继岚 译
28《英国人的言行潜规则》[英]凯特·福克斯 著　姚芸竹 译
29《战争的文化》[以]马丁·范克勒韦尔德 著　李阳 译
30《大背叛：科学中的欺诈》[美]霍勒斯·弗里兰·贾德森 著　张铁梅、徐国强 译
31《多重宇宙：一个世界太少了？》[德]托比阿斯·胡阿特、马克斯·劳讷 著　车云 译
32《现代医学的偶然发现》[美]默顿·迈耶斯 著　周子平 译
33《咖啡机中的间谍：个人隐私的终结》[英]吉隆·奥哈拉、奈杰尔·沙德博尔特 著　毕小青 译
34《洞穴奇案》[美]彼得·萨伯 著　陈福勇、张世泰 译
35《权力的餐桌：从古希腊宴会到爱丽舍宫》[法]让－马克·阿尔贝 著　刘可有、刘惠杰 译
36《致命元素：毒药的历史》[英]约翰·埃姆斯利 著　毕小青 译
37《神祇、陵墓与学者：考古学传奇》[德]C. W. 策拉姆 著　张芸、孟薇 译
38《谋杀手段：用刑侦科学破解致命罪案》[德]马克·贝内克 著　李响 译
39《为什么不杀光？种族大屠杀的反思》[美]丹尼尔·希罗、克拉克·麦考利 著　薛绚 译
40《伊索尔德的魔汤：春药的文化史》[德]克劳迪娅·米勒－埃贝林、克里斯蒂安·拉奇 著
王泰智、沈惠珠 译
41《错引耶稣：〈圣经〉传抄、更改的内幕》[美]巴特·埃尔曼 著　黄恩邻 译
42《百变小红帽：一则童话中的性、道德及演变》[美]凯瑟琳·奥兰丝汀 著　杨淑智 译
43《穆斯林发现欧洲：天下大国的视野转换》[英]伯纳德·刘易斯 著　李中文 译
44《烟火撩人：香烟的历史》[法]迪迪埃·努里松 著　陈睿、李欣 译
45《菜单中的秘密：爱丽舍宫的飨宴》[日]西川惠 著　尤可欣 译
46《气候创造历史》[瑞士]许靖华 著　甘锡安 译
47《特权：哈佛与统治阶层的教育》[美]罗斯·格雷戈里·多塞特 著　珍栎 译
48《死亡晚餐派对：真实医学探案故事集》[美]乔纳森·埃德罗 著　江孟蓉 译
49《重返人类演化现场》[美]奇普·沃尔特 著　蔡承志 译
50《破窗效应：失序世界的关键影响力》[美]乔治·凯林、凯瑟琳·科尔斯 著　陈智文 译
51《违童之愿：冷战时期美国儿童医学实验秘史》[美]艾伦·M. 霍恩布鲁姆、朱迪斯·L. 纽曼、
格雷戈里·J. 多贝尔 著　丁立松 译
52《活着有多久：关于死亡的科学和哲学》[加]理查德·贝利沃、丹尼斯·金格拉斯 著　白紫阳 译
53《疯狂实验史Ⅱ》[瑞士]雷托·U. 施奈德 著　郭鑫、姚敏多 译
54《猿形毕露：从猩猩看人类的权力、暴力、爱与性》[美]弗朗斯·德瓦尔 著　陈信宏 译
55《正常的另一面：美貌、信任与养育的生物学》[美]乔丹·斯莫勒 著　郑嬿 译

56《奇妙的尘埃》[美] 汉娜·霍姆斯 著　陈芝仪 译

57《卡路里与束身衣：跨越两千年的节食史》[英] 路易丝·福克斯克罗夫特 著　王以勤 译

58《哈希的故事：世界上最具暴利的毒品业内幕》[英] 温斯利·克拉克森 著　珍栎 译

59《黑色盛宴：嗜血动物的奇异生活》[美] 比尔·舒特 著　帕特里曼·J. 温 绘图　赵越 译

60《城市的故事》[美] 约翰·里德 著　郝笑丛 译

61《树荫的温柔：亘古人类激情之源》[法] 阿兰·科尔班 著　苜蓿 译

62《水果猎人：关于自然、冒险、商业与痴迷的故事》[加] 亚当·李斯·格尔纳 著　于是 译

63《囚徒、情人与间谍：古今隐形墨水的故事》[美] 克里斯蒂·马克拉奇斯 著　张哲、师小涵 译

64《欧洲王室另类史》[美] 迈克尔·法夸尔 著　康怡 译

65《致命药瘾：让人沉迷的食品和药物》[美] 辛西娅·库恩等 著　林慧珍、关莹 译

66《拉丁文帝国》[法] 弗朗索瓦·瓦克 著　陈绮文 译

67《欲望之石：权力、谎言与爱情交织的钻石梦》[美] 汤姆·佐尔纳 著　麦慧芬 译

68《女人的起源》[英] 伊莲·摩根 著　刘筠 译

69《蒙娜丽莎传奇：新发现破解终极谜团》[美] 让－皮埃尔·伊斯鲍茨、克里斯托弗·希斯·布朗 著　陈薇薇 译

70《无人读过的书：哥白尼〈天体运行论〉追寻记》[美] 欧文·金格里奇 著　王今、徐国强 译

71《人类时代：被我们改变的世界》[美] 黛安娜·阿克曼 著　伍秋玉、澄影、王丹 译

72《大气：万物的起源》[英] 加布里埃尔·沃克 著　蔡承志 译

73《碳时代：文明与毁灭》[美] 埃里克·罗斯顿 著　吴妍仪 译

74《一念之差：关于风险的故事与数字》[英] 迈克尔·布拉斯兰德、戴维·施皮格哈尔特 著　威治 译

75《脂肪：文化与物质性》[美] 克里斯托弗·E. 福思、艾莉森·利奇 编著　李黎、丁立松 译

76《笑的科学：解开笑与幽默感背后的大脑谜团》[美] 斯科特·威姆斯 著　刘书维 译

77《黑丝路：从里海到伦敦的石油溯源之旅》[英] 詹姆斯·马里奥特、米卡·米尼奥－帕卢埃洛 著　黄煜文 译

78《通向世界尽头：跨西伯利亚大铁路的故事》[英] 克里斯蒂安·沃尔玛 著　李阳 译

79《生命的关键决定：从医生做主到患者赋权》[美] 彼得·于贝尔 著　张琼懿 译

80《艺术侦探：找寻失踪艺术瑰宝的故事》[英] 菲利普·莫尔德 著　李欣 译

81《共病时代：动物疾病与人类健康的惊人联系》[美] 芭芭拉·纳特森－霍洛威茨、凯瑟琳·鲍尔斯 著　陈筱婉 译

82《巴黎浪漫吗？——关于法国人的传闻与真相》[英] 皮乌·玛丽·伊特韦尔 著　李阳 译

83 《时尚与恋物主义：紧身褡、束腰术及其他体形塑造法》[美]戴维·孔兹 著　珍栎 译

84 《上穷碧落：热气球的故事》[英]理查德·霍姆斯 著　暴永宁 译

85 《贵族：历史与传承》[法]埃里克·芒雄-里高 著　彭禄娴 译

86 《纸影寻踪：旷世发明的传奇之旅》[英]亚历山大·门罗 著　史先涛 译

87 《吃的大冒险：烹饪猎人笔记》[美]罗布·沃乐什 著　薛绚 译

88 《南极洲：一片神秘的大陆》[英]加布里埃尔·沃克 著　蒋功艳、岳玉庆 译

89 《民间传说与日本人的心灵》[日]河合隼雄 著　范作申 译

90 《象牙维京人：刘易斯棋中的北欧历史与神话》[美]南希·玛丽·布朗 著　赵越 译

91 《食物的心机：过敏的历史》[英]马修·史密斯 著　伊玉岩 译

92 《当世界又老又穷：全球老龄化大冲击》[美]泰德·菲什曼 著　黄煜文 译

93 《神话与日本人的心灵》[日]河合隼雄 著　王华 译

94 《度量世界：探索绝对度量衡体系的历史》[美]罗伯特·P. 克里斯 著　卢欣渝 译

95 《绿色宝藏：英国皇家植物园史话》[英]凯茜·威利斯、卡罗琳·弗里 著　珍栎 译

96 《牛顿与伪币制造者：科学巨匠鲜为人知的侦探生涯》[美]托马斯·利文森 著　周子平 译

97 《音乐如何可能？》[法]弗朗西斯·沃尔夫 著　白紫阳 译

98 《改变世界的七种花》[英]詹妮弗·波特 著　赵丽洁、刘佳 译

99 《伦敦的崛起：五个人重塑一座城》[英]利奥·霍利斯 著　宋美莹 译

100 《来自中国的礼物：大熊猫与人类相遇的一百年》[英]亨利·尼科尔斯 著　黄建强 译

101 《筷子：饮食与文化》[美]王晴佳 著　汪精玲 译

102 《天生恶魔？：纽伦堡审判与罗夏墨迹测验》[美]乔尔·迪姆斯代尔 著　史先涛 译

103 《告别伊甸园：多偶制怎样改变了我们的生活》[美]戴维·巴拉什 著　吴宝沛 译

104 《第一口：饮食习惯的真相》[英]比·威尔逊 著　唐海娇 译

105 《蜂房：蜜蜂与人类的故事》[英]比·威尔逊 著　暴永宁 译

106 《过敏大流行：微生物的消失与免疫系统的永恒之战》[美]莫伊塞斯·贝拉斯克斯-曼诺夫 著　李黎、丁立松 译